抗癌常備菜202道

天天這樣吃，戰勝癌細胞

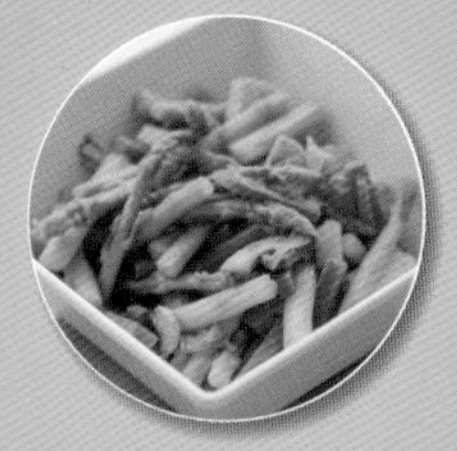
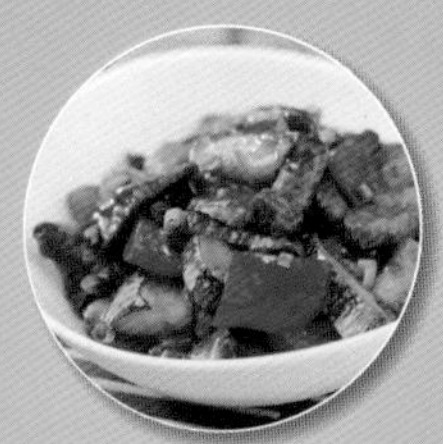
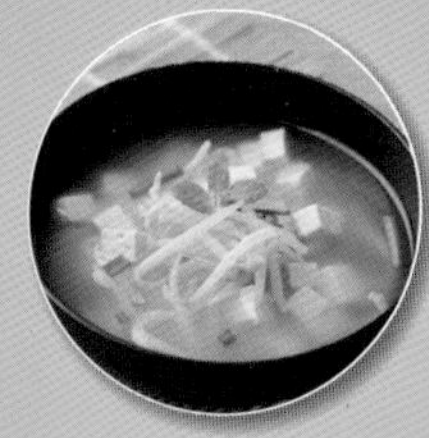
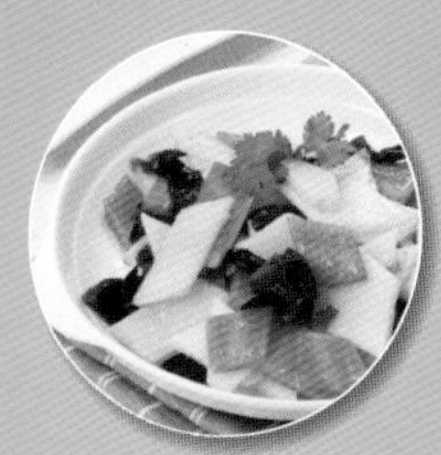

繪虹

這樣吃最營養！

202道常備菜，打造最強抗癌力！

癌症，在臺灣連續38年蟬聯十大死因之首，平均每11秒就有1人死亡，成為威脅健康的頭號殺手。醫學研究證明，至少有35％的癌症發生與飲食有密切關係，所以正確的飲食對於防癌抗癌十分重要。

本書中，首先介紹癌症的相關知識，讓大家充分地認識癌症、瞭解癌症，不再因對癌症的陌生而產生莫名的恐懼，接著更詳細介紹58種防癌抗癌的食材、5種癌症人群以及不同抗癌階段的飲食對策，還有最易誘發的16種癌症患者如何吃。

飲食是一把雙刃劍，吃對了，輕鬆防癌抗癌；吃錯了，癌症找上你。

但對於許多癌症患者或其家人來說，每餐都要準備防癌抗癌料理，有時難免因上班太忙碌而無法抽空備餐，或是花太多時間煮菜而感到疲憊。

如何更有效率地準備好防癌抗料理呢？其實很簡單，找一個周末，一次採買好食材，一次做好一週或數天份量的「防癌抗癌常備菜」，煮好後放進冰箱冷藏。然後，根據自身的飲食型態進食，不但省時，餐餐吃得營養又美味！

所以要堅持正確的飲食習慣，調節好自身的免疫力並擁有健康的身心，這樣才能遠離癌症，享受美好生活！

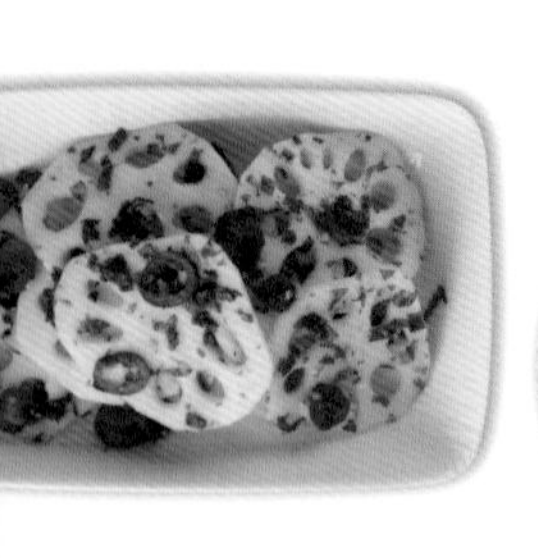
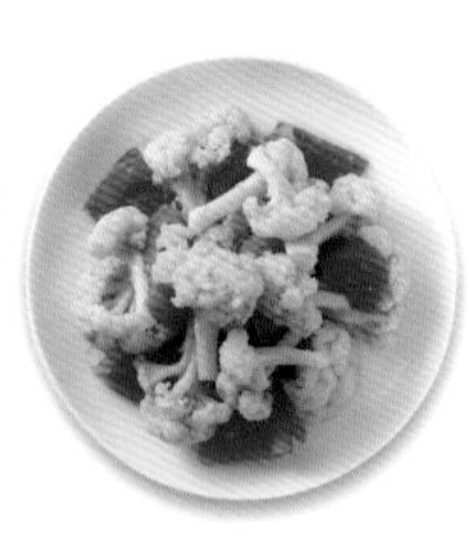
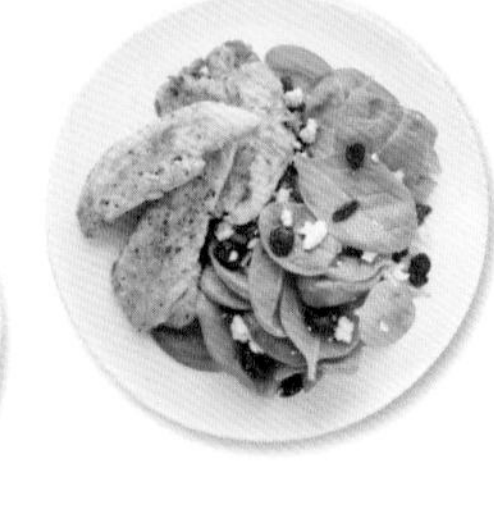
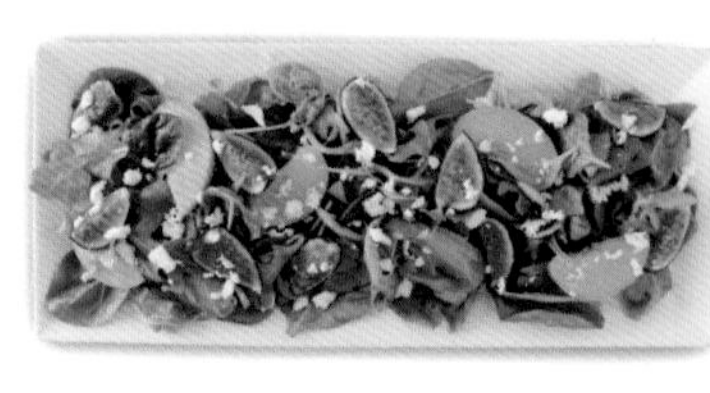

目錄 CONTENTS

PART 4 不同族群的防癌食療方

PART 5 癌症患者全方位對症飲食

PART 6 最易誘發的16種癌症就要這樣吃

column

天天吃，
癌細胞神奇消失！

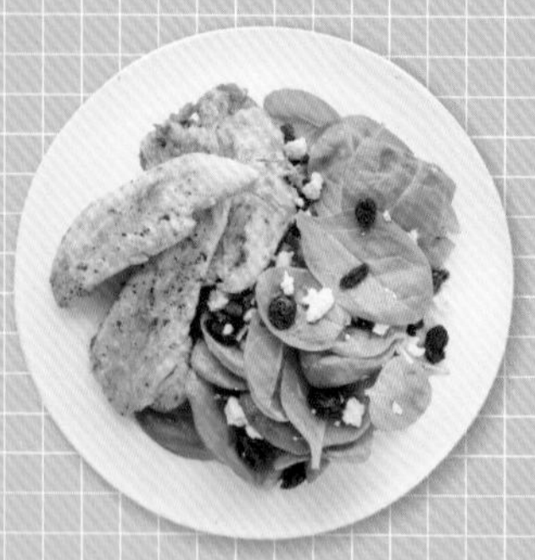

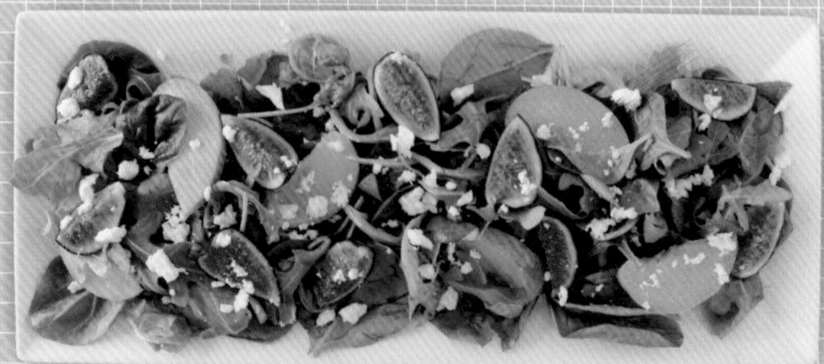

PART 1

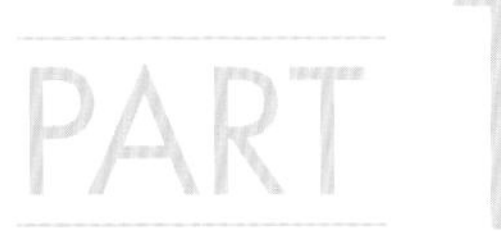

別讓正常細胞變身「暴走族」

連續38年，癌症始終高居十大死因之首。
但也不要太擔心，只要免疫力夠強，
就能殺死身上的癌細胞。

Healthy Recipes

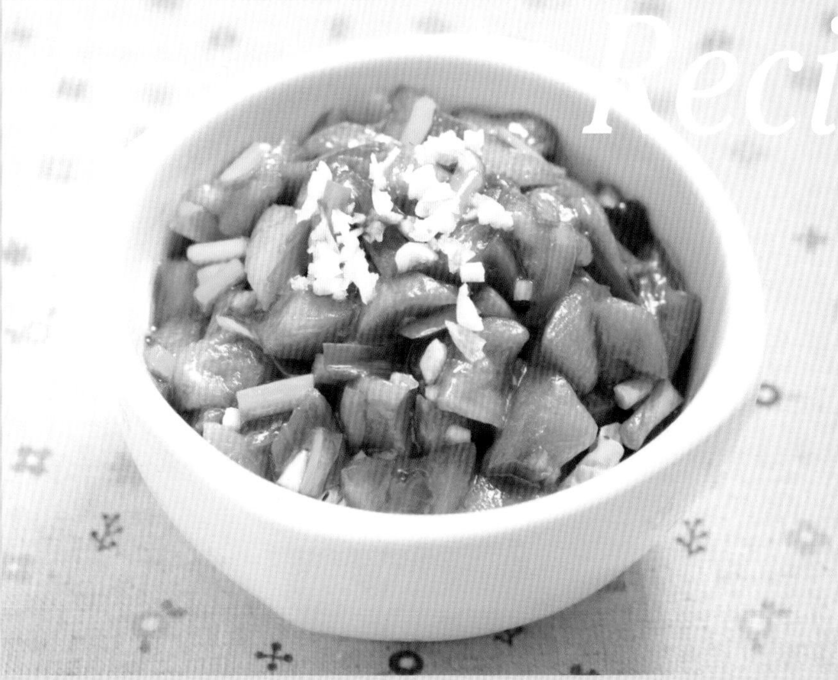

人人身上都有癌細胞

人體就像一個由無數細胞組成的「社區」。在這個社區裡，每個細胞按照自己的方式做事，知道何時該生長分裂，也知道怎樣和別的細胞結合，形成身體的組織和器官。

癌細胞和正常細胞不同之處在於癌細胞的生長脫離周圍細胞和機體的「管理」，且破壞周圍的組織，甚至整個機體。

人體存在原癌基因和抑癌基因。原癌基因主要負責細胞分裂、增殖，而有利於身體健康。為了防止細胞增殖偏離正常軌道，身體裡還有制衡原癌基因的抑癌基因。正常情況下，原癌基因和抑癌基因處於平衡狀態，這就是為什麼所有人都有癌細胞，但並不一定會得癌症的原因。

癌細胞的4大特點

癌細胞是在多種致病因子長期作用下，發生異常增生和分化的細胞，具有以下4大特徵：

無限制增生

身體是由許多細胞構成的，細胞會不斷地生長繁殖，所以新生的細胞會逐漸替換衰老的細胞。由於身體的各個組織不同，細胞的繁殖方式、速度和壽命等也有差別。但有些細胞會脫離自身正常的繁殖「計畫」，比如一個正常的細胞存活期是3個月，但癌細胞掙脫了自身的枷鎖，存活了6個月，並影響其他器官的新陳代謝；再比如正常細胞都有一定的最高分裂次數，如人的正常細胞一生只能分裂50~60次，然而癌細胞在適合的條件下可以無限增殖，成為「不死」的永生細胞。

侵襲性生長

正常的細胞按照自身正常的「計畫」進行繁殖，且不會從所屬的組織中游離出來。但癌細胞卻會從原來的組織轉移到相鄰的組織裡，並在那裡進行無限制增生，這就是癌細胞的侵襲性生長。如果我們不對侵襲性生長的癌細胞採取措施，它就會不斷擴散，也會侵入血液、淋巴組織中。

不成熟分化

細胞在分裂後會逐漸長大，發育成熟，且發揮著自己的特殊作用，這個過程叫作分化。如果一個正常的細胞分化出兩個子細胞，其中一個細胞的大小、內部結構等都與母細胞相似，且逐漸長大、發育成熟，而另一個細胞的大小、內部結構發生了變化且不能長大，也不成熟，那麼這個和母細胞不一樣的細胞就是癌細胞。

轉移和復發

癌細胞可進入血液和淋巴液的循環，擴散到身體的其他部分，且在那裡進行繁殖，這就是癌細胞的轉移。而透過手術未能徹底切除所有的癌細胞，假以時日殘餘的癌細胞又開始生長，這就是癌症的復發。

TIPS

實際上，即使只有一個癌細胞，它也能生存。一個癌細胞會透過無限制的增生繁殖，然後侵入和轉移到其他組織中，進而擴散到全身。癌細胞比較少的時候，是治療的最佳時機，因為這樣可以降低癌細胞擴散到全身的可能性。

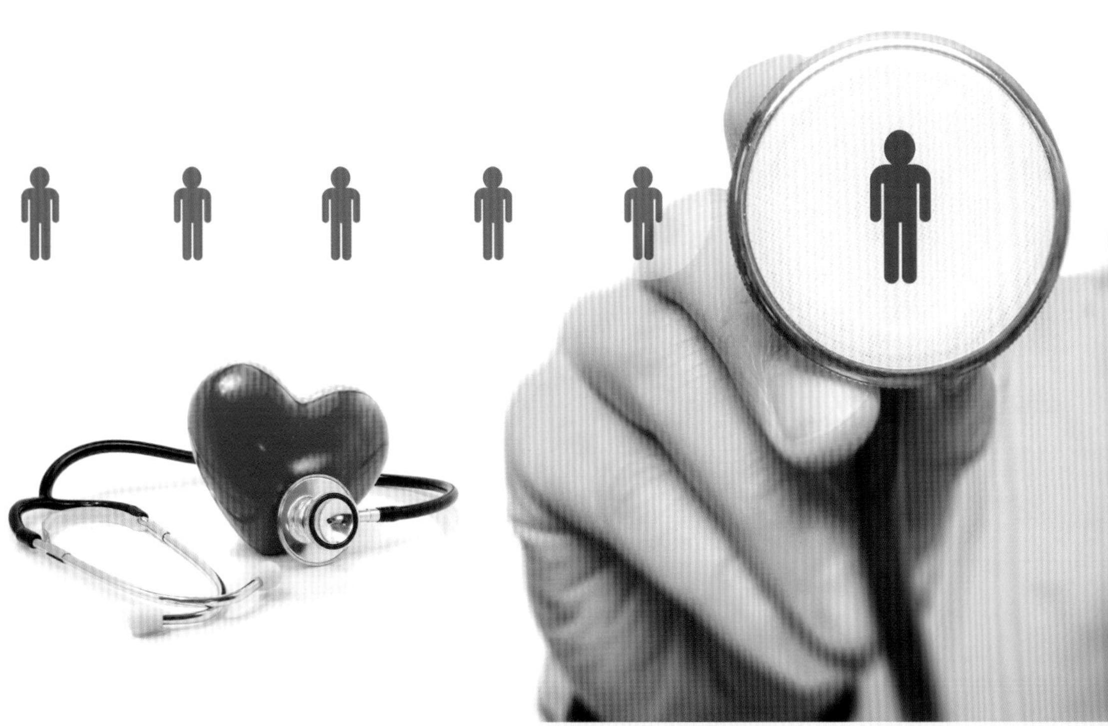

免疫是致癌因素的「剋星」

免疫是身體識別抗原性異物（如病原體、毒素等），並將這些物質排出機體的能力，當機體具備這種能力，就稱為「免疫力」，如同駐紮在體內的軍隊，時時刻刻與外界襲來的病毒、細菌「作戰」，承擔著防禦重任。

正常情況下，你可能感覺不到它的存在，但人體受到癌細胞攻擊時，它就會奮力反抗，這要歸功於強大的免疫系統。

細胞免疫系統如何抗癌

細胞免疫系統能覺察出癌細胞，還能夠破壞癌細胞。所以一旦我們被查出患有癌症，就意味著細胞免疫系統受到侵害。細胞免疫系統是這樣工作的：

察覺出癌細胞的存在

癌細胞會以各種比較隱蔽的形式存在於各個組織中，這樣免疫系統很難察覺出癌細胞。但樹突細胞是一種可以辨別癌細胞的免疫防禦細胞。如果樹突細胞正常工作，就能辨別出癌細胞，然後發出警報，確認癌細胞的特殊身分及位置。如果樹突細胞受到損害，無法在早期辨別出癌細胞，那麼癌細胞就會慢慢地滋生。

將癌細胞破壞掉

癌細胞的存在，對身體來說是一個巨大的威脅。一旦癌細胞被確認，身體就會調動免疫系統進行破壞。如自然殺傷細胞（NK細胞），會在癌細胞的細胞壁上戳一個洞，向癌細胞內注入某種酶，將癌細胞殺死。

打掃戰場

免疫系統的顆粒性白細胞會經由吃掉癌細胞「屍體」的方法，完全消化掉它們。

如何增強細胞免疫系統

細胞免疫系統的首要任務是儘早發現癌細胞，並消滅它們。研究人員發現，如果罹患癌症，那就是免疫反應被抑制，或過度接觸致癌物質所導致的。

免疫系統受損主要表現為識別或殺死癌細胞的免疫細胞數目或功能下降。我們可以透過下面的方法來修復，增強免疫能力，更有效地抗擊癌症。

接種樹突細胞

樹突細胞在人體組織中任意流動，搜尋異常細胞，而且還能識別那些由於慢性病毒感染可能發展成惡性腫瘤的細胞。研究人員發現，鮮活的樹突細胞可以透過接種導入體內，一旦發現癌細胞，就會啟動相應的反應，盡快激發免疫系統識別和消滅癌症的能力。

這種治療方法對多數的癌症和免疫缺陷者都有效，除了在接種後4～24小時內會有發熱症狀外，無其他副作用，是一種安全的治療方法。

接種疫苗可以提高身體特定的免疫功能，但免疫系統需要不斷接觸抗原才能獲得某種免疫作用，所以樹突細胞至少要接種6次，才能達到識別或殺死癌細胞的目的。

提升免疫力有方法

有些人經常會覺得精神疲勞、感冒不斷、體力變差等，這些可能都是免疫力低下的原因；而有些人會經常出現過敏等症狀，這些可能是免疫力過高的原因。總之，這些都是免疫失調的表現。

一旦我們身體的免疫失調，那麼身體防禦和抑制癌細胞的能力就會下降，致癌因素就能輕易侵襲身體，導致癌症的出現。由此可見，防癌最重要的方法就是調節身體的免疫力。

調節免疫力的明星食材

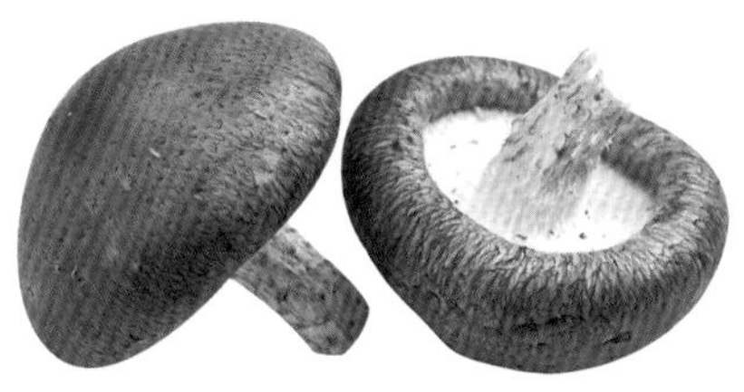

香菇

含有抗病毒物質蘑菇核糖核酸，可抵抗感冒病毒和其他病毒的生長繁殖。

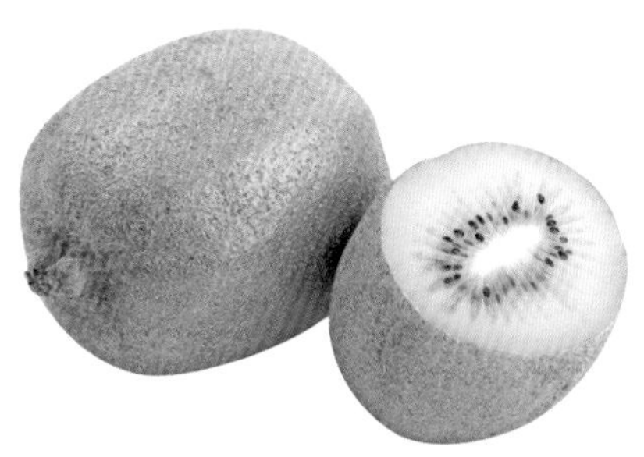

奇異果

富含維生素C，能增強抵抗力。

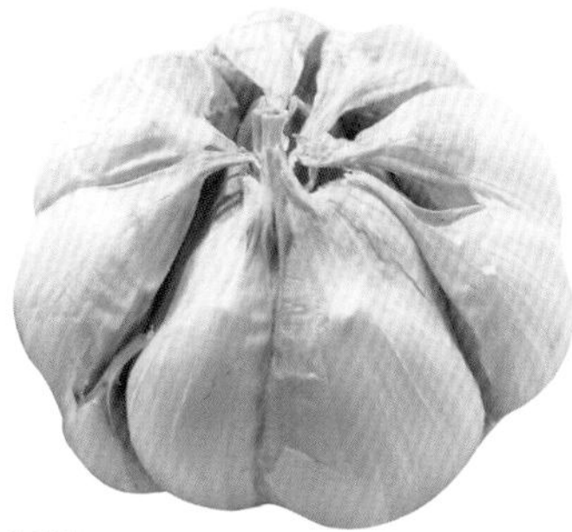

大蒜

含有大蒜素，具有殺菌、殺毒功效，能提高機體免疫力。

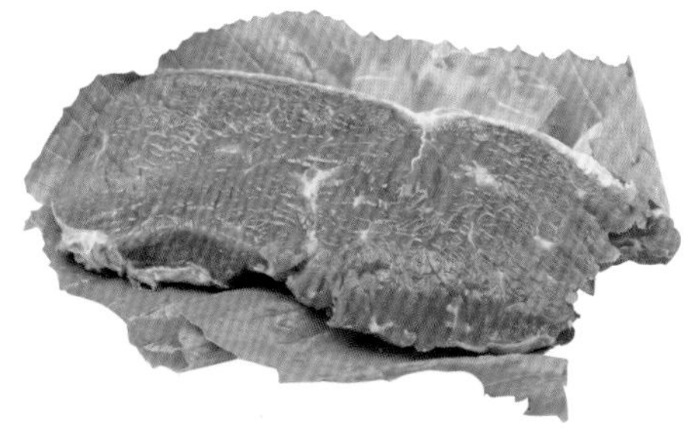

牛肉

富含蛋白質、鐵等，脂肪含量低，可以增強人體抵抗力。

維持良好的生活習慣

1. 減輕壓力

壓力會刺激交感神經，導致身體分泌腎上腺皮質素，引起體內炎性物質的濃度上升，導致痤痛、紅腫等自身免疫症狀。此外，壓力還來自於悲傷、憤怒、煩惱等負面情緒，保持樂觀心態的人免疫力比較好。

2. 提高睡眠品質

高品質的睡眠可以促進血液中的淋巴細胞提升，誘導特殊免疫蛋白，增強抵抗力。此外，睡眠中分泌的生長激素，能提高身體的代謝率。睡眠最佳時間是晚上10點到早上6點，所以晚上最好在11點前睡覺。

3. 適度運動

運動可以促進身體新陳代謝，調節免疫力。最佳的運動是游泳、爬山、慢跑等，既能鍛鍊肌肉，還能增加耐力，建議每週3次以上，時間以30分鐘左右身體微微出汗為宜。

4. 多做呼吸運動

呼吸運動是指機體與外界環境進行氣體交換的整個過程，可以改善呼吸功能，促進血液循環，增強機體免疫功能。

5. 遠離戒菸、酒和檳榔

菸、酒、檳榔等會讓人上癮，可產生大量的自由基，導致身體免疫失衡，容易致癌。

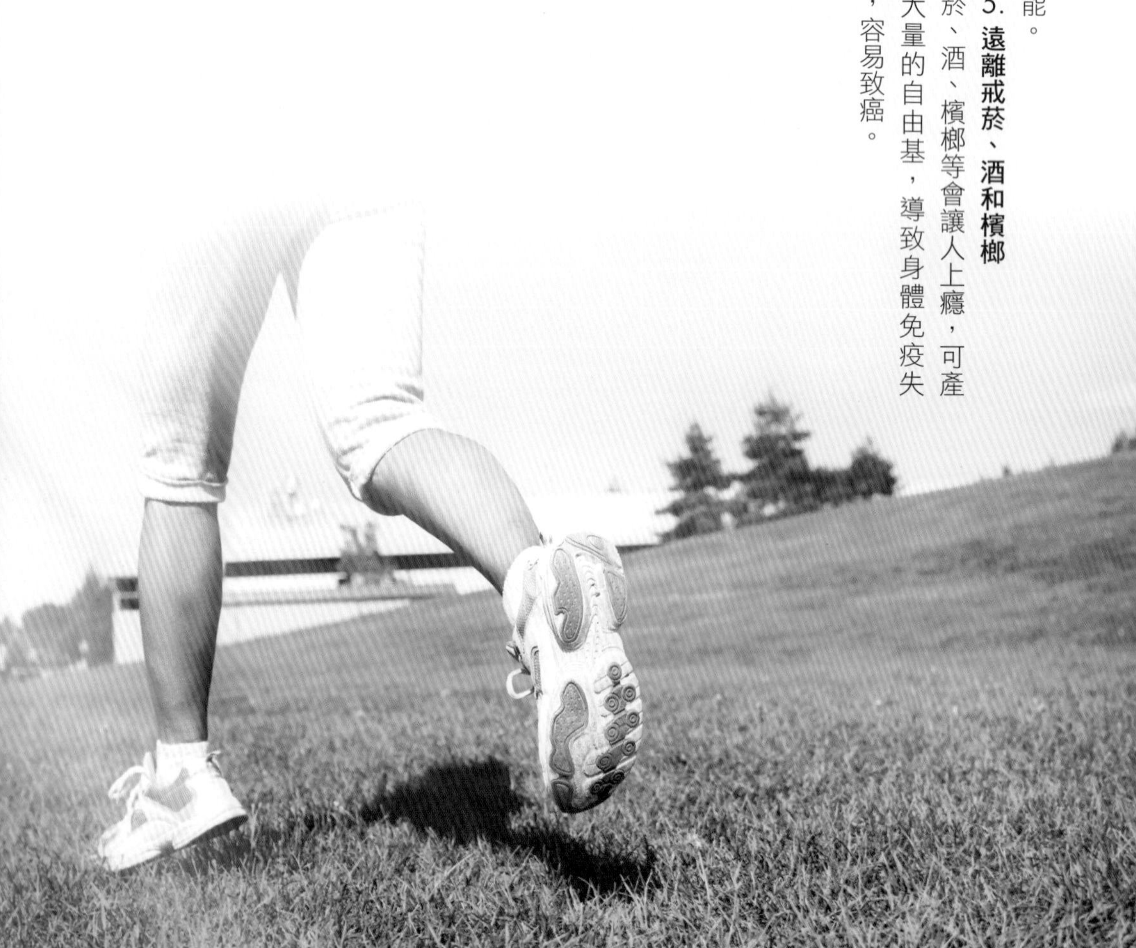

好情緒戰勝癌症

現實生活中，很多人認為癌症是不可治癒的。一旦罹患癌症，患者會產生焦慮、緊張不安、憤怒、悲傷、抑鬱等不良情緒，失去對生命的希望，甚至自動放棄治療。這樣的患者失去生存的信念，常常過早地死去。也有人説，得了癌症，一是嚇死的，二是愁死的，三是病急亂投醫折騰死的，最後才是病死的。

罹患癌症並不可怕，可怕的是癌症對患者造成的恐懼。患者一定要對癌症有個客觀的認識，擺脱情緒的困擾，保持對生存的渴望，這樣有利於癌症的治療與康復。

正確認識癌症

研究發現，癌症與環境汙染、飲食習慣和家族情況等都有密切的關係。

一般來説，致癌因子作用於人體後，並非立刻就會發病，通常要經過15至30年的「致癌潛伏期」，這也是老年癌症患者的人數明顯多於中青年人的原因。另外，隨著年齡的增加，機體的免疫功能減弱，因而對病變的免疫監視作用較低，增加癌症的發生率。

面對癌症，既不能掉以輕心，也不必談癌色變，隨著現代醫療技術的進步，癌症不再是絕症。癌症中，有1／3是可以預防的，有1／3是可以治癒的，還有1／3可以透過治療改善症狀、延長生命和提高生命品質。醫學界普遍認為如果患者治療後生存時間達5~10年，就可以被認為治癒了。所以罹患癌症，一定要調整心態，建立信心，到專科醫院進行積極治療。

心態要樂觀積極

患者擁有一個好心情對治療有積極的輔助作用。如果醫生和患者家屬發現患者表現是：由於嚴重的恐癌心理而採取否認態度；或精神上解除武裝，不積極配合治療，甚至拒絕治療；或因心理因素造成治療後的反應過度，而使治療不能按期完成；還有因心理負擔而造成飲食、睡眠不佳，而使身體狀況逐日下降者；甚至有人因絕望而自殺等情況時，就應採取積極的措施。

大量病例證明了罹患癌症後，若保持樂觀、積極向上的態度，主動參與治療的患者大都可以在不同程度上得到緩解，甚至可能出現奇蹟。所以心理治療在癌症患者的治療過程中，具有舉足輕重的作用。

有些患者到了快過年時，容易多疑、多慮、多愁，往往會想「今年不知會怎麼樣呢」。其實，不妨換個想法，去年不是順利過來了嗎？此時，還可以採用包括心理、音樂、文藝、遊戲、體育等綜合康復活動，以增加節日的歡樂氣氛。

很多患者能勇敢地從「癌症」陰影中走出來，用一句患者們常說的話：「以前活得一直很累，所以才會得這種病。現在想明白了，不能再那樣對待自己，反正得病，就應該怎麼輕鬆高興就怎麼活著。」

面對生活，重要的是認識到生命是一個過程而不是一個結果，因為生命的結果都是一樣的，就看你會不會享受過程。你為自己的生命過程填寫太多的痛苦，你就包裹著痛苦離開世界；填寫快樂，你就滿載快樂走完人生。

另外，要學會活在現在而不是過去或未來。如果為過去的事情後悔，你就會消沉，因為過去的已過去；如果為未來的事情擔心，你就會焦慮，因為未來的有些事無法預知，就不要自尋煩惱。

對生活持正確的態度、擁有一顆開放的心、懂得生命是一個自然的過程，患者的自信，加上正確的治療方案，以及醫生和家人的積極配合，也會增強治療的效果。

POINT!

在治療的過程中，癌症患者可以從醫生、家人、病友及相關人員的交談中，或閱讀癌症的資訊，獲得一些積極的想法，進而改善不良情緒，緩解心理壓力，增強治療的信心。

癌症患者可以做些自己喜歡的活動，如釣魚、下棋等，保持一顆平常心。

家人關愛是癌症患者最好的「藥」

癌症患者要經常服用一些抗癌藥物，來維持生命的延續。殊不知，家人的關愛會讓抗癌藥效倍增。所以患者的家屬應該調整自己的心態，及時瞭解癌症患者的心理變化等，這樣可以更有針對性地關愛患者，增加患者康復的概率。

關心癌症患者心理變化

癌症患者得知病情後，心理上會出現一些變化。女性患者除了丈夫外，可以找知心朋友傾訴，緩解心中的苦悶。而男性患者往往除了妻子外，就不會找知心朋友傾訴，也就是說妻子是他們唯一的情感來源。

所以作為家人，要及時關注患者的心理變化，經常與患者溝通，摸索患者的心理規律，滿足患者各種層次的需要，只要患者獲得感情支持，對抗癌有一定的好處。

鼓勵患者參加癌症康復俱樂部

如果患者身體條件允許，家人可以鼓勵患者參加癌症康復俱樂部，患者間的交流，可以相互鼓勵、相互幫助，這樣可以增強患者抗癌的信心，還可以轉移患者對疾病的注意力，以更加積極的心態迎接新生活。

患者是否知道病情，家人應對方法有不同

如果患者知道自己的病情，家人可以多給予患者精神安慰，這樣可以增強患者戰勝疾病的信心。

如果患者不知道自己的病情，家人應該瞭解患者在日常生活中可能出現的特殊情況，並做好應對準備，為其提供救援型的家庭環境。

鼓勵患者接受治療

罹患癌症人後，可能會出現恐懼、不安、焦慮等情緒，家人要減輕其心理壓力，讓他以積極的心態正確認識疾病，且配合醫生的治療。

家庭治療的作用也不能忽視

家庭治療就是以家庭作為一個整體進行心理治療的方法，透過家庭成員對患者定期的接觸和交流，促使家庭做出相應的變化，可減少病症的方法。

由於家庭成員關係不同，所以家庭

治療時需要注意一些原則：

考慮「情」的關係

家庭治療因為家庭成員關係特殊，如果遇到什麼問題，既不能靠說理推卸責任，也不能靠處罰解決問題，最有效的方法是靠「情」來解決問題，因為家人關係緊密，只要態度誠懇，家人是可以相互理解的，隨之問題就可迎刃而解。

及時關注患者遇到的問題

學會幫助患者面對困難，解決問題。這樣才能及時瞭解患者的心理變化，捕捉治療的最佳時機。

不替患者做重大決定

家庭的事情應該由家庭成員協商決定，任何人都不能代替，否則會影響治療效果。

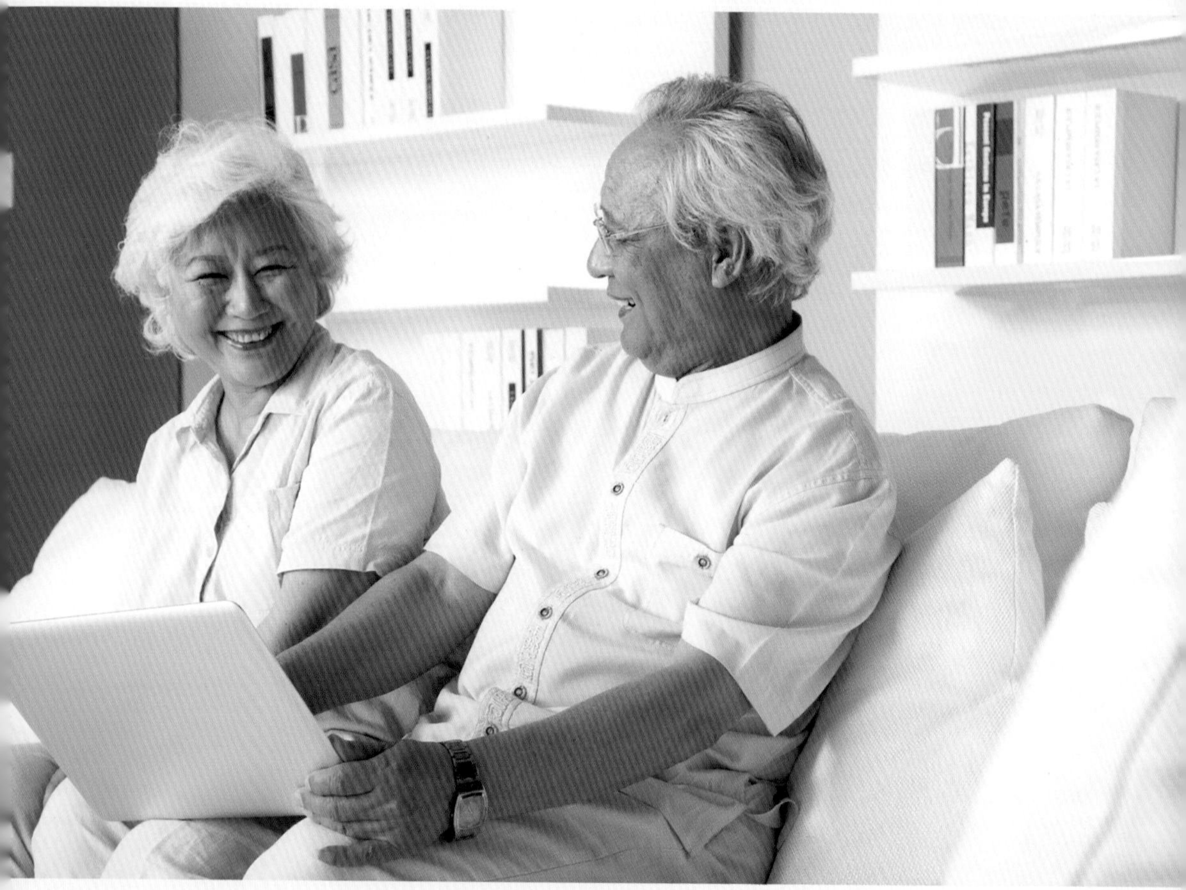

中老人年罹患癌症，不但要承受身體的折磨，還要承受心靈的煎熬，
這時需要家人的關懷，可以經常交流，讓患者感受到家人的溫暖，得到心靈的慰藉。

11個錯誤飲食習慣，當心吃出癌症！

❶大量吃紅肉

WHO報告指出，吃紅肉與結腸癌、胰腺癌和前列腺癌有關。專家建議飲食應該葷素搭配，以植物性食物為主，肉食為輔。對於愛吃肉的人，每天紅肉的攝取量應控制在70克以內。

❷常吃火腿、香腸

火腿、香腸在製作過程中產生硝酸鹽和亞硝酸鹽物質，本身就是一種致癌物。

❸愛吃醃菜

醃漬的鹹菜或酸菜中含有亞硝胺等致癌物，經常食用容易增加患胃癌和食道癌的機會。

❹常吃煎炸食物

煎炸食物時，油溫一般比較高，這樣會產生丙烯醯胺等致癌物質，常食用容易發生癌症。煎炸食物時盡量將油溫控制在150℃以下。

❺常吃燒烤

食物中大多含有苯並芘等多種致癌物，常吃易罹患胃癌、腸癌。

❻食用「地溝油」

地溝油中含有很多種致癌物質，其潛在危害很嚴重，且嚴重後果不易短期內覺察，所以禁止食用「地溝油」。

❼食用豬油渣

豬肉經過高溫煉製，會產生豬油和豬油渣，而高溫條件下，豬肉產生的多環芳烴等致癌物質會滯留在豬油渣上，常吃可能會發生胃癌、食道癌。

❽喜愛甜食

常吃甜食會增加罹患結腸癌、直腸癌、乳腺癌等危險。世界衛生組織建議，每天糖分攝取量不宜超過25克，且加糖提供的能量占總能量的比例不超過5%。

❾食用農藥超標的果蔬

農藥中的有機氯、有機磷、砷類殺蟲劑，與癌症發生比較密切，所以常吃農藥超標的果蔬，不僅有害身體，還會致癌。

❿常吃調味瓜子

調味過的瓜子在加工中加了合成香料和糖精，大量食用會對身體產生毒害和致癌作用。

⓫常吃含鹽多的食物

食鹽可能會增強致癌物在胃內的活性，加速癌症的發生速度，因此每天每人吃鹽不要超過6克，此外，還要注意一些隱形鹽，如泡麵、醃菜等。

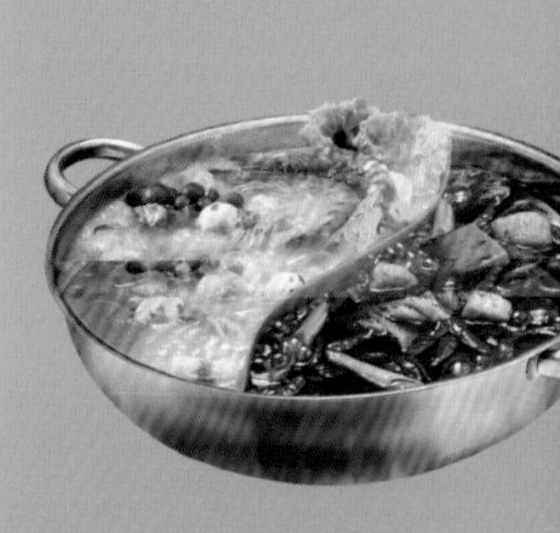

COLUMN

抗癌的10大健康生活方式

維持健康的生活方式，是可預防1/3的癌症的；如果能及時發現癌症，1/3癌症可以治癒的；如果治療及時，1/3的癌症患者經過積極治療，是能延長生命的。

癌症患者承受著身體、心理的雙重折磨，但如果建立健康的生活方式、良好的飲食習慣，有利於幫助患者戰勝癌症。

因此，應當充分遵循以下10大方面：

❶ 有規律地生活

根據自身的條件，制定科學的生活時間表，養成規律的生活習慣。

❷ 適度的體育鍛鍊

依照自己的身體情況，選擇1、2種自己喜歡的運動，可以增強體質，但運動強度要適度，避免過度勞累。

❸ 每天做到「5個按時」

按時起床、按時睡覺、按時進餐、按時活動、遵醫囑按時吃藥。這樣可以更好地調節身體機能，利於抗癌。

❹ 遠離人群密集的地方

盡量避免到人口密集的地方，如商場、公車等，因為這些地方空氣汙染嚴重，容易侵害患者身體，加重病情。

❺ 適度做些家務

可以做些簡單的家務，也可料理自己愛吃的食物，增加食慾，但不宜過度勞累。

❻ 定期開窗通風

保持室內正常溫度。夏天時，患者不宜被空調直吹，且保持室內外的合適溫差，即使吹電風扇也不能風力過大。保持室內空氣清新，有利於患者病情的康復。

❼ 看電視要適度

很多人都喜歡看電視，但看電視時間長了，很容易出現視覺疲勞，加上得病後身體的免疫力低下，長期看電視不利於病情的控制。

❽ 換季注意保暖

患者手術後或化療、放療後，身體免疫力會下降，在換季時要及時增減衣服，注意保暖。

❾ 養成按時排便的習慣

最好每天排便1～2次，且排便時不要過度用力，這樣可以保持腸胃通暢，還能促進毒素的排出，利於身體的恢復。

❿ 外出注意安全

人罹患癌症後，本身就比較脆弱，加上有一些併發症，如糖尿病、高血壓、冠心病等，外出時要做好防護措施，最好有家人陪同；如果沒有家人陪同，隨身要帶著通訊工具，方便與家人溝通。

PART 2

全食物調養祕笈，天天清除癌細胞

癌症與飲食有直接密切的關係，
健康的飲食方式有利於對抗癌症，
每天照著吃，抗癌防癌一點都不難！

Healthy Recipes

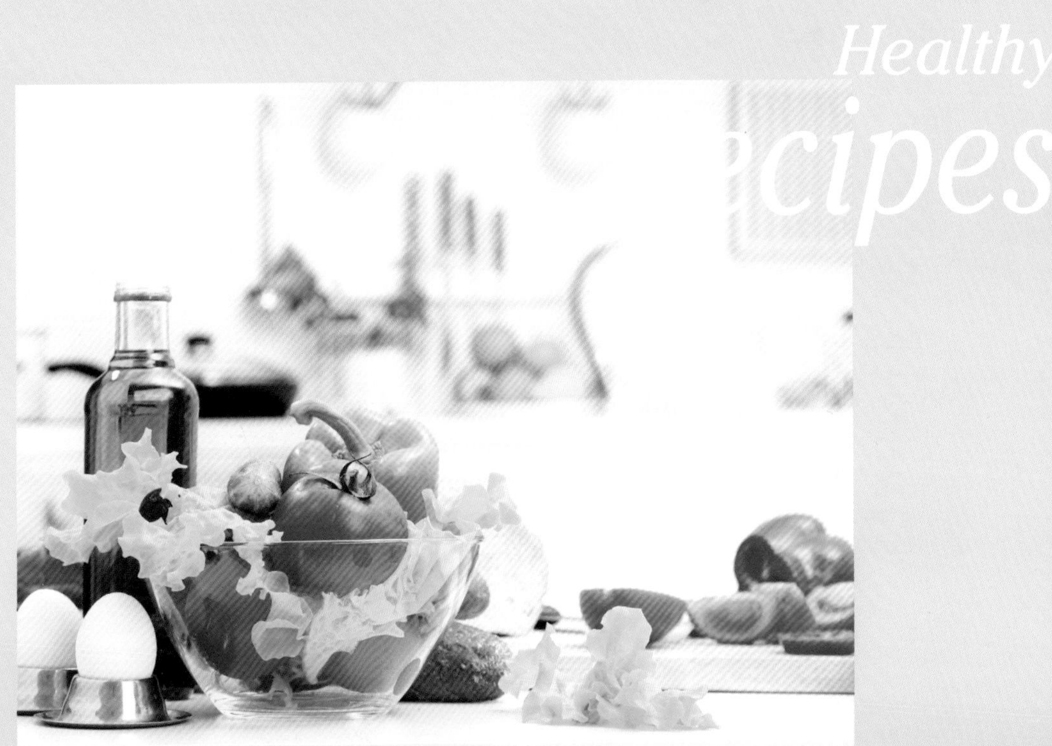

食物分五色，五色均可抗癌

「讓食物成為你的藥物，而不是讓藥物成為你的食物。」這是西方醫學之父希波克拉底說過的話。研究顯示，對抗癌症最有效的方法是建立正確的飲食觀念和習慣，而不是單純地接受各種治療或服用各種藥物，所以對於患者來說，食物才是最好的抗癌藥。

大家應都知道食物分為綠、紅、黃、白、黑五色，不同顏色的食物能滋養不同的臟器，對患者而言，五色食物若合理搭配，能達到抗癌效果。

綠色食物

空心菜
清熱涼血，解毒消腫

富含豐富的膳食纖維，能加速腸胃蠕動，有利於輔助治療直腸癌。

菠菜
潤燥滑腸、清熱除煩

芹菜
降壓、防便祕

花椰菜
抗癌特別推薦

黃瓜
清熱又美容

紅色食物

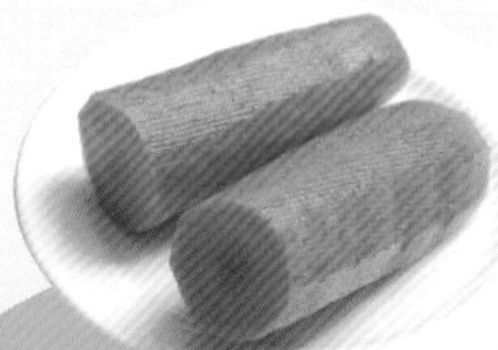

胡蘿蔔
富含類胡蘿蔔素，保護眼睛

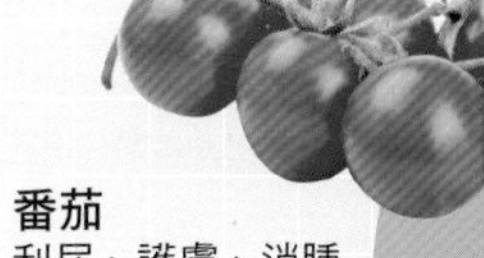

番茄
利尿、護膚、消腫

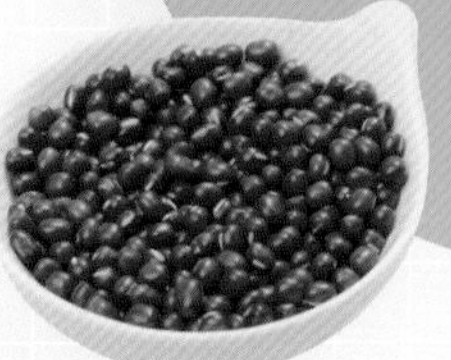

紅棗
養血安神佳品

含有番茄紅素、胡蘿蔔素、鐵和部分胺基酸，以及大量的抗氧化劑，能夠調節免疫力，抗癌更有效。

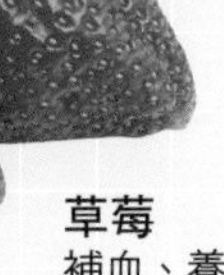

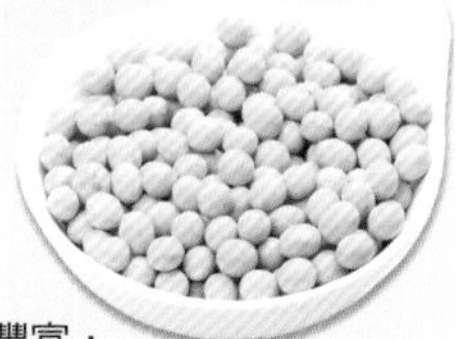

紅豆
降脂、消水腫

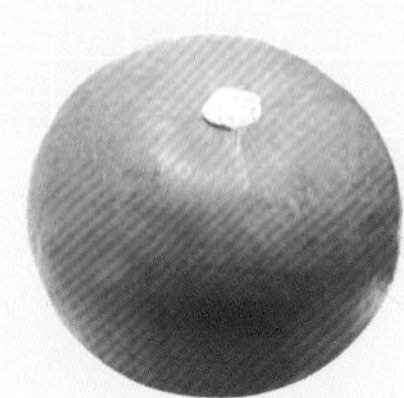

草莓
補血、養顏

黃色食物

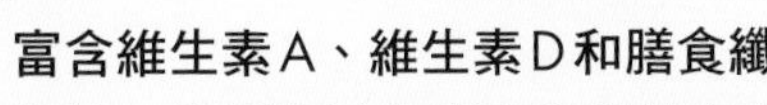

南瓜
富含膳食纖維，預防便祕

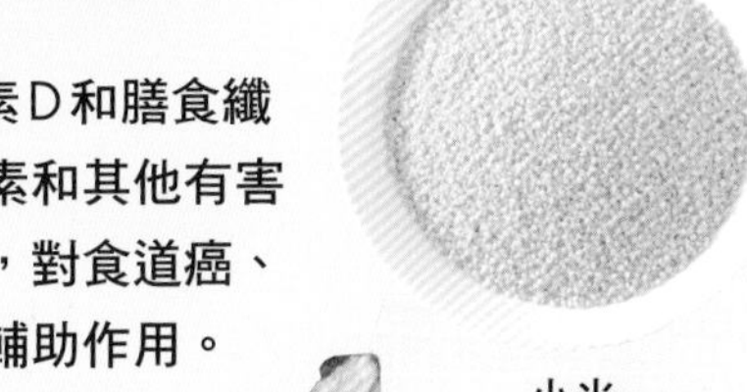

黃豆
蛋白質豐富，
促進體內新陳代謝

富含維生素A、維生素D和膳食纖維等，能消除體內毒素和其他有害物質，保護胃腸黏膜，對食道癌、胃癌、腸癌等治療有輔助作用。

小米
滋陰養血的「黃金米」

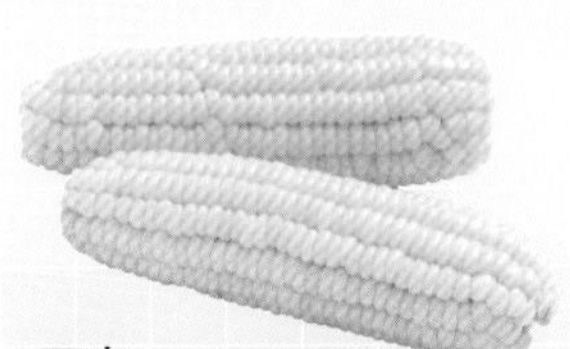

玉米
舒張血管，延緩衰老

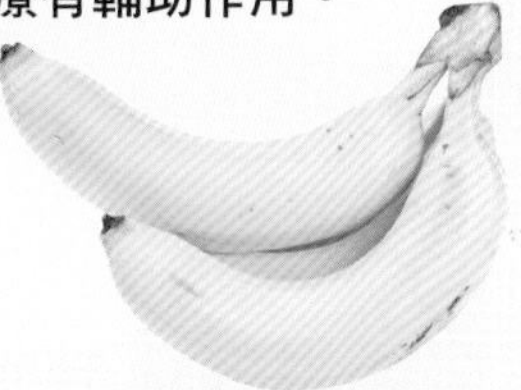

香蕉
改善心情，疏通腸道

白色食物

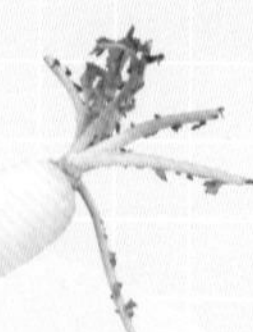

白蘿蔔
解毒生津又利尿

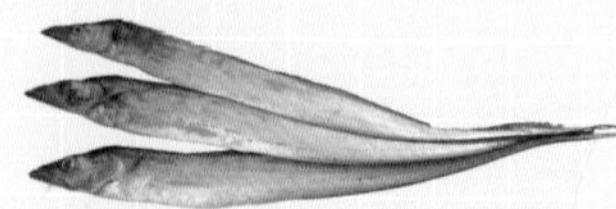

白帶魚
益氣補虛，暖脾胃

可補肺益氣、安神養心，還能促進血液循環和新陳代謝，能夠為身體提供必要的營養物質，平衡身體的免疫力，有效擊抗癌症。

百合
秋季養生第一首選

蓮藕
健脾、開胃、益血、生肌、止瀉

銀耳
涼補潤燥的「平民燕窩」

黑色食物

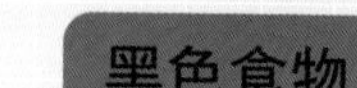

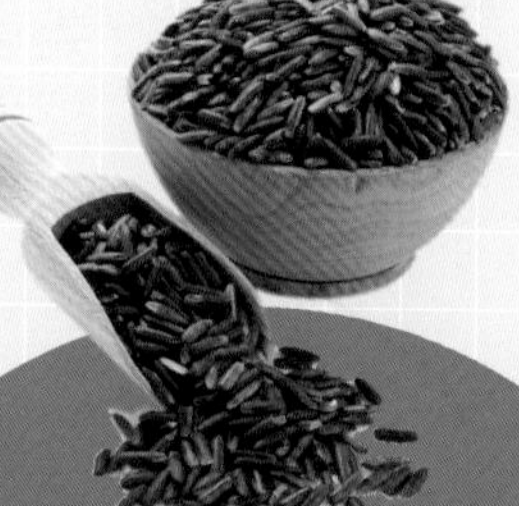

黑米
滋陰護髮，抗擊癌症

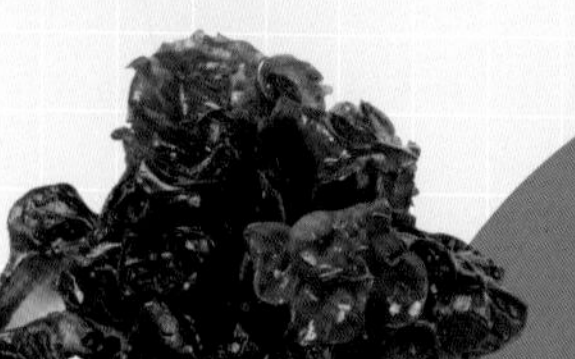

烏雞
益氣補血，滋補肝腎

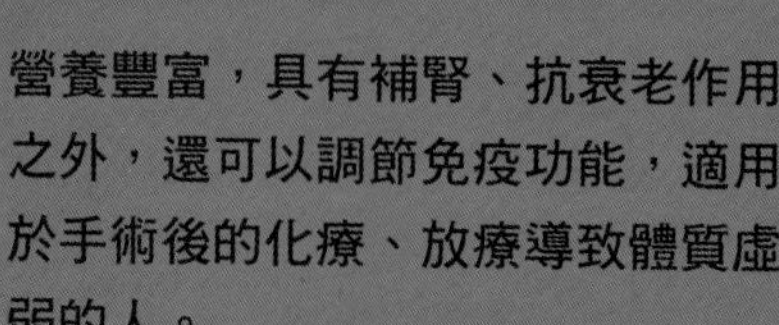

木耳
益氣強身的「素中之葷」

營養豐富，具有補腎、抗衰老作用之外，還可以調節免疫功能，適用於手術後的化療、放療導致體質虛弱的人。

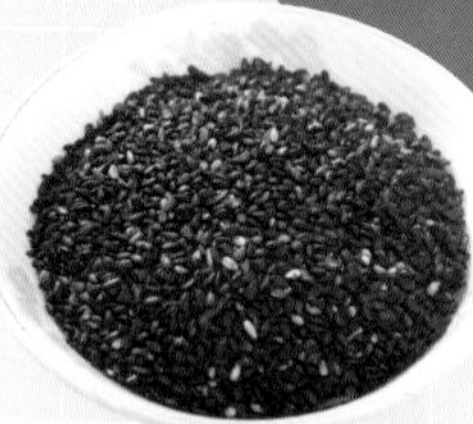

黑芝麻
養腎、潤膚的保健品

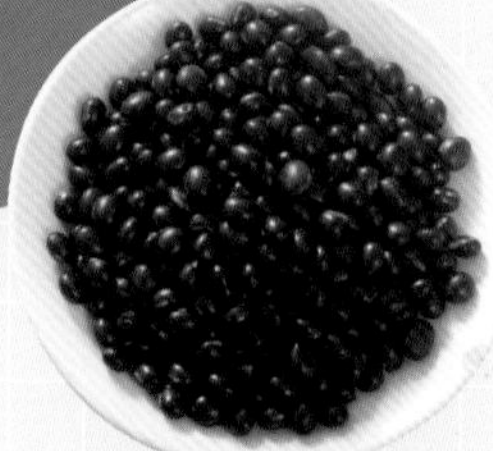

黑豆
高蛋白、低脂肪的佳品

少吃糖就能抗癌?!

糖是日常生活的必需品，不可不用，但也不能過量使用，因為癌細胞對糖有特殊的嗜好性。

癌細胞愛吃糖的原因

糖為癌細胞提供養分

因為癌細胞是依靠糖發酵來產生能量，在吃糖或吃能迅速分解為糖的食物，如馬鈴薯會為癌細胞提供養分，促進癌細胞的發展，加重病情。

糖會增加胰島素

糖容易被身體吸收，導致血糖升高，這時胰腺會分泌胰島素來平穩血糖，就會產生過量的胰島素，進而刺激癌細胞的生長和轉移，不利於病情的穩定。

糖能抑制免疫系統

因為糖和維生素C有相似的化學結構，為了進入細胞會相互競爭。當吃很多糖時，就會導致細胞缺乏內維生素C，而免疫細胞在正常工作時會需要大量的維生素C，所以即使是吃少量的糖也能抑制免疫系統，降低抗擊癌症的能力。

肥胖是癌症的「罪魁禍首」

過多攝取糖，容易導致肥胖。據研究顯示，1／3的癌症會發生在肥胖人群中，而肥胖將癌症的風險提高6倍，也是多種癌症發生的潛在隱患。

如何減少糖的攝取

1. 在日常生活中，要少吃甜食，如果醬、巧克力、霜淇淋、餅乾等，這些都屬於高糖食物。
2. 小心加工食品中的「隱形糖」。學會看懂食品標籤上的文字，除了成分表中「糖」這個字外，還要看其他表示糖的成分，如白糖、砂糖、蔗糖、果糖、葡萄糖、太白粉糖漿、高果糖漿、麥芽糖、玉米糖漿等，都要少選擇。
3. 調味不用糖，選用甜味劑。如果很想吃甜的食物，可以用甜味劑代替糖。常用的甜味劑有菊糖、木糖醇、羅漢果、A-K糖、元貞糖等，它們的甜度遠強於糖，熱量極少或沒有熱量，患者可以放心用於烹調。

「少肉多素」，癌症不上門

癌症是當今社會威脅人類健康的「頭號」殺手。世界衛生組織（WHO）預測，到了2020年，不論發達國家還是發展中國家，癌症的病例將會顯著增加，一個重要的原因就是飲食不當，尤其是常吃油炸、烤等肉類食物。

不當吃肉導致三種癌症

腸癌

經常吃肉食，尤其是油脂含量多，又使用烤、油炸等方式，同時還很少吃蔬果，會讓腸道內的厭氧型細菌增多，加上攝取較多的脂肪，膽汁的分泌量也隨之增多，提供致癌物質活躍的機會。如果不調整自己的飲食，時間一長，腸癌的發生率會大大增加。

胃癌

經常吃煙燻的食物，會增加罹患喉癌和胃癌的風險，這類食物中含有較多的苯駢芘、多環芳烴等致癌物質，因此胃癌的發病率比其他癌症高。

乳腺癌

攝取高脂肪的食物，會增加患乳腺癌的風險，尤其女性停經後是患乳腺癌的誘發期；另外，高脂肪飲食也可增加內源性雌激素的產生。對於肥胖的女性而言，身體的肥胖度會直接影響體內許多血液激素，形成一種促進致癌作用的微環境，患乳腺癌的機會也隨之增加。

科學吃肉，營養更完整

肉類往往含有較高脂肪以及飽和脂肪酸，但為了攝取充足的營養，預防癌症也可以吃肉的，關鍵在於食用方法、食用量如下：

每日進食量為50～75克

適量攝取肉類才能讓營養更均衡，有助於調節免疫力。每日進食肉類的量盡量在50～75克，少吃動物內臟。

選擇脂肪含量少的肉類

在選擇肉類時，盡量選擇禽類肉及水產品，它們的脂肪含量比畜類肉少，利於預防癌症的發生。

減少肉類脂肪的烹調方法

烹調時，可先去掉脂肪部分或先過水後再加工；使用合適的烹調用具，如微波爐、不沾鍋、烤箱等；烹調方法可選擇蒸煮、涼拌、清炒等，都能減少脂肪的攝取量，預防癌症。

科學素食的法則：4321

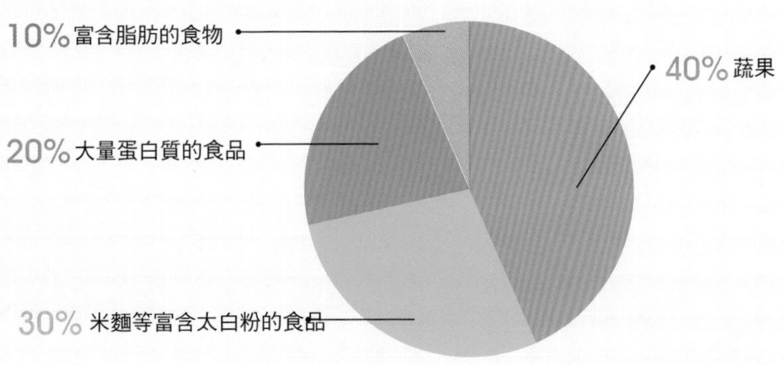

1. 水果每天200～400克，蔬菜每天300～500克。此類食物可較隨意食用。盡量選擇新鮮蔬果，能生食的蔬菜盡可能生食。同時飲食宜清淡，避免調味料過量食用。
2. 需注意減少精緻米麵的比例，推薦以糙米、全麥粉等粗糧為主，這樣能夠防止營養素的缺乏。另外，最好少用油炸。
3. 雖然黃豆、豌豆、蠶豆、豆腐、豆漿等是素食中補充蛋白質的主力大軍，但也不意味可食用過多！
4. 植物油、堅果和甜點中含有較多的脂肪，均需要嚴格控制食用量。此外，盡量少吃或不吃垃圾食品。每天要飲用8～10杯水，共為1500～2000克。

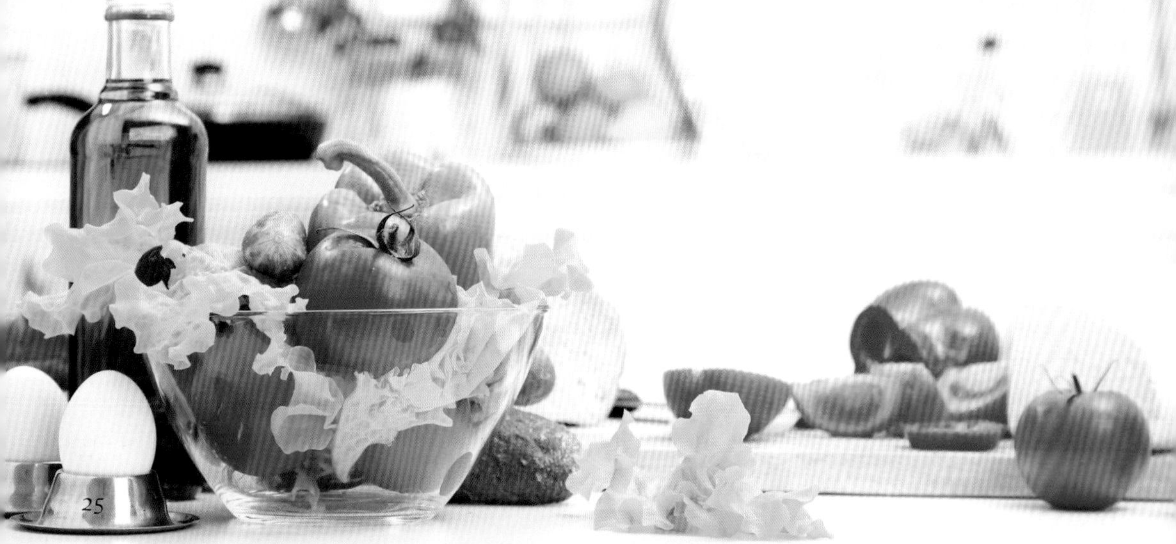

適當補充植物蛋白

植物蛋白是蛋白質的一種，因其不含膽固醇、不含飽和脂肪，使它優於動物蛋白。即便你並不是素食主義者，也能透過合理地飲食習慣，攝取更多的優質植物蛋白，進而降低罹患多種慢性疾病的風險，而癌症就是一種慢性疾病。

但植物蛋白畢竟是植物中的蛋白，其種類和結構與人體的需求仍有一定差距的。如植物蛋白中缺乏免疫球蛋白，而穀類中則缺乏賴胺酸。此外，因為植物蛋白外面有膳食纖維包裹，難以消化，所以相對於動物蛋白，吸收起來更困難。

植物蛋白互補，防癌效果更好

植物蛋白雖然含有必需胺基酸種類較多，但也有一種或幾種相對含量較低，就會導致其他必需胺基酸不能被充分利用而浪費，這些含量較低的胺基酸就是限制胺基酸。限制胺基酸導致蛋白質的整體營養價值降低，這樣的蛋白質稱為「半完全蛋白」。植物蛋白大多是半完全蛋白，因其常缺少賴胺酸、蛋胺酸、蘇胺酸、色胺酸等，所以可在膳食中將多種食物混合來提高植物性蛋白質的吸收。

穀類＋豆類

豆類中富含的賴胺酸和色胺酸可以補充穀類中賴胺酸的不足，而穀類中的蛋胺酸則可以幫助豆類的補充，簡單地說就是「豆類穀蛋」的互補。

穀類、豆類混合食用所提供的蛋白質的品質和消化吸收率，遠高於單獨食用穀類。甚至有研究指出，用豆類蛋白質與穀類蛋白質以1：1進行混合，所得蛋白質的品質可與肉、奶和其他動物性蛋白質相媲美，能更好地增強抵抗力，預防癌症。

肉類＋大豆＋米麵

白米、麵粉蛋白質中的賴胺酸含量少，搭配大豆、肉類可以彌補賴胺酸的不足，大大提升膳食中蛋白質的營養價值有利於增強體質。

五穀雜糧是抗癌的基礎

現在很多疾病，尤其是癌症與飲食過於精緻有很大的關係。因為食物在加工過程中，流失了大量的營養素，尤其是膳食纖維，它具有「清洗腸道」的作用，可以促進腸道蠕動，縮短有害物質在腸道內的停留時間，減少致癌因子被人體吸收的可能，能夠預防大腸癌的發生。

粗糧中含有豐富的鉀、硒等礦物質和多種維生素，其中硒能結合體內各種致癌物，並透過腸道排出體外。所以多吃五穀雜糧能達到防癌抗癌的作用，進而維持身體的健康。

食用五穀雜糧的原則

適度食用五穀雜糧對預防癌症有益，但吃多了會影響人體對蛋白質與礦物質的吸收。因此，日常生活食用雜糧要遵循以下原則：

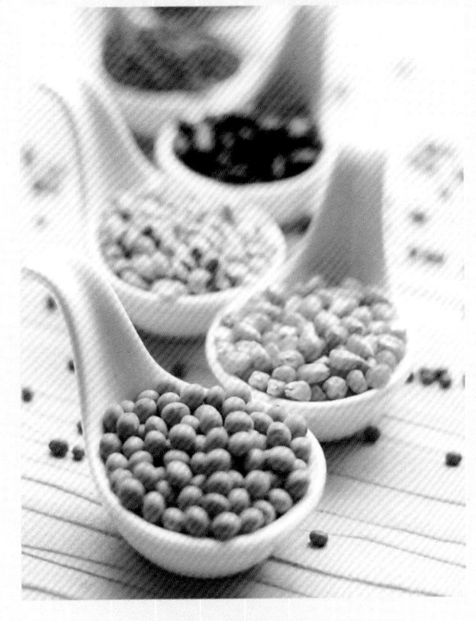

粗糧占主食1／3～1／2

研究發現，在日常飲食中適量加入粗糧，營養互補又美味。如小米富含色胺酸、亮胺酸和蛋胺酸，與富含賴胺酸、缺少色胺酸的豆類（如大豆、綠豆等）搭配食用，可透過胺基酸的互補，提高整體的營養價值。

與其單獨吃小米、玉米、大豆，不如將它們以1：1：2的比例混合食用更營養，還能調節身體免疫力。日常生活中臘八粥、八寶飯、五穀飯等都是不錯的選擇。

雜糧先泡後煮

在煮雜糧粥時，可採取「先泡後煮」的烹調方法。根據雜糧種類不同，可先用水浸泡2～5小時，煮粥時和白米一同下鍋，先用大火煮開，再轉小火煮1小時，等雜糧煮爛後，黏稠醇香的雜糧粥就出鍋了。

彩虹食物是抗癌尖兵

天然的蔬果具有多種植物化學物，可以阻止細胞癌變，減少得癌症的概率。

彩虹食物能有效降低癌症

日常生活中食物從色彩的角度看，不外乎紅、黃、綠、白、黑這五種顏色，所以稱為「彩虹食物」。食物的每一種顏色代表不同的營養素，相對的功用不盡相同。

彩虹飲食原則指的是在攝取適量食物的同時，盡量搭配5種顏色，確保一天中每種顏色都能吃的到。在我們生活中，只要將這些顏色的食物搭配起來，就可以滿足食物營養成分的均衡。每天蔬菜攝取量建議在300～500克，水果為200～400克，滿足身體所需的營養。

彩虹食物中的植物化學物能促進細胞生長，進而抑制癌細胞的增生以及加速癌細胞的凋亡，減少癌症的發生。

蔬果協同作用，降癌效果佳

世界癌症研究基金會提出，預防癌症不能依靠營養保健品，沒有證據顯示保健品中的植物營養素比含有天然植物營養素的食物更好，只有天然的蔬果，才能真正發揮「協同作用」，讓身體完全吸收天然蔬果中抗癌的有效成分。如要攝取胡蘿蔔素，要從深綠色蔬菜和胡蘿蔔中獲得，它們抗癌效果更佳，因為這些蔬菜中除了胡蘿蔔素外，還有其他成分，攝取營養更全面，才能有效地降低癌症的發生。

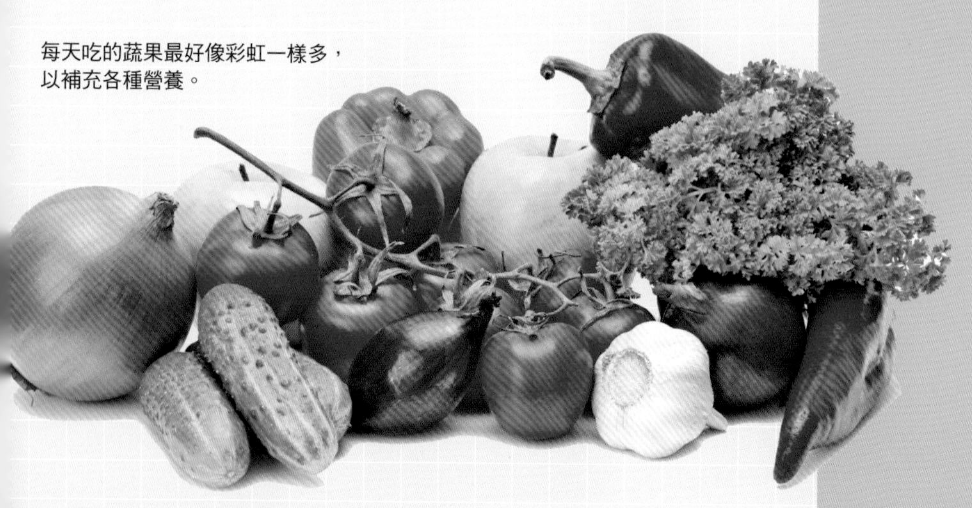

每天吃的蔬果最好像彩虹一樣多，以補充各種營養。

皮、籽、胚芽，大自然賜予的抗癌聖品

蔬果和五穀的皮、籽和胚芽富含豐富的膳食纖維、維生素、植物化學物和礦物質等，所以連皮、籽和胚芽一起吃，可以為身體提供最大的營養，提供抵抗癌細胞的物質基礎。

皮的抗癌效果好

天然蔬果和五穀中的皮是抗癌好物。尤其是植物化學物具有抗氧化作用，可以清除體內有害的自由基，對預防癌症有一定的作用。

如葡萄皮中的白藜蘆醇就是一種抗癌物質，能抑制組織細胞內癌基因的作用；葡萄籽中的花青素，具有抗氧化的作用。所以建議大家將整粒葡萄用果汁機攪打，這樣皮和籽的營養就全吃到了，口感也不錯。

多吃粗糧、胚芽

胚芽是粗糧中營養價值最高的部分，含有鐵、鉀、鋅、硒等多種礦物質、胺基酸、膳食纖維和穀胱甘肽等抗氧化物。穀胱甘肽能在硒元素的作用下生成氧化酶，降低體內化學致癌物的毒性，達到抗癌的作用。粗糧可以用豆漿機做成米糊，不但能保留胚芽營養，更易被身體消化吸收，調節身體免疫力，有助於對抗癌症。

食物盡量多樣化

許多癌症專家都發現，單一植物性食物的抗氧化作用無法達到理想的防癌效果，所以建議患者飲食要多元，這樣才能發揮各種食物的營養價值，更有效地對抗癌症。

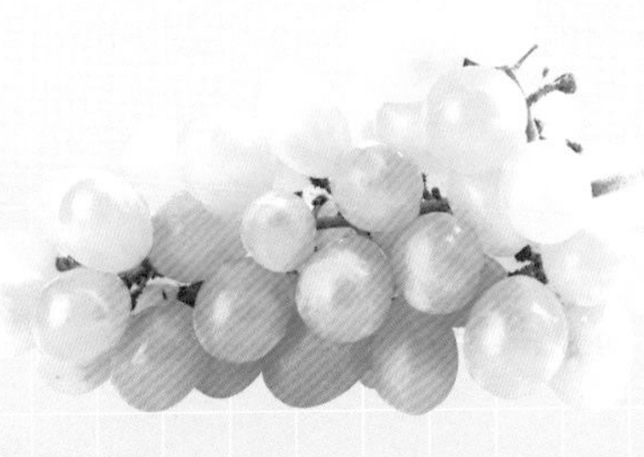

膳食纖維有效清除體內毒素

天然的五穀、蔬果、堅果等食物中富含膳食纖維，適量食用可以幫助體內的廢物、毒素等排出體外，是人體大掃除的重要工具。

膳食纖維是腸道的清潔夫

膳食纖維主要存在於植物性食物中。許多醫學研究機構發現，膳食纖維已成為預防癌症的有力武器。膳食纖維可分為「可溶性膳食纖維」和「不可溶性膳食纖維」。

可溶性膳食纖維可溶於水，又可吸水膨脹，並能被大腸中微生物酵解的一類纖維，通常存在於蔬果中。也是大腸內益生菌的養料，這些益生菌能幫助人體抵禦病毒侵擾，調整腸道微生態平衡，預防癌症的發生。

不可溶性膳食纖維是非黏稠的和發酵慢的纖維，如麥麩等，可將吸附在大腸中的致癌物質快速排出體外，對大腸癌有很好的預防效果。

預防肥胖和便祕

膳食纖維不含熱量，卻能延緩胃排空的速度，讓食物在胃內停留更長時間，產生飽腹感，也能減少油脂在小腸中的吸收，減少能量攝取，這樣有利於控制體重，保持窈窕身材，遠離肥胖。

根據某研究機構顯示，體態正常的人和過胖的人比較，飲食中多了33％的膳食纖維，這就是為什麼喜歡吃膳食纖維食物的人，身材都保持很苗條的原因吧！

肥胖和便祕會讓人百病叢生。人吃太多的東西卻排不出去，部分熱量和脂肪會轉化為毒素沉積在體內，就會產生代謝問題，隨之而來的疾病如肥胖、腸燥症、癌症、三高等，因此適量食用富含膳食纖維的食物能有效預防這些疾病。建議成人每日膳食纖維的適宜攝取量是20～35克。

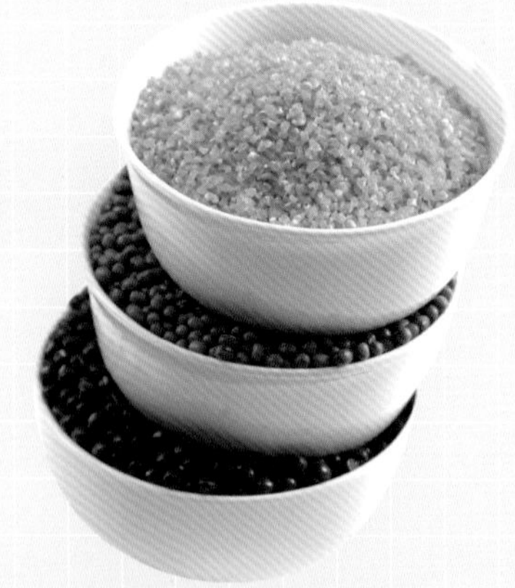

營養素也是防癌抗癌的「英雄」

我們都知道人體需要水、蛋白質、脂肪、碳水化合物、維生素和礦物質六大營養素來維持生命。雖然一些維生素、礦物質需要量較少，但研究發現，缺乏這些營養素會導致癌症的發生。

維生素A

可以改變致癌物的代謝，促進癌細胞的老化，加速正常細胞組織的恢復。根據研究發現，缺乏維生素A可能誘發上皮細胞癌變，增加胃腸癌、前列腺癌等的發生概率。

富含維生素A食物：動物內臟、雞肉、羊肉、牛肉、蛋黃等。

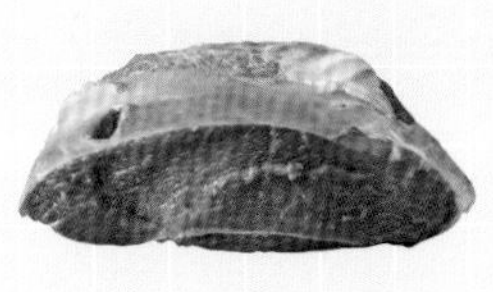
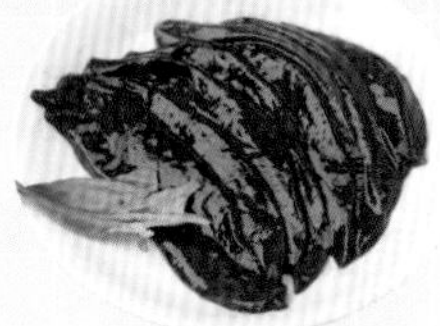
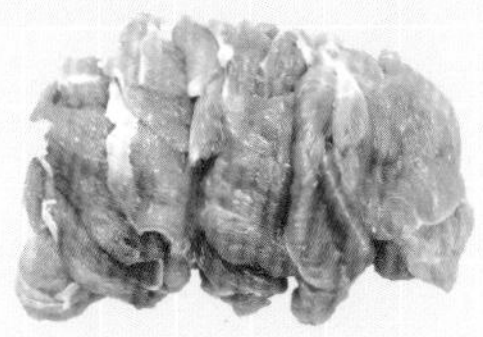

維生素D

有研究發現，維生素D缺乏能提高乳腺癌的患病率和死亡率。此外，經常曬太陽也能促使維生素D的合成。

富含維生素D的食物：魚肉、牛肉、豬肝和蛋黃等。

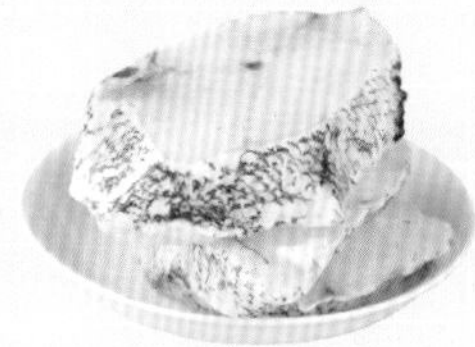
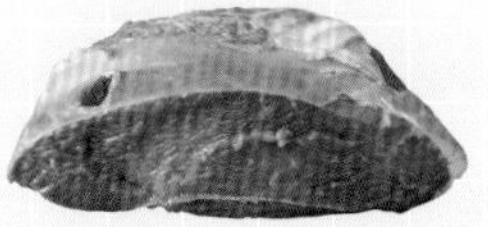

維生素B_2

缺乏維生素B_2會引起代謝異常，導致食道上皮增生，增加食道癌發生率。

富含維生素B_2的食物：動物肝臟、雞肉、大豆和木耳等。

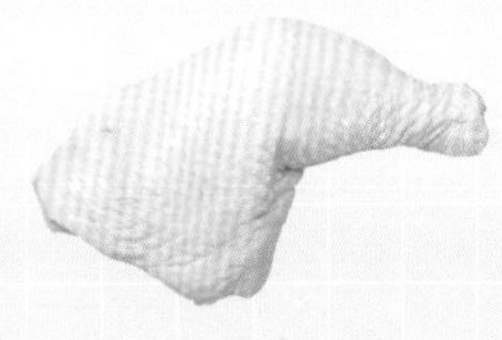
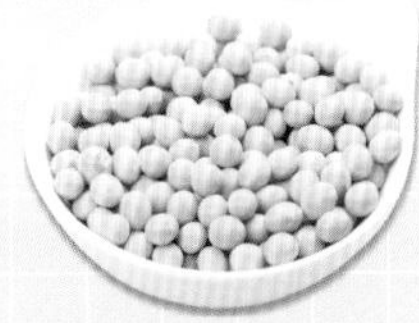
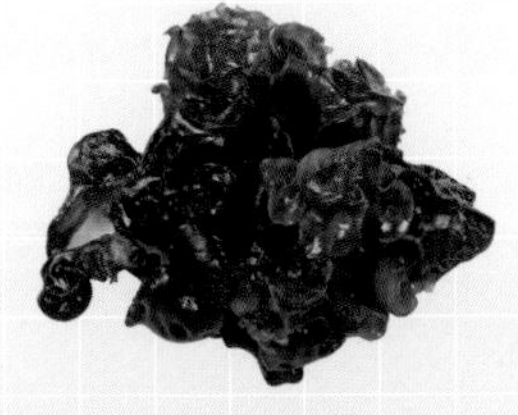

硒

具有保護細胞免遭氧化損傷的作用。研究顯示，對多種致癌途徑均有不同程度的抑制作用，降低肺癌、前列腺癌、結腸癌和直腸癌的發生率。

富含硒的食物：海產品、堅果、全穀物、小麥胚芽和蛋黃等。

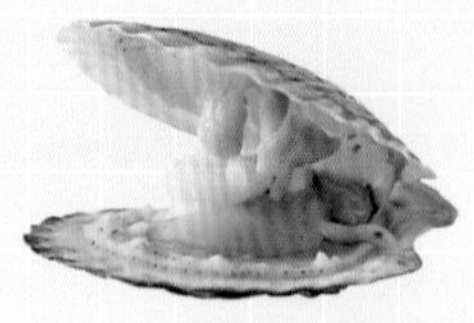
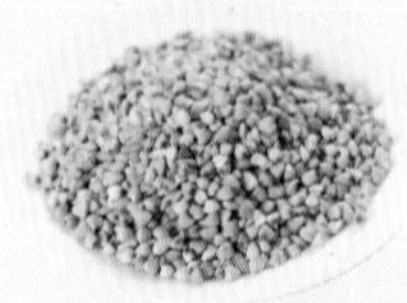
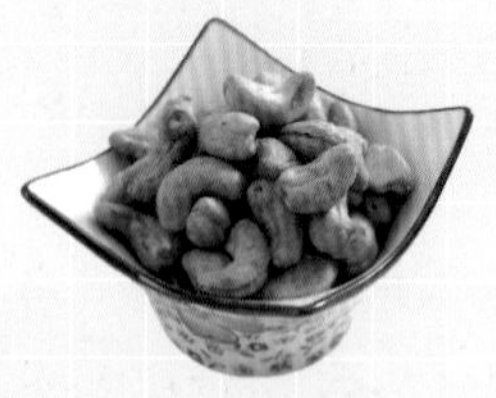

鈣

有研究發現，攝取高鈣者比低鈣者罹患大腸癌的機會低一些，因為鈣對癌細胞有一定的抑制作用。

富含鈣的食物：奶類、豆類及其製品、魚、蝦皮等。

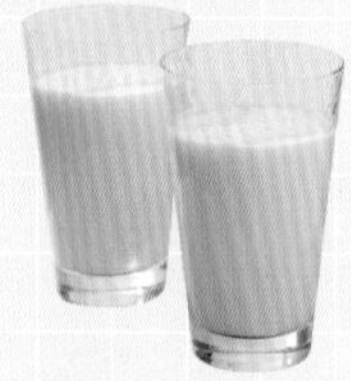
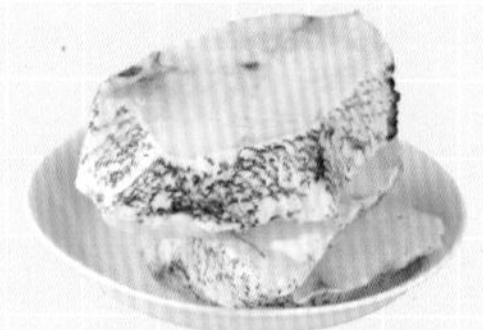
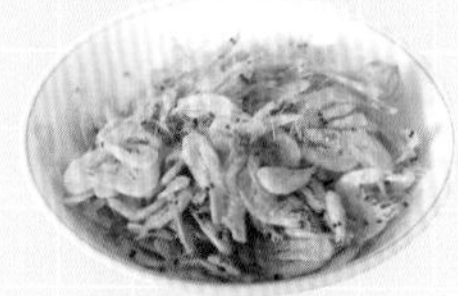

鋅

據調查發現，食道癌患者血中鋅的含量普遍偏低，且患者頭髮中鋅含量也比正常人偏低。

富含鋅的食物：海產品、牛肉、羊肉、堅果類、燕麥和玉米等。

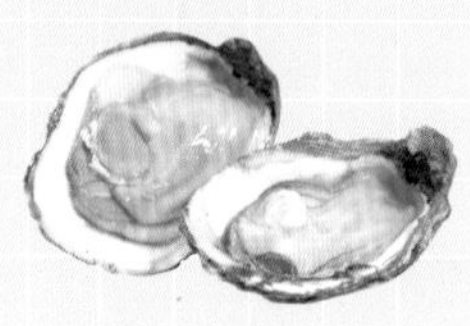
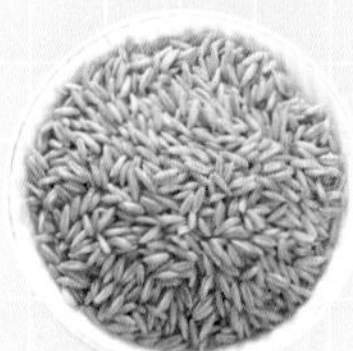
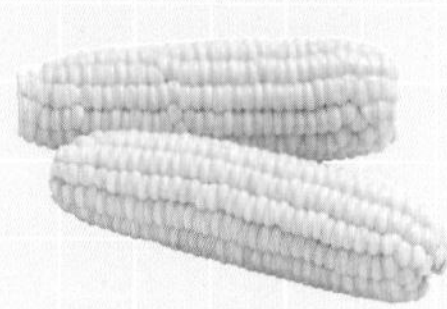

鎂

有研究證實，富含鎂的食物能減少女性罹患結腸癌的機會。

富含鎂的食物：燕麥、糙米、A菜、黃瓜、蓮藕、菠菜、肉類、蛋類和乳類等。

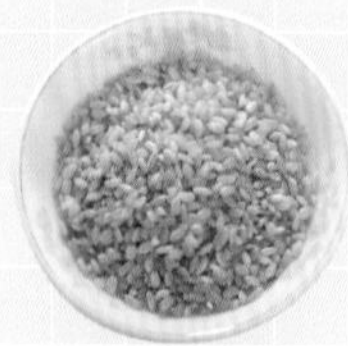
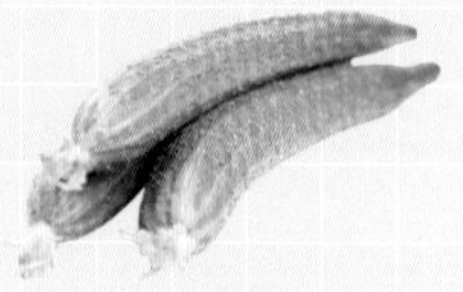
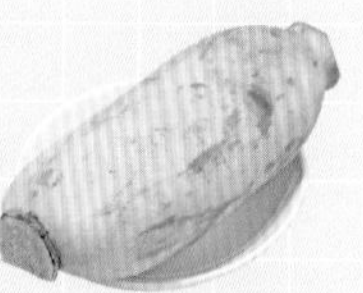

神奇的植物化學物好處多多

植物化學物存在於五穀、蔬果、堅果等，尤其是種子和皮中居多。許多研究證實，天然的植物化學物能夠調整體質，提升免疫力，達到防癌抗癌的作用。

活化免疫細胞

植物多醣能增加殺傷細胞的能力，防止外來異物的攻擊，身體缺少這種植物多醣就容易得癌症。植物多醣的來源：香菇、金針菇、木耳、銀耳、山藥、薏仁、南瓜等。

引導癌細胞良性分化，抑制癌細胞的生長

多吃富含胡蘿蔔素和番茄紅素的食物，如胡蘿蔔、紅薯、番茄、木瓜、西瓜等，尤其以深綠色、橘黃色食物為主。

加速癌細胞凋亡

多吃富含植物化學物成分的食物，如大蒜、黃豆、蘆筍等。

遠離自由基侵害

多吃些避免自由基侵害的食物，如富含維生素A、維生素C、維生素E的蔬菜、水果、堅果等；還有含單寧酸的各種莓類，如藍莓、草莓等；含多酚的葡萄等。

阻止癌細胞資訊傳遞，對抗癌細胞的增生

多吃富含葉酸的蔬果，如空心菜、菠菜、綠花椰、白花椰、蘋果、香蕉、南瓜、豆類和堅果等。

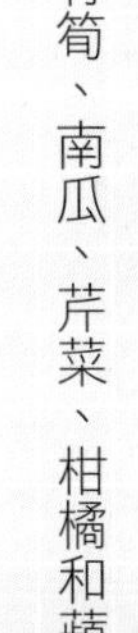

膳食纖維降低腸道癌發生率

如竹筍、南瓜、芹菜、柑橘和蘋果等。

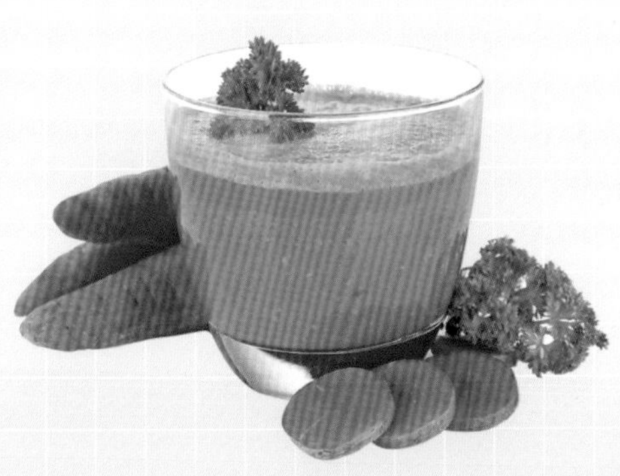

COLUMN

防癌抗癌的食用方法

直接食用的食物

蘋果、香蕉、柑橘、木瓜、優酪乳等。

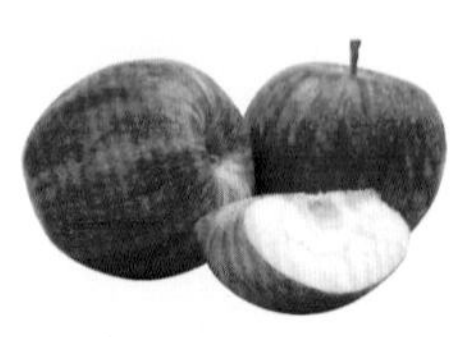
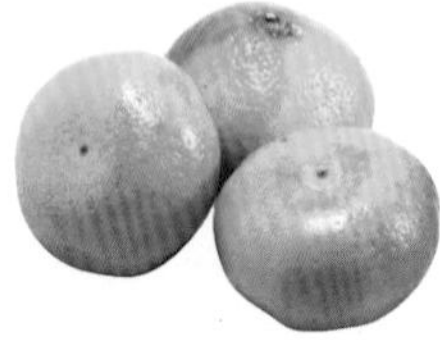
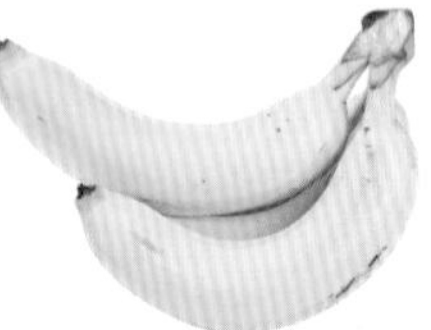
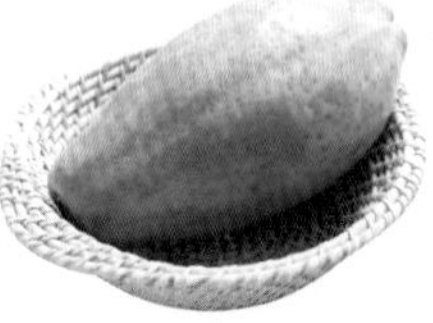

適合烹飪後食用的食物

南瓜、茼蒿、地瓜、馬鈴薯、茄子、山藥、菌類、藻類、大豆、糙米、蕎麥、雞肉、雞蛋、魚類等。

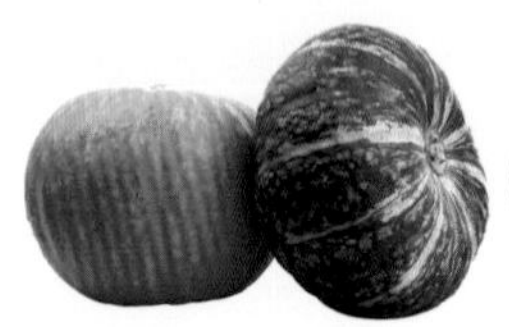
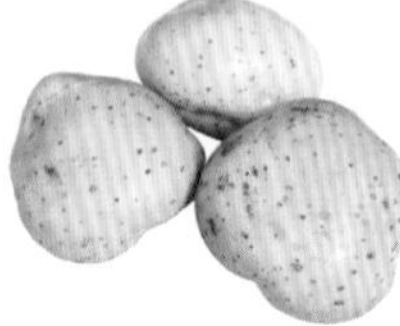
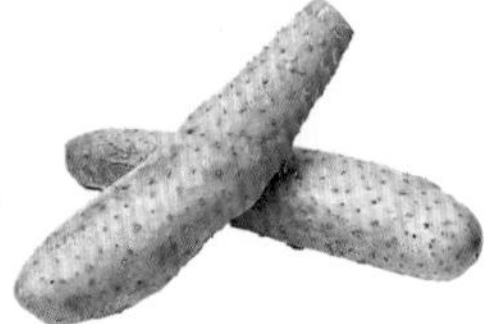
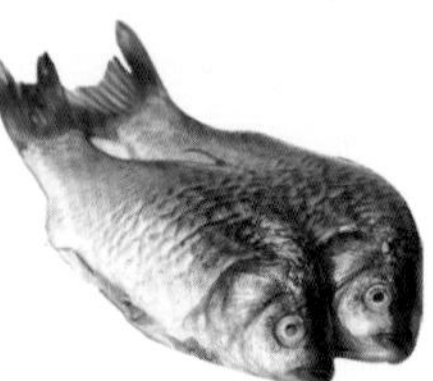

推薦榨汁食用的食物

高麗菜、綠花椰、番茄、胡蘿蔔、白蘿蔔、菠菜、小白菜、蘋果、草莓類等。需特別注意的地方，只要沒有異味、怪味，就可直接食用，也很適合榨汁。

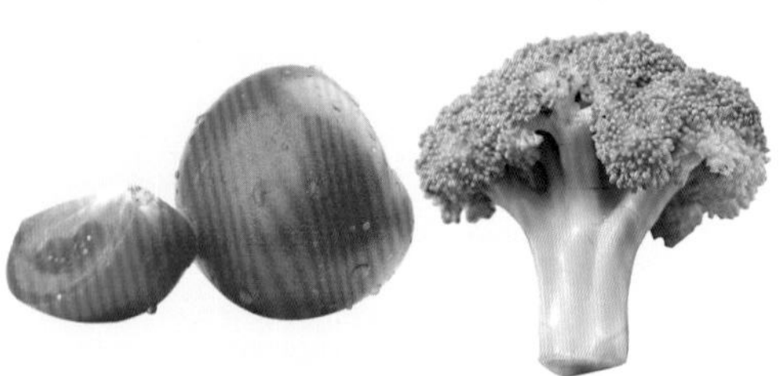

適合飲用的食物

蜂蜜、紅茶、綠茶等。

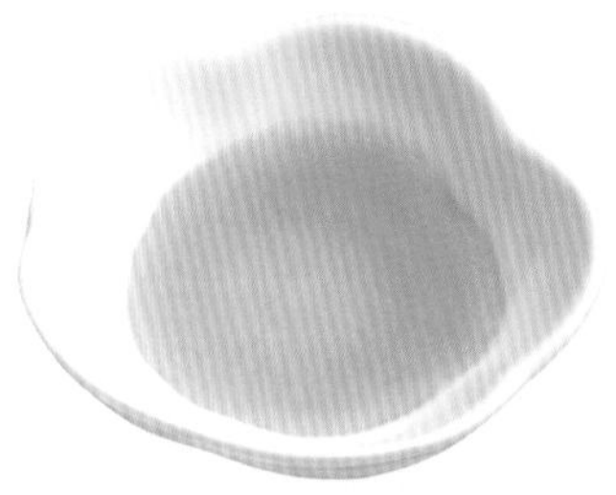

PART 3

吃對食物，才能有效抗癌

本章選用58種最具代表性的特效食材，
精心設計成健康又美味的食譜，做法簡單易懂，
幫助您輕鬆攝取最有營養的料理，提升最佳免疫力！

Healthy Recipes

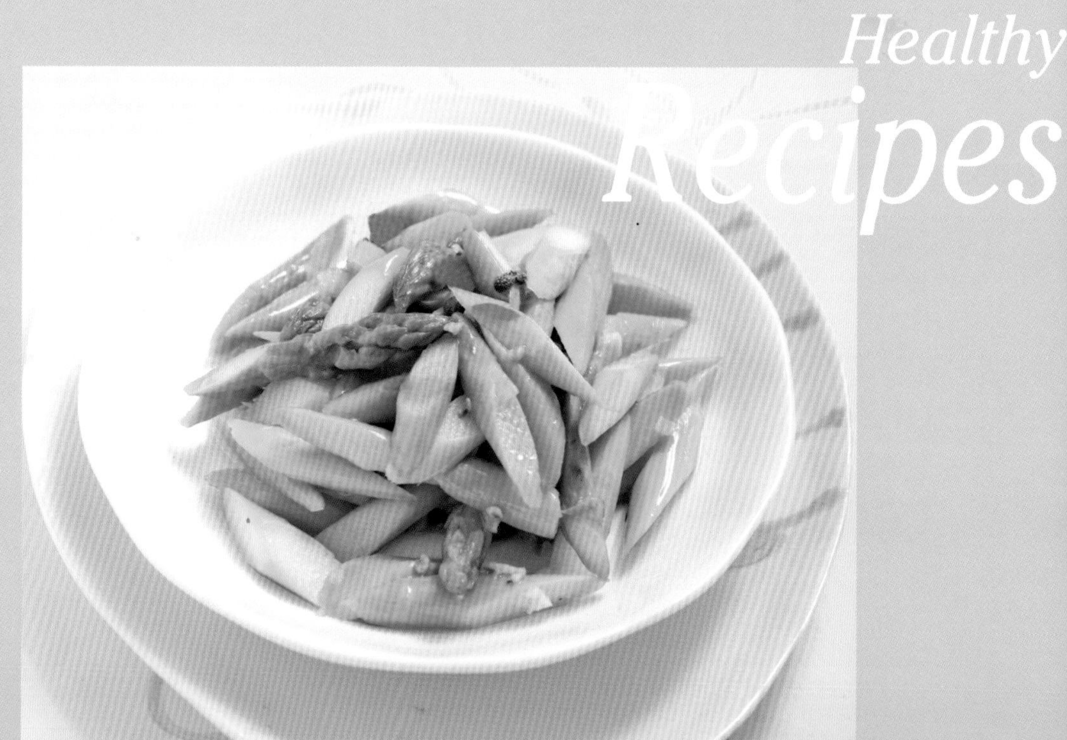

地瓜

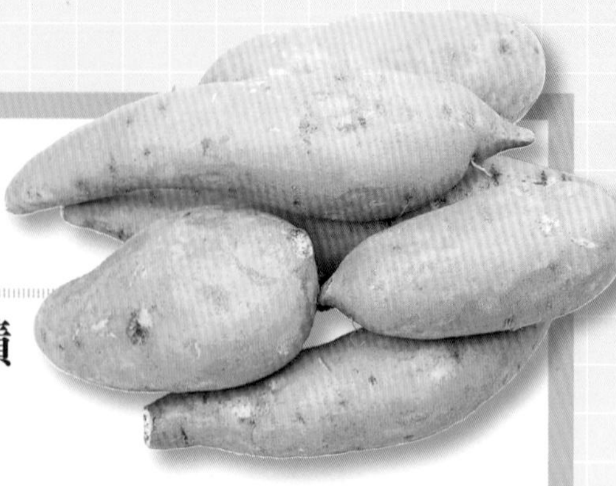

膳食纖維減少致癌物質的堆積

性味：性平，味甘。
適合人群：乳腺癌、結腸癌患者。

營養成分	對抗癌的益處
脫氫表雄酮、胡蘿蔔素、膳食纖維。	**脫氫表雄酮**：與腎上腺素和類固醇的化學結構相似，具有預防乳腺癌和結腸癌的功效。 **胡蘿蔔素**：是一種重要的抗氧化劑，能提高機體免疫功能，還能轉化成維生素A，阻止癌細胞增殖，促其凋亡，達到抗擊癌症的作用。 **膳食纖維**：刺激腸胃蠕動，縮短糞便在腸道中的停留時間，減少致癌物質與腸黏膜的接觸，有助於腸道內毒素排出，減少致癌物質的堆積，有助於預防結腸癌和直腸癌。

特別提示

1. 地瓜應選外表乾淨、光滑、少皺紋，手感堅硬，且無斑點和無腐爛者。
2. 在烹飪地瓜時，最好用蒸或烤的方法，避免水煮，因為許多營養素會流失在水中，對抗癌較無幫助。
3. 吃地瓜前一定要把地瓜皮剝掉，因為地瓜皮中含過多的鹼，食用超過會引起胃腸不適，影響腸道毒素的排出，不利於抗癌。

搭配宜忌

✔ 地瓜富含豐富的太白粉，食用後能提高飽腹感，所以為了減少熱量的吸收，可適當用地瓜來替代其他主食。

✘ 地瓜裡含有一種叫「氣化酶」的成分，生吃或一次吃過多，會產生胃脘部脹滿、嘈雜不適，甚至出現泛酸等症狀。

抗癌防癌常備菜食譜

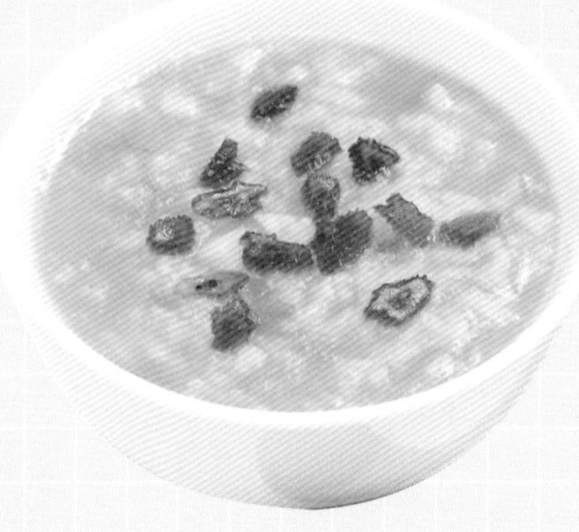

地瓜白花椰菜粥

材料 白米 100 克、地瓜 50 克、白花椰菜 25 克、葡萄乾 10 克。

做法

❶ 白米洗淨，浸泡 30 分鐘。

❷ 地瓜洗淨，蒸熟搗碎；白花椰菜用滾水燙一下，去柄，搗碎。

❸ 葡萄乾浸泡 10 分鐘，搗碎。

❹ 將白米和適量水放入鍋中，大火煮開，放入地瓜碎、白花椰菜和葡萄乾，再轉小火煮軟爛即可。

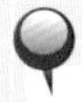

料理的效果

地瓜中的胡蘿蔔素能提高機體免疫功能；白花椰菜中的吲哚能減弱亞硝胺的毒性，防止這些物質誘發癌症，搭配食用，能有效防癌抗癌。

地瓜粥

材料 新鮮地瓜 150 克、白米 70 克。

做法

❶ 地瓜洗淨，切塊。

❷ 白米洗淨，浸泡 30 分鐘。

❸ 將泡好的白米和地瓜塊放入鍋中，加適量水，大火煮滾後，轉小火繼續熬煮至成濃稠的粥即可。

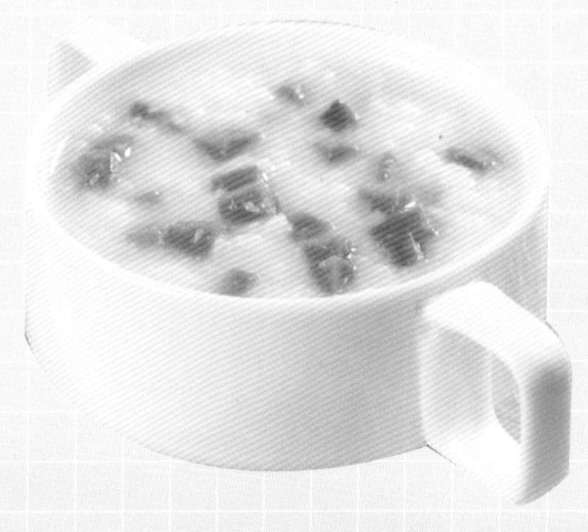

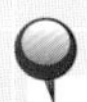

料理的效果

地瓜含脫氫表雄酮、胡蘿蔔素、膳食纖維，搭配白米為主食，同時多喝水，排毒功效更好，有利於輔助治療結腸、直腸等癌症。

玉米

鎂促進致癌因子排出體外

性味：性平，味甘。
適合人群：腸癌、皮膚癌、肺癌和子宮癌患者。

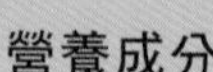

營養成分	對抗癌的益處
鎂、賴胺酸、膳食纖維、亮胺酸。	**鎂**：抑制癌細胞的形成和成長，並促進體內致癌因子排出體外。 **賴胺酸**：抑制癌細胞的生長，也能抑制和減輕抗癌藥物的副作用。 **膳食纖維**：玉米的麩質中富含的膳食纖維，可以吸收腸中水分，使麩質體積膨脹，增加糞便量；還能刺激腸壁蠕動，加速糞便的排泄，使體內的致癌物和其他毒素及時排出體外，從而預防大腸癌。 **亮胺酸**：抑制致癌物生長，並促其排出，此外，還能抑制抗癌藥物的副作用。

特別提示

❶ 玉米打成汁喝，營養流失少，抗氧化作用也不錯，能有效預防癌症。

❷ 玉米和其他穀豆類食物混合食用，可以發揮食物的蛋白質互補的作用，營養更豐富，抗癌效果更佳。

❸ 選購玉米粉時，請抓少許放在手中，反覆揉搓後抖落，如果手心粘有深黃或淺黃的粉末狀物質，表示有摻入色素或顏料，不宜購買。玉米應挑選7、8成熟的為佳，太嫩會水分太多；太老會口味欠佳。

搭配宜忌

✔ 玉米最好與其他穀物、豆類混合食用，可更好發揮食物的營養互補作用。

✘ 玉米不宜長期單獨食用，因為玉米缺少一些人體必需的胺基酸。

✘ 勿吃霉變的玉米或玉米粉。霉變玉米會產生黃麴黴素，具有很強的致癌作用。

抗癌防癌常備菜食譜

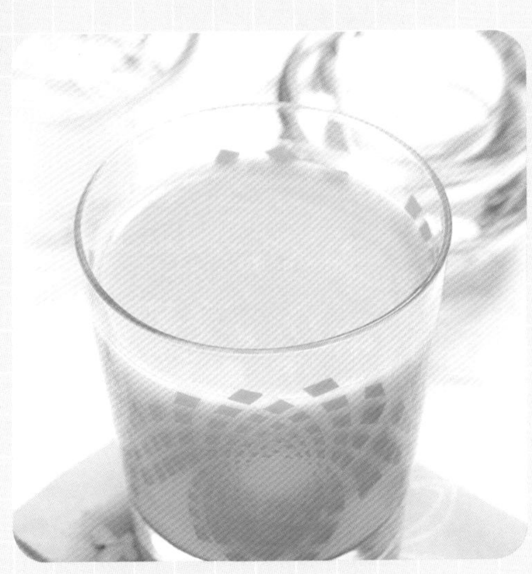

玉米汁

材料 甜玉米 2 根。

調味料 白糖適量。

做法

❶ 把甜玉米剝去外皮和根須後清洗乾淨，再掰下玉米粒。

❷ 將玉米粒放入豆漿機中，加水至上、下水位線之間，選擇「玉米汁」或「豆漿」功能，然後等待豆漿機提示玉米汁做好。

❸ 玉米汁打好後可加少許白糖調味。

小知識

美國前總統雷根在任期間罹患癌症，除了化療、手術等現代醫療措施外，抗癌期間他每天早餐都要進食玉米粥，以此維持較好的身體狀態。

玉米粉發糕

材料 麵粉 500 克、玉米粉 200 克、無核棗片 60 克、葡萄乾 30 克、乾酵母粉 8 克。

做法

❶ 乾酵母粉加水化開，加麵粉和玉米粉揉成團，醒發、揉條，進行分割並搓扁揉圓，擀成圓餅。

❷ 麵餅放蒸籠上，灑上紅棗片，將第二張擀好的麵餅覆蓋在第一層上，再撒一層紅棗片，將最後一張麵餅放在最上層，分別擺上紅棗片和葡萄乾。

❸ 麵餅放在蒸鍋中，醒發1小時，再開大火燒開，轉中火蒸 25 分鐘即可。

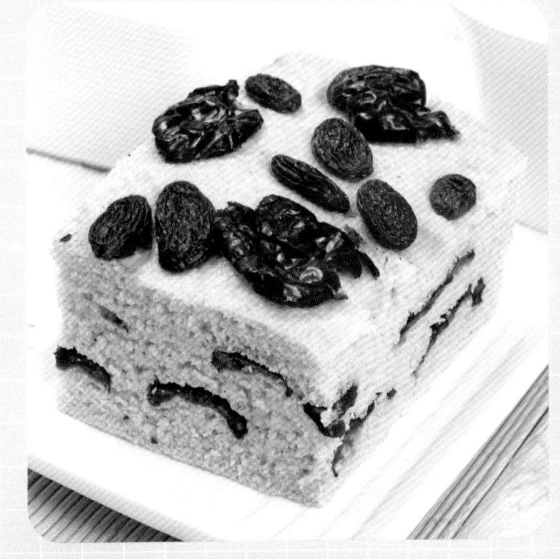

薏仁

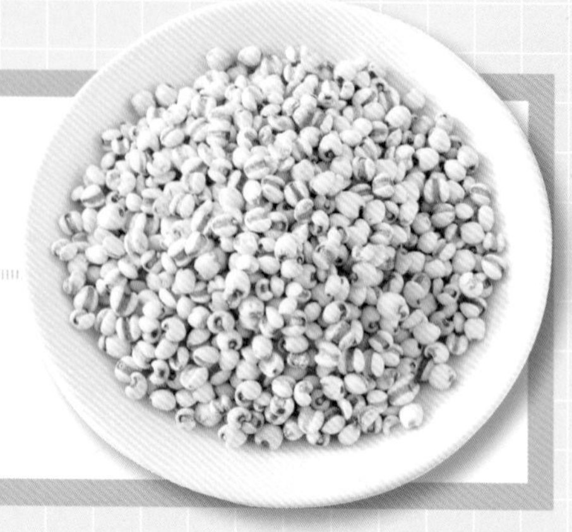

多醣調節人體免疫力

性味：性涼，味甘、淡。
適合人群：胃癌、子宮頸癌患者。

營養成分	對抗癌的益處
薏仁脂、多醣。	**薏仁脂**：調節人體免疫力，能明顯延長帶瘤生存時間，有效抑制癌細胞的增殖，對胃癌、子宮頸癌等有輔助治療的作用。 **多醣**：調節人體免疫功能，能明顯延長人體帶癌生存時間，有效抑制癌細胞的增殖，對胃癌、子宮頸癌等有輔助治療的作用。

特別提示

❶ 薏仁去雜質，洗淨，用水浸泡，但泡薏仁水要與薏仁一起煮，不能丟棄，這樣可避免其所含的抗癌物質在浸泡中受到損失。
❷ 胃癌患者出現脾虛泄瀉時，可以用薏仁和山藥煮粥，具有健脾止瀉的作用。
❸ 選購薏仁時，以粒大、飽滿、色白、雜質及碎屑少、完整、帶有清新氣味者為佳。
❹ 經常喝薏仁水對防癌抗癌有很好的療效。

中醫觀點

薏仁具有清熱利濕的作用，能保持身體健康，有利於預防癌症的發生。

搭配宜忌

✔ 薏仁不傷胃，益脾而不滋膩，對久病體虛者有很好的滋補效果。

✘ 薏仁性微寒，孕婦及正值經期的女性忌吃。

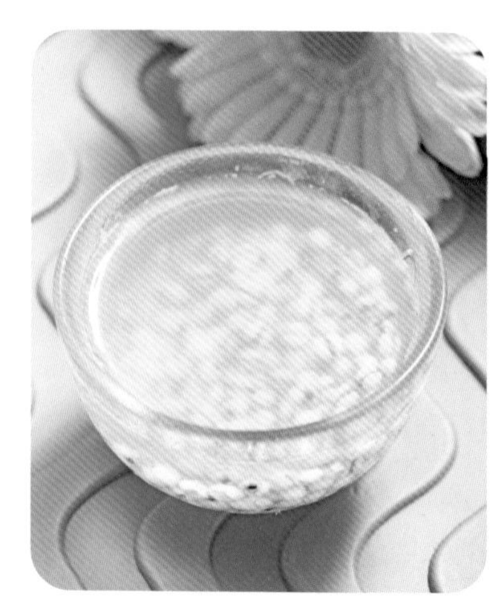

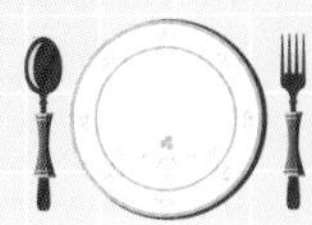

抗癌防癌常備菜食譜

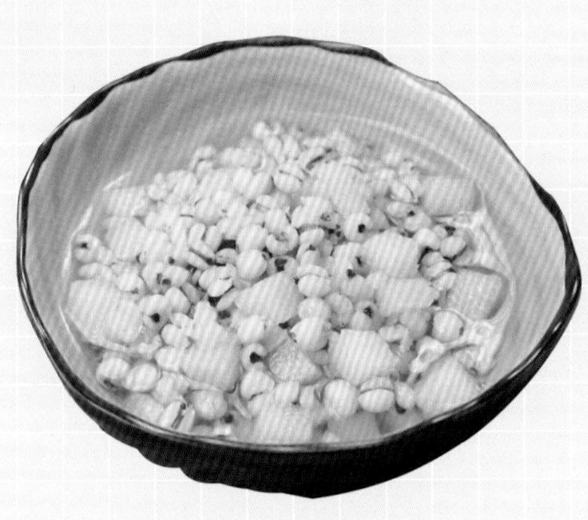

薏仁雪梨粥

材料 薏仁、白米各 50 克、雪梨 1 個。

做法

❶ 薏仁清洗乾淨，用清水浸泡 4 小時；白米清洗乾淨；雪梨洗淨，去皮和蒂，除核，切丁。

❷ 鍋置火上，放入薏仁、白米和適量水以大火煮滾，轉小火煮至米粒熟爛，放入雪梨丁煮滾即可。

料理的效果

薏仁富含多醣等物質具有抗癌功效，煮成粥更能保留這些營養素，對輔助治療癌症有效果。

小知識

薏仁含脂肪、多種胺基酸、維生素 B_1、維生素 B_2，以及鈣、鎂等多種礦物質，營養豐富，有「世界禾本科植物之王」的美稱。

薏仁糙米飯

材料 薏仁 25 克、糙米 75 克。

做法

❶ 薏仁、糙米分別清洗乾淨，用清水浸泡 4 ～ 6 小時。

❷ 把薏仁和糙米一起倒入電鍋中，加入適量水，蓋上鍋蓋，按下「蒸飯」鍵，蒸至電鍋提示米飯蒸好即可。

料理的效果

薏仁和糙米皮糠中富含的膳食纖維能加快腸內廢物排泄，調節免疫功能，有利對抗癌症。

小知識

薏仁常被當成天然珍品。在歐洲有「生命健康之友」的美譽；在日本則被列為防癌抗癌的最佳食物。

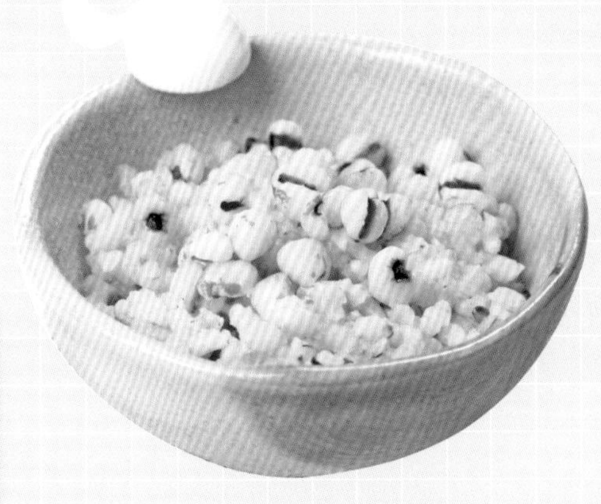

糙米

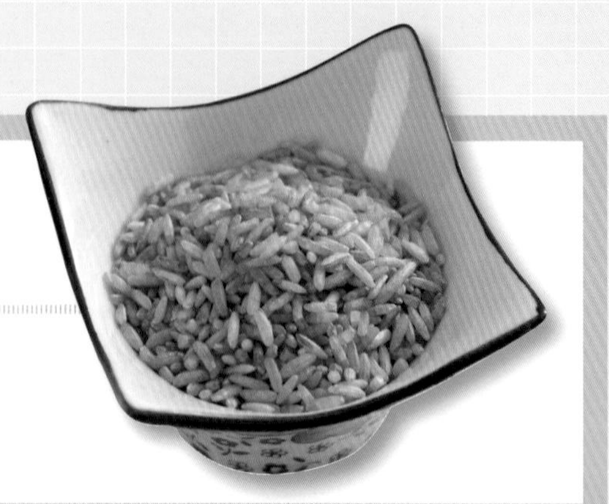

穀固醇阻止細胞癌變

性味：性溫，味甘。
適合人群：前列腺癌、大腸癌患者。

營養成分	對抗癌的益處
穀固醇、膳食纖維。	**穀固醇：**是一種很好的抗癌物質，是植物中的一種活性成分，能阻止細胞癌變。 **膳食纖維：**能促進腸胃的蠕動，促進大便排出，保持大腸清潔，可以避免有毒物質的吸收，降低大腸癌的發生。

特別提示

❶ 因糙米口感較粗，質地緊密，因此在料理前將糙米用冷水浸泡4小時，用高壓鍋煮半小時以上，這樣能更好地促進人體吸收利用，抗癌效果更佳。
❷ 糙米應選擇色澤晶瑩，顆粒均勻，無黃粒、無霉爛味、無油膩，且用手碾一下，米粒會不碎的。

中醫觀點

糙米具有健脾養胃、補中益氣、調養五臟的作用，可調節人體免疫力，擊抗癌症。

搭配宜忌

- ✔ 蒸糙米飯時，加1～2匙優酪乳，可以使米飯綿軟，吃起來更美味。
- ✔ 因糙米口感不好，蒸米飯時可以加10%～15%的白米，這樣口感相對較好。
- ✘ 洗米時間不宜太長，否則會造成營養素流失。

抗癌防癌常備菜食譜

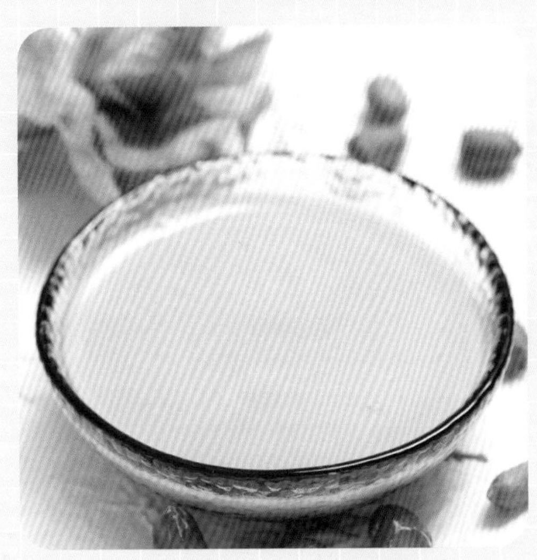

糙米蕎麥米糊

材料 糙米60克、熟花生仁10克、蕎麥20克。

調味料 黑糖5克。

做法

❶ 糙米、蕎麥分別清洗乾淨，用清水浸泡4小時。

❷ 將糙米、蕎麥、熟花生仁倒入全自動豆漿機中，加水至上、下水位線之間，按下「米糊」鍵，煮至豆漿機提示米糊完成了，加入黑糖攪至化開。

料理的效果

糙米、蕎麥都富含豐富的膳食纖維，能加速腸道蠕動，清除腸道內的致癌物質，降低癌症的發生率。

地瓜飯

材料 糙米150克、地瓜75克。

做法

❶ 糙米洗淨，浸泡4小時，瀝乾；地瓜去皮洗淨，切成小丁。

❷ 鍋置火上，倒入泡好的糙米與適量的水，放入地瓜丁，蒸至飯熟即可。

料理的效果

地瓜與糙米都富含膳食纖維，具有對抗癌症的作用，搭配食用，抗癌效果更強。

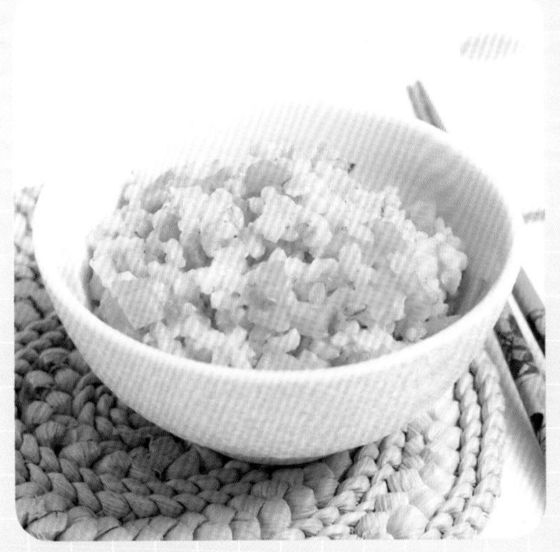

黃豆

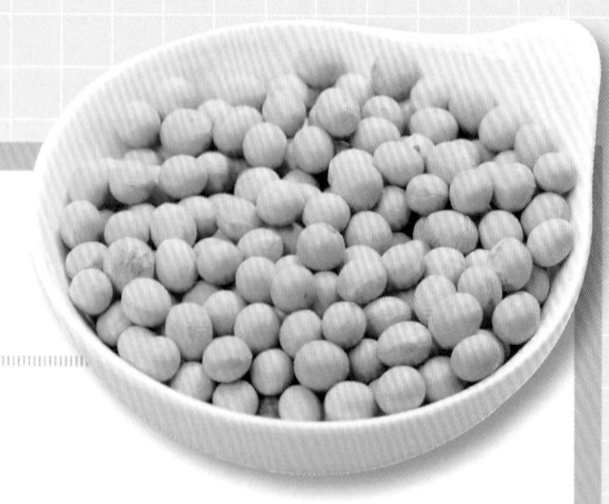

大豆異黃酮抑制癌細胞增殖

性味：性平，味甘。
適合人群：乳腺癌、前列腺癌、大腸癌、子宮頸癌患者。

營養成分	對抗癌的益處
大豆異黃酮、皂角苷、植物固醇。	**大豆異黃酮：**具有抗氧化作用，能誘導細胞程式性死亡及抑制酪胺酸激酶活性，達到抑制癌細胞增殖及生長的作用。 **皂角苷：**一種抗氧化物質，能抑制自由基。此外，還能與膽酸或膽固醇結合後，保護腸道內膜不受刺激，改變大腸癌細胞的通透性，達到抑制癌細胞的作用。 **植物固醇：**進入人體後，能在腸道吸收膽固醇分解的膽汁酸，促進膽固醇分解，不僅可以抑制結腸癌，而且對心臟病也有好處。

特別提示

❶ 黃豆可以做成豆瓣醬吃，可以泡發成豆芽炒著吃，還可以做成各種豆製品吃，但最抗癌的吃法是直接煮來吃，可以保存完整的營養，有利於防癌抗癌。
❷ 應選擇鮮豔而有光澤的且飽滿整齊均勻，無破瓣、無缺損的黃豆為佳。

搭配宜忌

✔ 煮黃豆前先將黃豆用水泡一陣子，煮的時候放一些鹽，這樣不僅容易煮熟，也更容易入味。

✘ 黃豆不宜一次吃太多，每次以 50 克為宜，以免引起腹脹等不適症狀。

抗癌防癌常備菜食譜

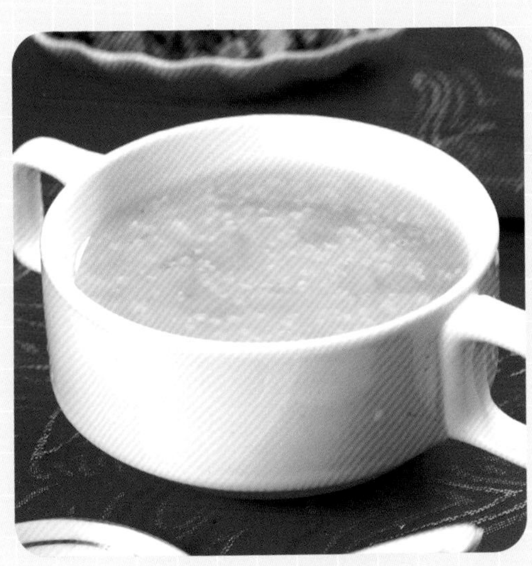

小米黃豆粥

材料 小米 100 克、黃豆 50 克。

做法

❶ 小米清洗乾淨；黃豆清洗乾淨，用水浸泡 4 小時。

❷ 鍋置火上，倒入適量水煮滾，放入黃豆用大火煮滾後，改用小火煮至黃豆酥爛，再放入小米，用小火慢慢熬煮至粥稠即可。

料理的效果

黃豆和小米搭配食用，可以達到胺基酸互補的作用，調節身體免疫力。

黃豆豆漿

材料 黃豆 80 克。

調味料 白糖 15 克。

做法

❶ 黃豆用清水浸泡 8 ～ 12 小時，洗淨。

❷ 把浸泡好的黃豆倒入全自動豆漿機中，加水至上、下水位線之間，按下「豆漿」鍵，煮至豆漿機提示豆漿做好，過濾後依個人口味添加白糖調味。

料理的效果

黃豆能抑制癌細胞的分化及增生，做成豆漿喝，營養保留更加完整，抗癌效果更好。

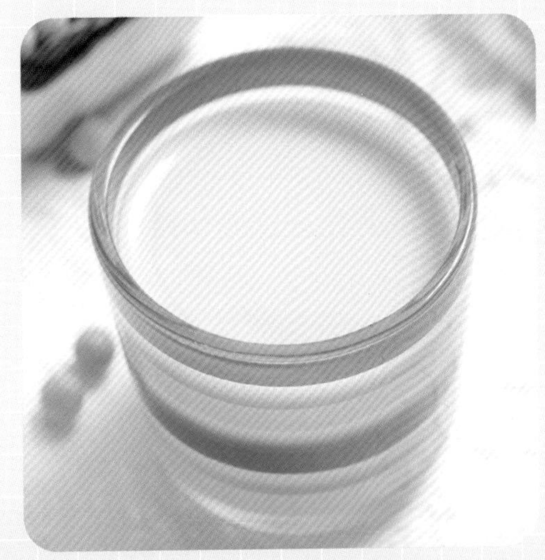

刀豆

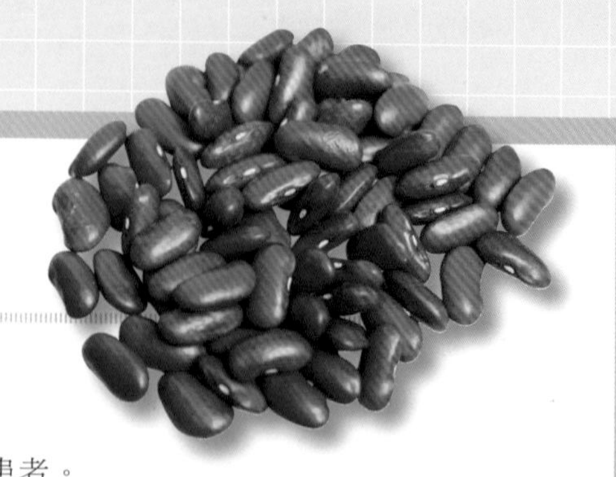

刀豆酸A促使癌細胞凋亡

性味：性溫，味甘。
適合人群：食道癌、胃癌、肝癌、腎癌等患者。

營養成分	對抗癌的益處
刀豆酸A、植物凝集素。	**刀豆酸A：**能凝集由各種致癌劑導致的癌細胞，且促使癌細胞凋亡。 **植物凝集素：**啟動淋巴細胞轉化，促進有絲分裂，增加去氧核糖核酸及核糖核酸的合成，有抗癌、調節免疫功能的作用。

特別提示

❶ 現代臨床上，刀豆一次食用30克，常用於晚期癌症患者脾胃虛寒、噯氣呃逆等症，效果良好。

❷ 刀豆也可與木耳、豆乾、香菇等同炒，不僅營養豐富，防癌效果更好。

❸ 乾燥種子呈扁卵形或扁腎形，表面淡紅色或紅紫色，微皺縮不平。邊緣具有灰黑色種臍，質堅硬，難破開。種皮革質，內表面為棕綠色，具光澤。以個大、飽滿、色鮮豔、乾燥為佳。

小偏方大功效

緩解虛寒呃逆：帶殼老刀豆30克、生薑3片、黑糖適量。將帶殼老刀豆、生薑洗淨，然後放入鍋內加水煎煮，去渣，最後加黑糖調味。每天分2次服用。

搭配宜忌

✔ 腎虛腰疼、氣滯氣逆、小兒疝氣等患者宜用。

✘ 刀豆一定要炒熟煮透後再食用，否則會引起中毒。

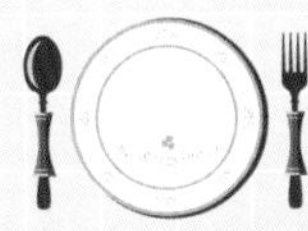

抗癌防癌常備菜食譜

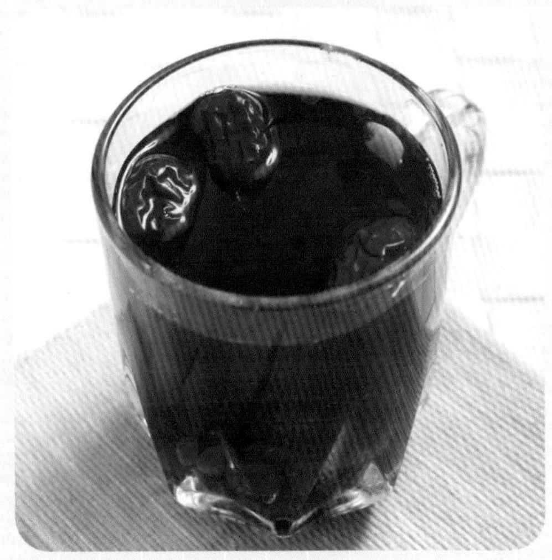

刀豆蜜飲

材料 刀豆 20 克、紅棗 3 枚。

調味料 蜂蜜 10 克。

做法

❶ 將刀豆、紅棗洗淨，放入鍋中，加適量水煮至豆熟。

❷ 調入蜂蜜拌勻即可。

料理的效果

刀豆中的刀豆酸 A 能凝集由各種致癌劑導致的癌細胞，且促使癌細胞凋亡，煮成水後，連豆帶水一起飲用，對癌症的治療有一定的輔助作用。

刀豆粥

材料 刀豆 20 克、粳米 200 克。

調味料 黑糖 10 克。

做法

❶ 將刀豆洗淨，曬乾或烘乾，研製成細粉末狀。

❷ 粳米清洗後放入鍋中，加適量水，煮至黏稠狀的粥時，加刀豆粉、黑糖拌勻，繼續煨煮至沸騰即可。

料理的效果

富含抗癌物質植物凝集素的刀豆與富含磷、維生素 B 群等多種營養成分的粳米搭配，這款粥有溫中益胃、下氣止呃、補腎抗癌的功效。

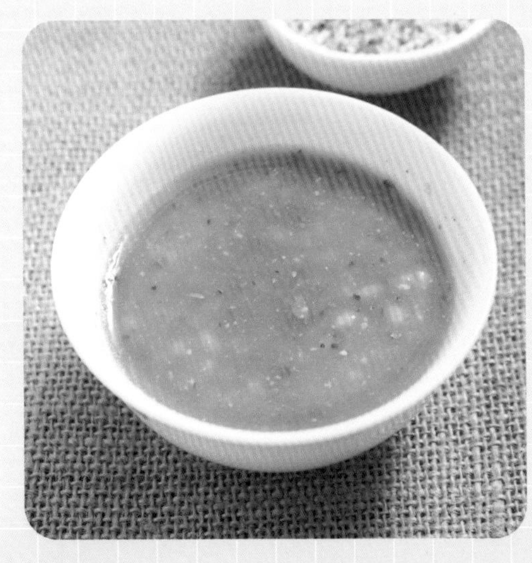

蘆筍

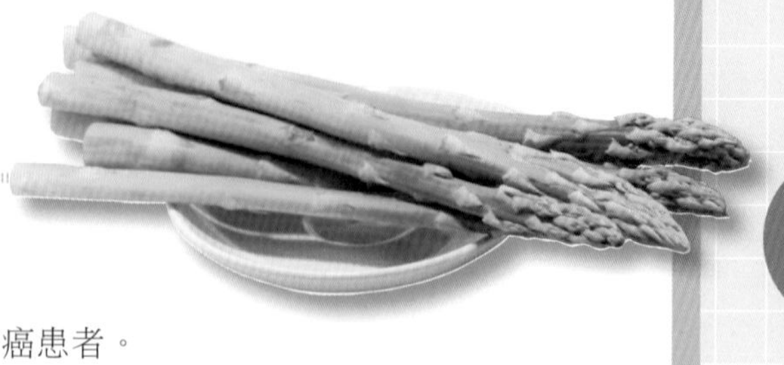

微量元素硒有防癌作用

性味：性寒，味甘。
適合人群：白血病、乳腺癌、淋巴癌、肺癌患者。

營養成分	對抗癌的益處
硒、維生素P、冬醯胺酶。	**硒**：阻止癌細胞的分裂與生長，抑制致癌物的活力並加速解毒，甚至使癌細胞發生逆轉，刺激機體免疫功能，促進抗體的形成，提高對癌的抵抗力。 **維生素P**：一種黃酮類化合物，能阻斷致癌物的合成及代謝活化，抑制細胞增殖，誘導細胞凋亡，達到抗癌的作用。 **冬醯胺酶**：一種「使細胞生長正常化」的物質，能有效控制癌細胞生長。

特別提示

❶ 蘆筍適合鮮食，脆嫩清香，風味好，不宜放置過久，可炒、煮、燉或涼拌，這樣營養保留完整，有利於輔助治療癌症。
❷ 當蘆筍用來輔助治療癌症時，每天食用才有效。
❸ 要挑選筆直粗壯、色澤濃綠、穗尖稍緊密的。

中醫觀點

蘆筍具有健脾益氣、滋陰潤燥、生津止渴、解毒等功效，可以促進體內毒素排出，預防癌症的發生。

搭配宜忌

✔ 蘆筍嫩莖的頂尖部營養最為豐富，在食用時應多保存尖端。

✘ 蘆筍在烹煮前，先切成條後放在水中浸泡20～30分鐘，可以去除苦味。

✘ 蘆筍不宜生吃，且存放在1週以上再吃。

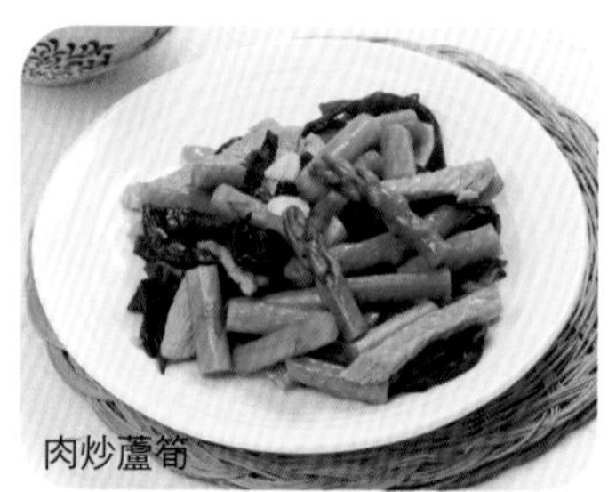
肉炒蘆筍

抗癌防癌常備菜食譜

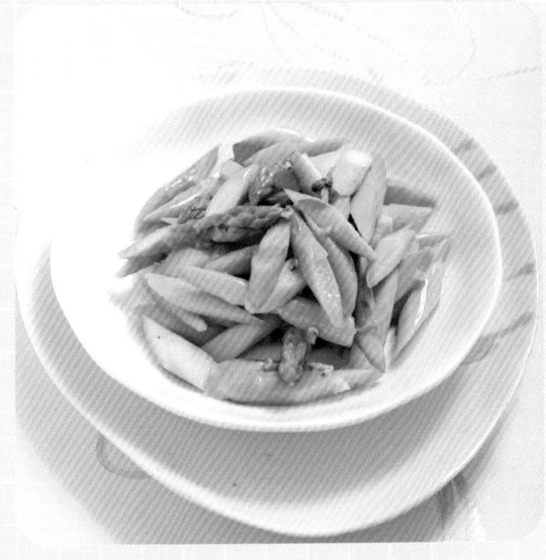

炒蘆筍

材料 蘆筍 300 克。

調味料 蒜末、米酒各 5 克、鹽 3 克、花椒少許。

做法

❶ 蘆筍洗淨，去老皮，切斜段，汆燙。

❷ 鍋內熱油，爆香花椒、蒜末，倒入蘆筍段翻炒至熟，加鹽、米酒即可。

小知識

在西方國家，蘆筍被譽為「十大名菜之一」，營養學家都認為它是健康食品中最全面的防癌食品。

蘆筍雞片

材料 蘆筍 250 克、雞胸肉 50 克。

調味料 鹽 5 克、雞粉少許。

做法

❶ 蘆筍去根，洗淨，切斜段；雞胸肉洗淨，切片。

❷ 油鍋燒至七成熱，放入雞片炒勻。

❸ 加適清水，倒入蘆筍段炒熟，用鹽和雞粉調味即可。

料理的效果

蘆筍含有高膳食纖維和豐富的維生素，防癌效果好。雞肉富含蛋白質、維生素 E 等，兩者搭配能補中益氣，防治各種癌症。

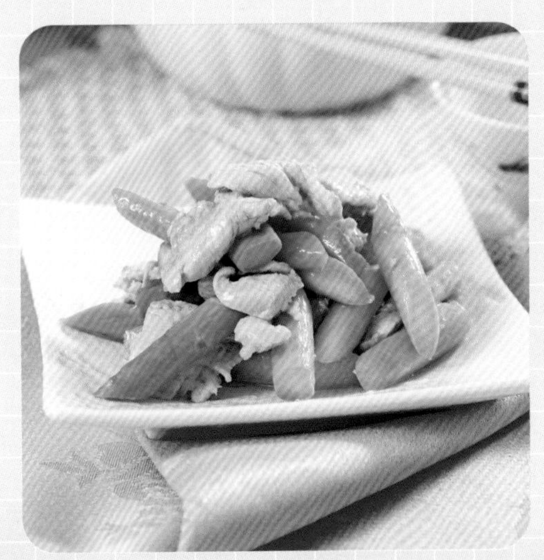

芹菜

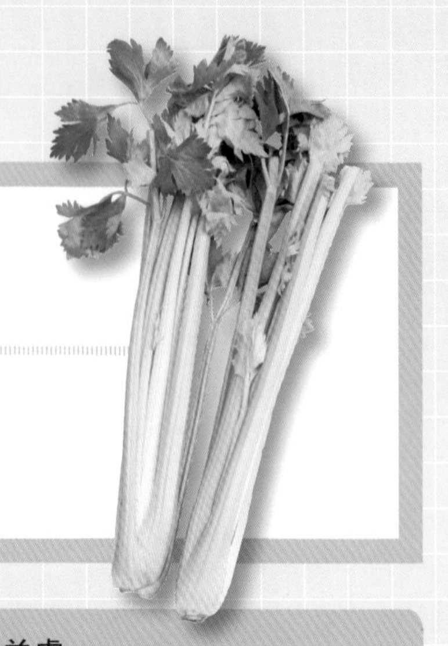

木質素減少致癌物生成

性味：性涼，味甘、辛、微苦。
適合人群：結腸癌、胃癌、肺癌患者。

營養成分	對抗癌的益處
木質素、膳食纖維。	**木質素**：能清理腸道中的膽酸，減少致癌物的生成；還能降低腸道中膽固醇，防止膽結石的形成，有利於防癌抗癌。 **膳食纖維**：經腸內消化作用產生一種抗氧化劑，如果濃度達到一定的高度時，就可抑制腸內細菌產生的致癌物質。而且它能加快糞便在腸內的運轉時間，減少致癌物與結腸黏膜的接觸，達到預防結腸癌的目的。

特別提示

❶ 芹菜吃法很多，除生吃外，還能炒、做成粥等。
❷ 用芹菜和糯米熬粥，每天早晚使用，對三高、失眠、神經衰弱患者有幫助，也適用於癌症患者中體質虛弱人。
❸ 品質好的芹菜葉翠綠，菜梗粗壯，梗長25～35公分。

中醫觀點

芹菜具有健胃下氣的作用，可以促進食物消化，減少致癌物在腸道內的停留時間。

搭配宜忌

V 芹菜葉中所含的維生素 C 比芹菜莖多，烹調時不宜將芹菜葉扔掉。

X 服用阿莫西林前的 2 小時，不要吃芹菜，因為芹菜中豐富的膳食纖維會降低其在胃腸道的濃度，影響藥效。

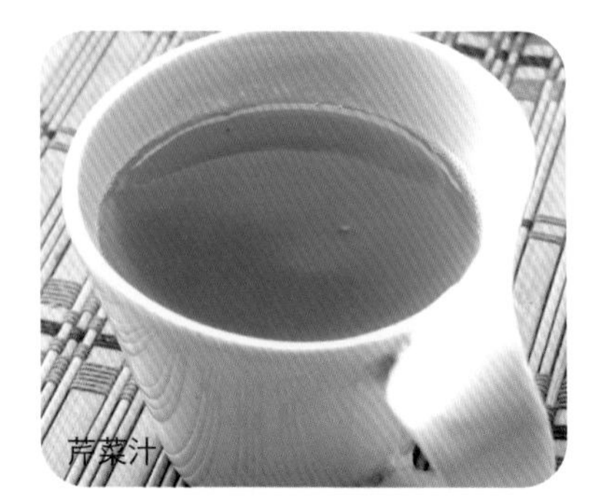
芹菜汁

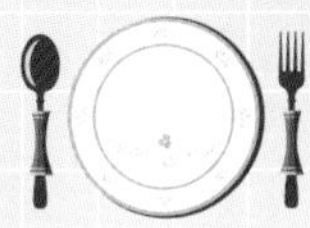

抗癌防癌常備菜食譜

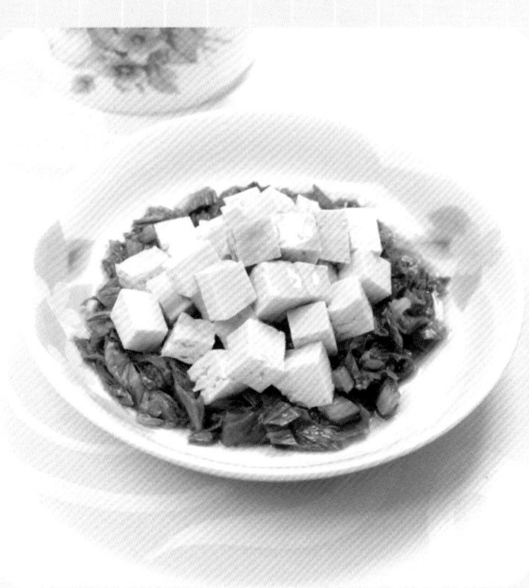

涼拌芹菜葉

材料 芹菜葉 150 克、豆腐 100 克。

調味料 鹽、雞粉和香油各 2 克。

做法

❶ 芹菜葉洗淨，放入滾水中燙一下，撈出放涼，切碎；豆腐放入滾水中燙一下，撈出切成小丁。

❷ 將芹菜葉和豆腐丁放入大碗中，加鹽、雞粉和香油拌勻即可。

料理的效果

芹菜葉中營養十分豐富，含有的胡蘿蔔素和多種維生素，對於防癌抗癌有良好的輔助作用。

西芹百合

材料 西芹 250 克、鮮百合 50 克。

調味料 蒜末、鹽各 2 克，香油少許。

做法

❶ 西芹洗乾淨，洗淨切段；鮮百合洗淨，掰瓣。

❷ 將西芹和百合分開燙一下撈出。

❸ 鍋內倒油燒熱，爆香蒜末，倒入西芹段和百合炒熟，加鹽，淋上香油即可。

料理的效果

芹菜中木質素含量豐富，可以促進腸胃蠕動，減少致癌物質的吸收，進而有預防結腸癌的作用。

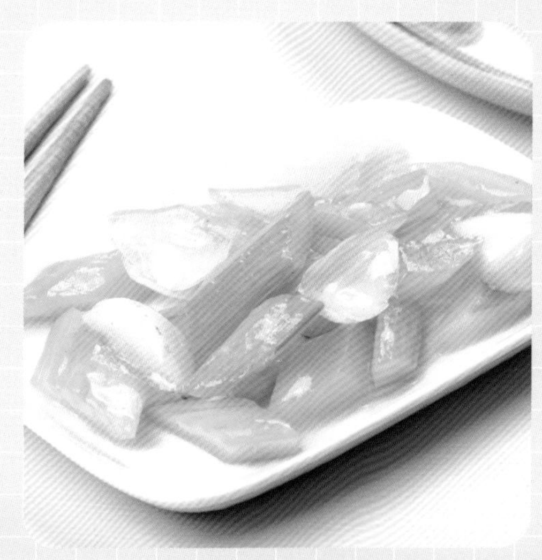

牛蒡

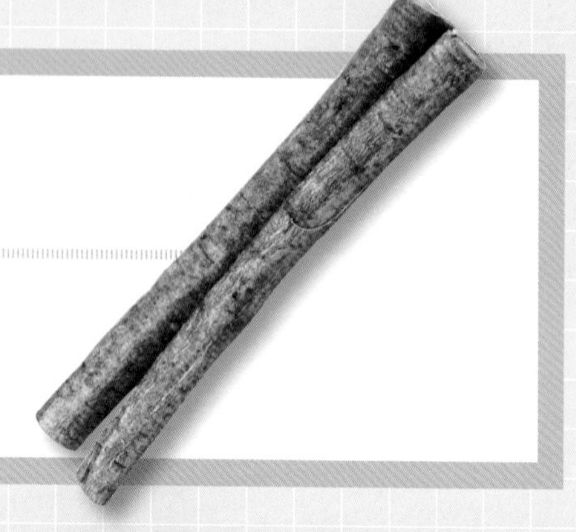

所含多酚有抗癌作用

性味：性寒，味苦。
適合人群：腸癌、子宮癌、胃癌等患者。

營養成分	對抗癌的益處
多酚物質、膳食纖維、牛蒡苦素。	**多酚物質**：具有抗氧化和抗突變的作用。 **膳食纖維**：使腸道中的食物增大變軟，促進腸道蠕動，降低糞便在腸中停留的時間，促進體內有害物質的排出，減少罹癌的風險。 **牛蒡苦素**：能抑制癌細胞中酶的活性，達到防癌的作用。

特別提示

❶ 牛蒡吃法很多，可以炒、涼拌、燉湯等，這些做法可以保留更完整的牛蒡抗癌營養素，能抑制癌細胞增生，減少癌症的發生率。
❷ 要挑那些形態順直，沒有杈根、沒有蟲痕的。

搭配宜忌

- ✓ 牛蒡營養價值豐富，一般人均適用。
- ✗ 脾虛腹瀉者應慎用。
- ✗ 牛蒡根有活血化瘀的作用，所以孕婦應慎用。

抗癌防癌常備菜食譜

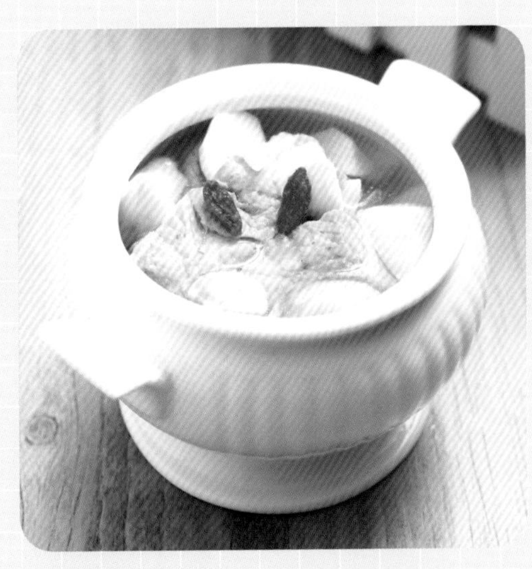

牛蒡山藥排骨湯

材料 排骨 400 克、牛蒡 200 克、山藥 150 克、枸杞子 10 克。

調味料 鹽 3 克、薑片 5 克。

做法

❶ 排骨洗淨，剁成小塊；牛蒡和山藥去皮，洗淨，切成滾刀塊。

❷ 置火上，燒開水，下排骨汆燙一下後撈出備用。

❸ 將排骨、牛蒡塊、山藥塊、薑片一同放入湯中，加適量水，大火燒開後，調成小火慢熬 2 小時，加枸杞子煮 5 分鐘，加鹽調味即可。

牛蒡沙拉

材料 牛蒡 250 克、黑芝麻碎 6 克。

調味料 醬油 3 克、沙拉醬 5 克、白醋 7 克、鹽 2 克。

做法

❶ 牛蒡去皮，洗淨，切成絲，放入已加白醋的水中泡 10 分鐘，撈出備用。

❷ 鍋中燒水，水滾後將牛蒡絲燙一下水，撈出瀝乾水分。

❸ 趁熱加鹽、醬油和醋，灑上炒香的黑芝麻碎，最後放入 1 匙沙拉醬攪拌均勻。

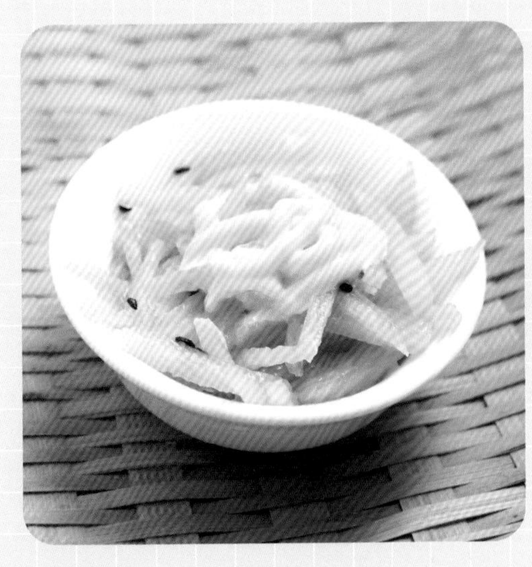

白花椰

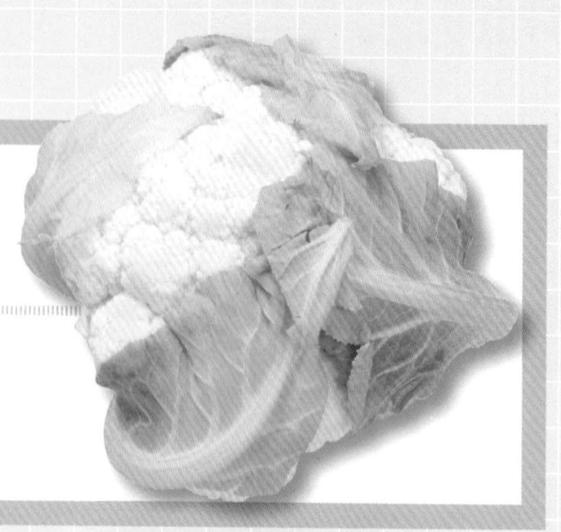

吲哚有效預防乳腺癌

性味：性平，味甘。
適合人群：胃癌、肝癌等患者。

蔬菜類

營養成分	對抗癌的益處
吲哚、萊菔硫烷。	**吲哚：**能減弱亞硝胺、苯並芘和黃麴黴素的毒性，進而預防由這些致癌物誘發的癌症；膳食中的吲哚可抑制子宮內膜癌和癌前病變的發生。 **萊菔硫烷：**被認為是十字花科蔬菜中以糖苷形式存在的主要抗癌成分，其抑制癌症的機制為誘導多種癌細胞發生細胞凋亡和細胞阻滯，能抑制癌細胞生長，且影響致癌物代謝活化並加速其排出。

特別提示

❶ 想讓白花椰菜發揮最大限度的抗癌作用，最直接的方法就是獲得其中抗癌成分——萊菔硫烷。當白花椰菜加熱到花球開始變軟、莖仍脆的時候，抗癌物質含量最高。

❷ 白花椰菜切好後不能久放。在空氣中放置6 小時，抗癌成分的損失率達75% 。而完整的白花椰菜在冰箱中冷藏1週後，抗癌成分只會有少量損失。

❸ 白花椰菜最好不要煮著吃，使活性成分損失在水中。最好以蒸、炒的方法，傳熱快，也更健康。

❹ 選擇個體周正、花球堅實、色白粒細、不發烏、無蟲咬的。

搭配宜忌

✔ 白花椰菜莖部的膳食纖維及營養價值優於花球部分，應將莖部與花球部分一同食用。

✘ 不宜食用表面有褐色或黑色霉點的白花椰菜。

蒜蓉白花椰菜

白花椰菜洗淨過水，爆香蒜末，炒熟白花椰菜調味即可。

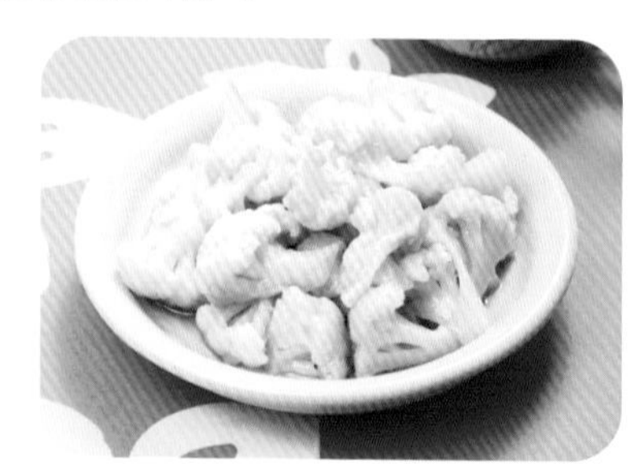

抗癌防癌常備菜食譜

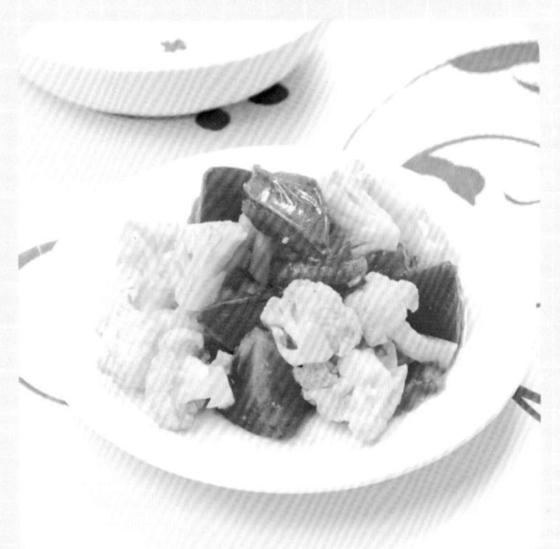

番茄炒白花椰菜

材料 白花椰菜 300 克、番茄 100 克。

調味料 蔥花、鹽各 3 克。

做法

❶ 白花椰菜洗淨切成小朵；番茄洗淨，去蒂切塊。

❷ 鍋置火上，倒入清水煮滾，將白花椰菜燙一下撈出。

❸ 鍋內倒油，燒至六成熱，先將蔥花爆香後，倒入番茄煸炒，再放白花椰菜，加鹽翻炒至熟。

小知識

美國《時代》雜誌曾進行健康食物的相關調查，表示白花椰菜因其豐富的營養和多樣的烹飪方式，名列前茅，排在綠茶、藍莓和燕麥的前面，也被稱為大眾的醫生。

白花椰菜肉片

材料 豬里肌肉 300 克、白花椰菜 200 克。

調味料 蔥段、薑片各 10 克，太白粉、白糖、花椒油和米酒各 5 克、鹽 2 克。

做法

❶ 豬里肌肉洗淨，切片，加入太白粉、醬油醃漬備用；白花椰菜洗淨，掰小瓣，在滾水中燙一下，撈出瀝乾水分。

❷ 炒鍋置火上，倒油燒熱，放入蔥段、薑片爆香後，再放肉片翻炒至斷生，加米酒煸炒，加白糖和鹽翻炒。

❸ 放入白花椰菜翻炒 3 分鐘，淋上花椒油即可。

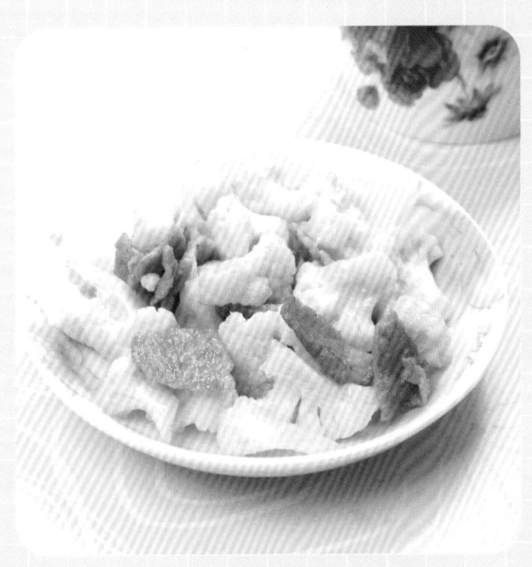

紫甘藍

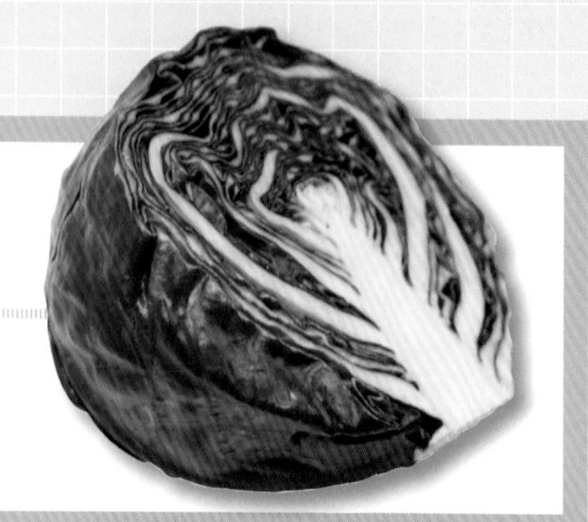

花青素清除自由基

性味：性平，味甘。
適合人群：胃癌、腸癌等患者。

營養成分	對抗癌的益處
硫化物、花青素。	**硫化物：**誘導鐵蛋白水準升高，清除游離鐵離子，控制鐵離子參與氧化應激反應，達到防癌抗癌的作用。 **花青素：**清除自由基，且阻止癌細胞的擴散。

特別提示

❶ 紫甘藍洗淨，放入白開水中浸泡片刻，取出後切片，用果汁機打成汁，適合胃癌等消化系統癌症的輔助治療。

❷ 最好以涼拌或炒，營養素保留較為完整，利於防癌抗癌。

❸ 選擇鮮豔而有光澤，且上手後感覺比較沉的為佳，因為這樣的水分充足，結構緊湊，吃起來的口感會更好。

搭配宜忌

- V 炒紫甘藍時，要急火快炒，然後迅速起鍋，更好地保留營養素。
- X 最好不要與蝦同食，因為維生素 C 和蝦一起食用恐會中毒。
- X 紫甘藍富含膳食纖維，吃多了會吸收過多腸道水分，可能會導致便祕。

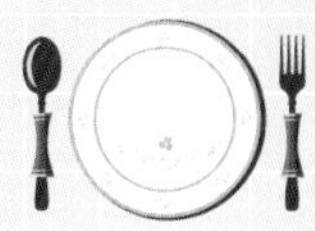

抗癌防癌常備菜食譜

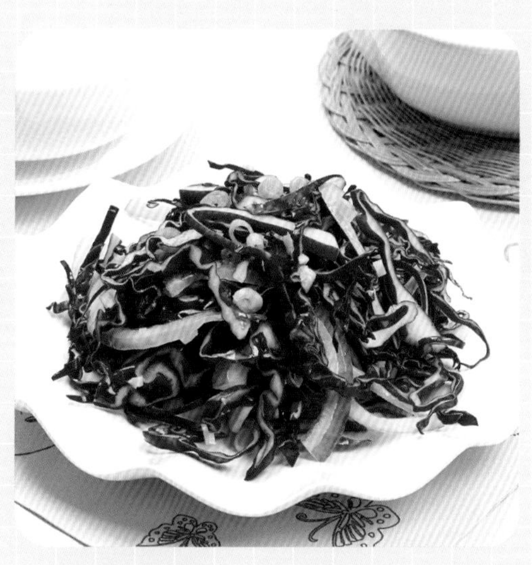

涼拌紫甘藍

材料 紫甘藍 200 克、洋蔥 50 克。

調味料 蔥花、蒜末各 5 克、鹽 2 克、花椒油、醋各適量。

做法

❶ 紫甘藍、洋蔥洗淨，均切細絲。

❷ 將蔥花、蒜末、醋、鹽和花椒油調成醬汁。

❸ 把調好的醬汁均勻地灑在切好的菜絲上，拌勻即可。

料理的效果

紫甘藍富含的花青素能清除體內自由基，限制癌細胞的增殖和轉移。

紫甘藍蔬菜汁

材料 紫甘藍 80 克、番茄 30 克、胡蘿蔔 20 克、檸檬 10 克。

調味料 白糖 10 克。

做法

❶ 紫甘藍、胡蘿蔔分別洗淨，切小塊；番茄洗淨，去皮，切塊；檸檬去皮、去籽。

❷ 將全部食材一起倒入果汁機中，加適量冰開水，攪勻後倒入杯中，加白糖攪拌至化開。

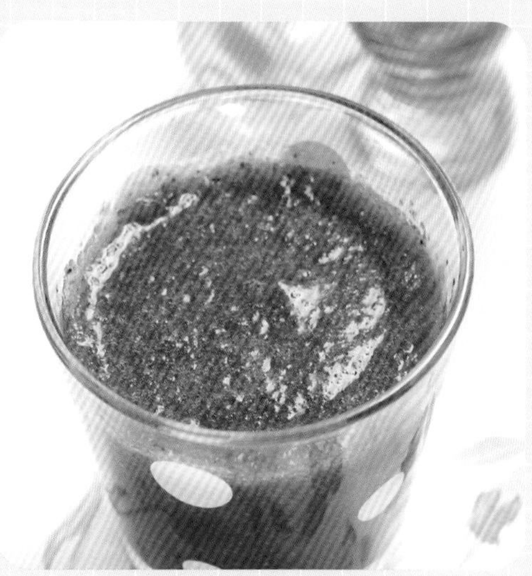

小知識

紫甘藍是一種歷史悠久的蔬菜，也是古羅馬人最喜愛的食物之一。希臘人十分相信它的食療功效，像數學家畢達哥拉斯就經常吃紫甘藍，為的就是保持頭腦清晰、反應靈敏。

菠菜

葉綠素降低腸癌發生率

性味：性涼，味甘。
適合人群：肺癌、腸癌、喉癌、食道癌、胃癌、肝癌、子宮頸癌等患者。

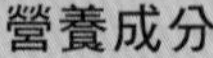

營養成分	對抗癌的益處
葉綠素、維生素C。	**葉綠素：**能分解人體內的致癌物，進而達到預防直腸癌等多種消化系統癌症的作用。 **維生素C：**可提高免疫功能、對抗和消滅癌細胞。經由促進干擾素的合成，能抑制癌細胞和致癌病毒，消除外來致癌物在體內的合成，有效地預防喉癌、食道癌、胃癌、肝癌和子宮頸癌。

特別提示

❶ 為了避免菠菜的營養成分不被破壞，烹調時可蓋上鍋蓋，盡量避免和空氣接觸過多和加熱時間過長，以最大限度保留菠菜中的維生素C，有助於防癌抗癌。
❷ 選購根部新鮮、葉片顏色深綠且有光澤、葉片尖充分舒展的。

小偏方大功效

潰熱降脂：菠菜根適量，煎湯常服。
養血補虛：菠菜、紅棗各50克、粳米100克，分別洗淨，加水煮粥食用。

搭配宜忌

✔ 烹調前先將洗淨的菠菜放入滾水中燙一下，可以去掉草酸和澀味。

✘ 菠菜燙的時間不宜過長，否則會導致維生素流失。此外，如果煮得太爛，吃起來口感也不好。

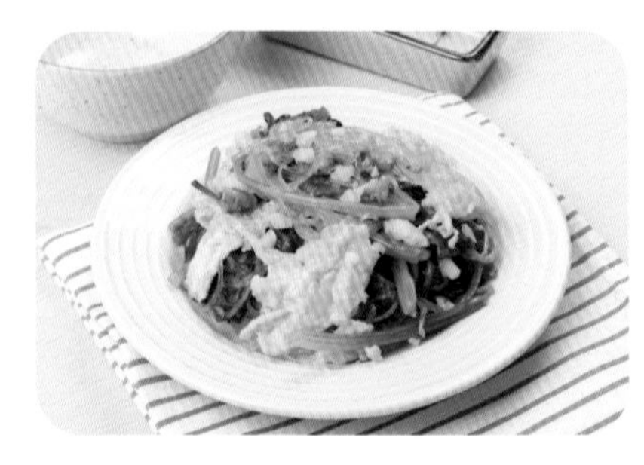

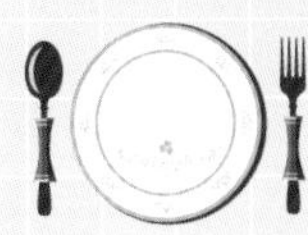

抗癌防癌常備菜食譜

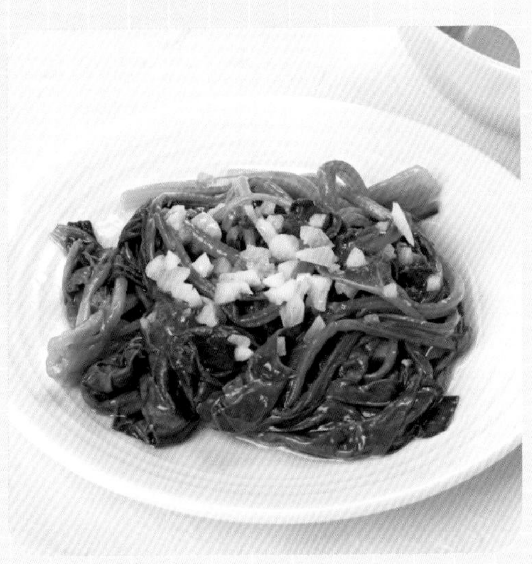

蒜蓉菠菜

材料 菠菜 300 克、大蒜 20 克。

調味料 鹽 2 克、雞粉適量。

做法

❶ 菠菜洗淨；大蒜去皮，洗淨，剁成末。

❷ 把菠菜放入滾水中汆燙，撈出，瀝乾。

❸ 鍋內倒油燒熱，爆香蒜蓉，放入菠菜，加鹽、雞粉炒至入味即可。

料理的效果

菠菜中含有較多葉綠素，具有抑制癌症的作用，所以常吃菠菜，有防癌抗癌的作用。

花生拌菠菜

材料 菠菜 250 克、煮熟的花生仁 50 克。

調味料 薑末、蒜末、醋各 3 克、鹽 2 克、香油少許。

做法

❶ 菠菜洗淨，燙熟後撈出，過涼，切段。

❷ 將菠菜段、花生仁、薑末、蒜末、鹽、醋和香油拌勻即可。

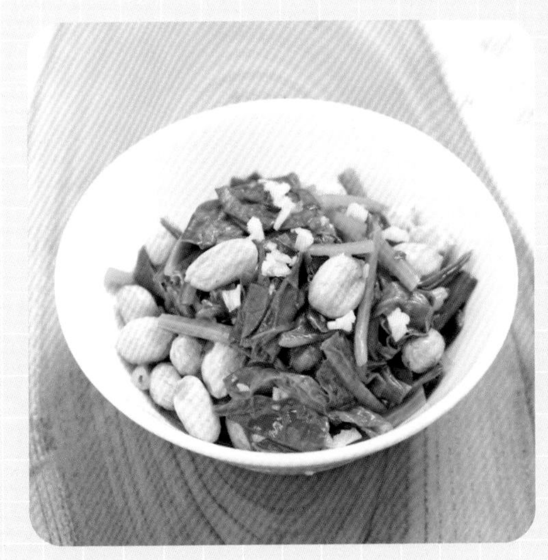

料理的效果

菠菜中的葉綠素不易被消化道中酸鹼物質破壞，對抑制癌症有較好作用；花生中的白藜蘆醇具有很強的動物活性，搭配食用，有助於防癌抗癌。

薺菜

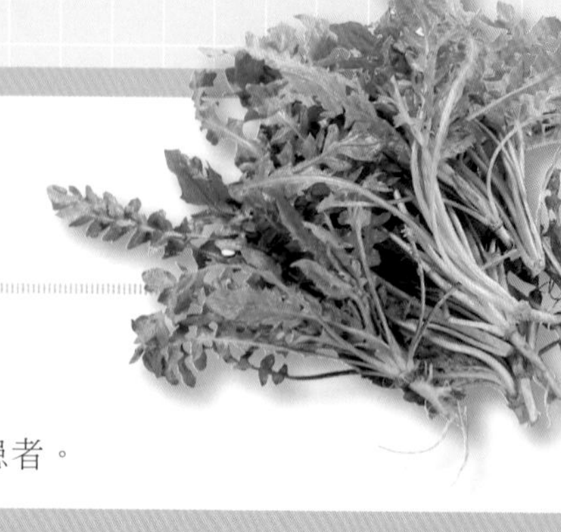

硫化物能中和毒物並促進排泄

性味：性平，味甘。
適合人群：腸癌、胃癌、食道癌、呼吸道癌等患者。

營養成分	對抗癌的益處
膳食纖維、維生素C、硫化物、延胡索酸。	**維生素C**：阻止硝酸鹽和亞硝酸鹽在腸道內生成亞硝胺，減少胃癌、食道癌的發生。 **膳食纖維**：增強腸道蠕動，促進毒素排出，增進新陳代謝，預防腸癌發生。 **硫化物**：被醫學界稱之為抗癌最有效的物質之一，能中和腸內毒物並促進機體排泄，可以減少腸癌的發生率。 **延胡索酸**：抗癌的主要活性物質。

特別提示

❶ 薺菜是一種藥食兩用的蔬菜，即可輔助治病，還能補益身體，適合做成春捲、餃子、包子等食物，常吃能增強體質。
❷ 用薺菜做湯羹，風味特別。
❸ 宜選擇葉尖窄披針形或披針形，邊緣有缺刻或鋸齒，莖直立，單一或從下部分枝的為佳。

小偏方大功效

輔助治療慢性腸炎：薺菜100克、蒜泥20克，香油、鹽、醋各適量。將薺菜洗淨，切段，焯燙一下，加上蒜泥、香油、鹽、醋拌勻即可，可以常常食用。

搭配宜忌

✓ 薺菜和佛耳草同食，可以預防消化道癌症和腸胃炎。

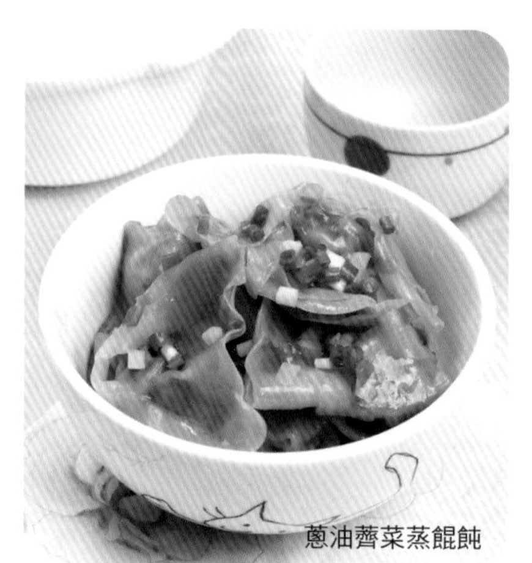

蔥油薺菜蒸餛飩

抗癌防癌常備菜食譜

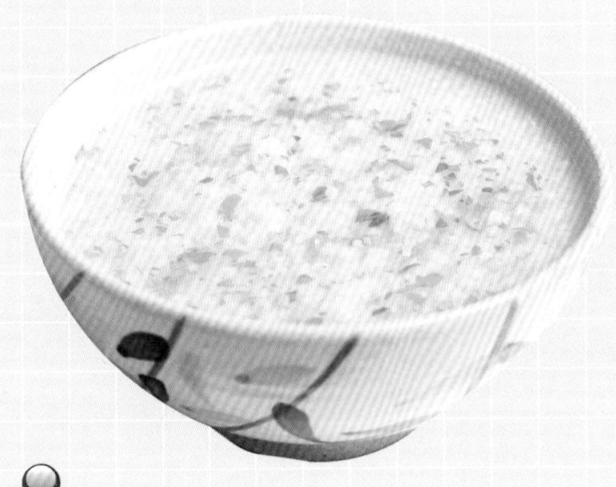

薺菜小米粥

材料 小米100克、薺菜50克。

做法

❶ 小米洗淨；薺菜洗淨，切碎。

❷ 鍋置火上，倒入適量水後放入小米，以大火煮滾後轉小火熬煮，小米好時加薺菜碎，煮滾即可。

料理的效果

薺菜所含的硫化物、延胡索酸等可以抑制癌細胞的產生。

薺菜豆皮豬肉水餃

材料 麵粉500克、薺菜300克、豆腐皮末100克、豬肉餡250克。

調味料 鹽2克、白糖10克、橄欖油8克、醬油5克，蔥末、薑末、香油、米酒各適量。

做法

❶ 麵粉中加水攪拌，混和成麵團後，切成小團，擀成餃子皮。

❷ 薺菜洗乾淨，汆燙至變色，撈出，過涼水，擠乾水分，切成細末。

❸ 豬肉餡加蔥末、薑末、米酒、香油和醬油攪拌均勻，再加入薺菜末、豆腐皮末、鹽、白糖、橄欖油拌勻成餡料。

❹ 餃子皮包入餡料，製成餃子，下鍋煮熟即可。

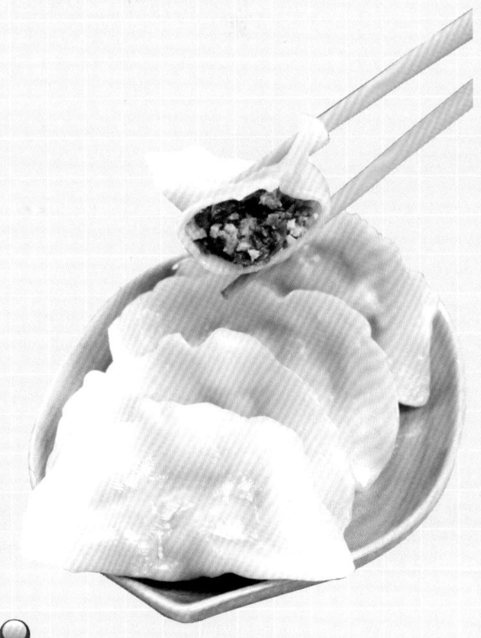

小知識

薺菜被古人譽為「靈丹草」，是「天然之珍」。

蓴菜

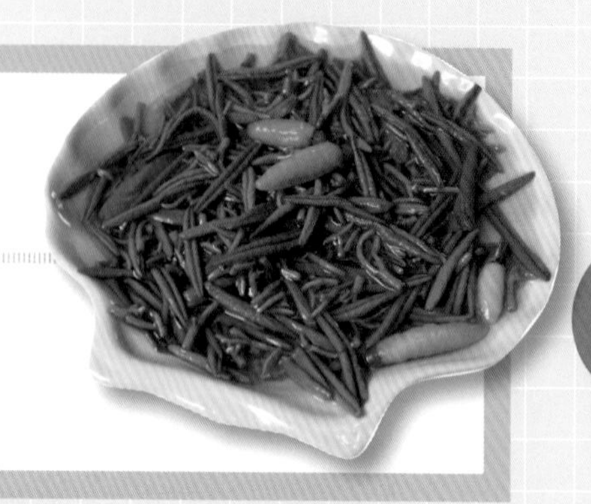

黏多醣調節機體免疫力

性味：性寒，味甘。
適合人群：腸癌、胃癌等患者。

蔬菜類

營養成分	對抗癌的益處
黏多醣。	**黏多醣**：一種很好的免疫促進劑，還能促進巨噬細胞吞噬異物的功能，因為體內巨噬細胞的強弱與癌細胞的關係非常密切。此外，蓴菜中的黏多醣還能強化身體的免疫系統，調節免疫力，具有抗癌作用。

特別提示

❶ 蓴菜與鯽魚、黑魚等搭配食用，對輔助治療胃癌、腸癌有一定幫助。此外，有強身益壽的作用。
❷ 宜選擇莖嫩、芽嫩，卷葉周圍都有白色透明的膠狀物。

小偏方大功效

輔助治療高血壓：蓴菜段250克、冬筍絲25克、香菇絲20克。鍋中放鮮湯，煮滾後加冬筍絲、香菇絲，同煮至沸，再加蓴菜，湯滾後加鹽，出鍋後淋香油即可。

搭配宜忌

✔ 蓴菜與泥鰍搭配食用，補虛抗癌的作用不錯。

✘ 蓴菜含有較多的單寧物質，與鐵器相遇會變黑，所以不宜用鐵器烹製。

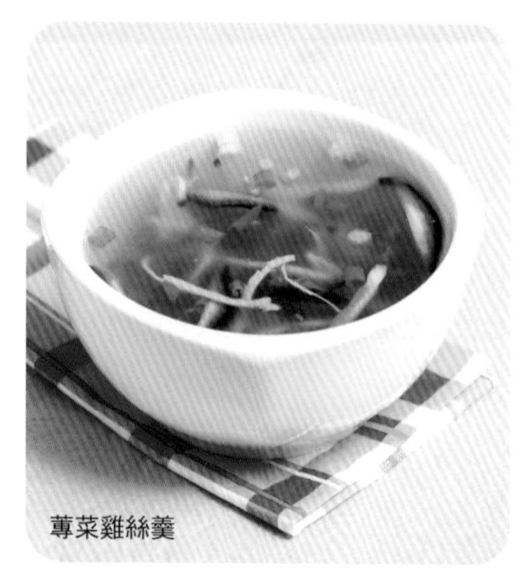

蓴菜雞絲羹

抗癌防癌常備菜食譜

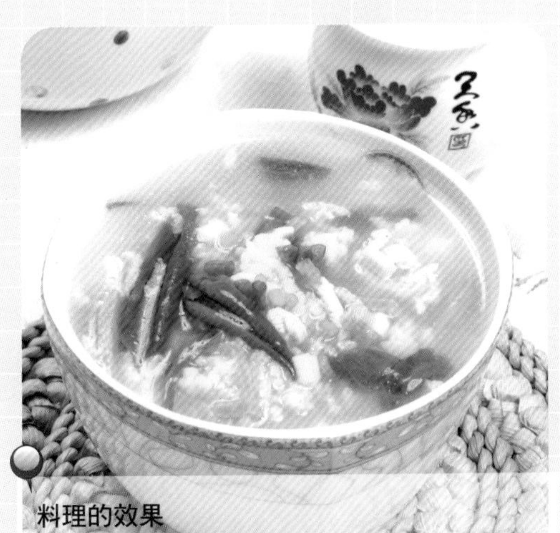

雞絲蓴菜粥

材料 白米 150 克、雞肉絲 80 克、火腿和蓴菜各 20 克。

調味料 鹽 2 克、米酒、太白粉和雞湯各適量、蔥花 5 克。

做法

1. 將雞肉絲、鹽、米酒、太白粉拌勻，醃漬 5 分鐘，撈出，瀝淨水分。
2. 火腿切絲；白米洗淨。
3. 將白米放鍋中，加適量水，熬成粥。
4. 在粥中加雞肉絲、蓴菜、火腿絲、雞湯、鹽攪拌均勻，煮至沸騰時，灑上蔥花，出鍋即可。

料理的效果

蓴菜提取物有抑制癌細胞活化性的作用；冬菇中的黏多醣可以提高機體的免疫力，搭配食用可以增強機體防癌抗癌的能力。

西湖蓴菜湯

材料 蓴菜 100 克、水發冬菇和熟火腿各 25 克、熟雞胸肉 50 克。

調味料 鹽和香油各 2 克、高湯適量。

做法

1. 將熟雞胸肉、熟火腿、水發冬菇切成絲，備用。
2. 鍋置火上，倒入適量水煮滾，放入西湖蓴菜，滾後撈出，瀝乾水分，盛在湯碗中。
3. 將高湯在砂鍋中煮滾，放入水發冬菇、鹽，湯滾後澆在蓴菜上，再放入熟雞胸肉絲、熟火腿絲，淋上香油即可。

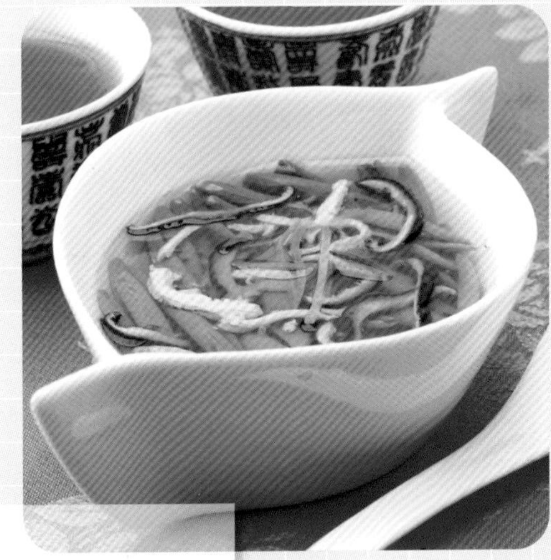

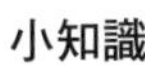

小知識

相傳乾隆帝下江南，每到杭州都必以蓴菜調羹進餐，並派人定期運回宮廷食用。它鮮嫩滑膩，用來調羹做湯，清香濃郁，被視為宴席上的珍貴食品。

白菜

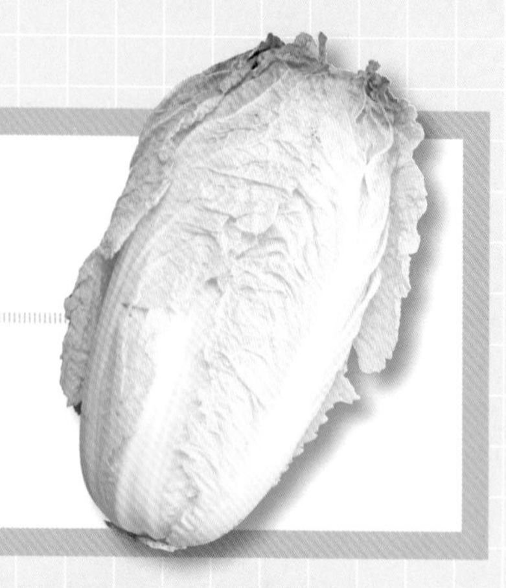

維生素C抑制癌細胞的擴散

性味：性微寒，味甘。
適合人群：乳腺癌、腸癌等患者。

營養成分	對抗癌的益處
維生素C、膳食纖維、硒。	**維生素C：**富含豐富的抗氧化劑——維生素C，可抑制胃內亞硝胺的合成，有抗過氧化自由基的作用。此外，維生素C能促使白細胞更有活力，調節自身的免疫力，攻擊癌細胞，抑制癌細胞的擴散和生長。 **膳食纖維：**可加速腸胃蠕動，促進消化，保持大便通暢，預防各種腸癌。

特別提示

❶ 白菜應避免長時間浸泡，以免水溶性維生素過多溶於水中，而失去原有的營養價值，降低防癌抗癌效果。
❷ 避免使用銅製鍋具煮食白菜，以免所含的維生素C被銅離子破壞，無法達到防癌抗癌的作用。
❸ 宜選擇新鮮的、較緊密的、體積大的。

小偏方大功效

養胃清熱：白菜200克，洗淨，切碎，榨汁，早晚各1次飲用即可。

搭配宜忌

✗ 煮熟的白菜不宜隔夜食用，因為其中含有致癌物亞硝酸鹽，對健康非常不利。

✗ 烹調白菜時，不宜用水燙好，以免損失大量的維生素和微量元素。

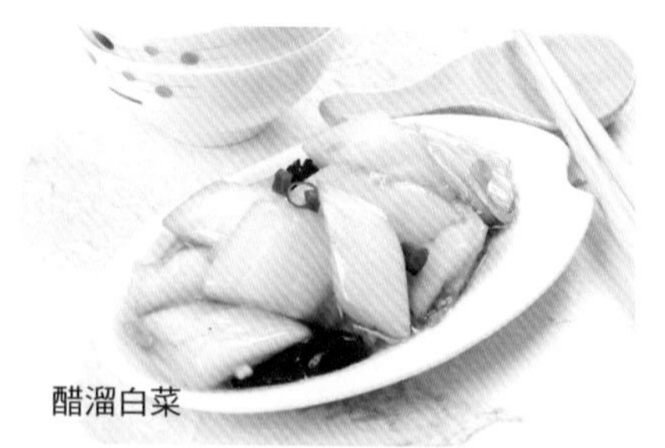

醋溜白菜

抗癌防癌常備菜食譜

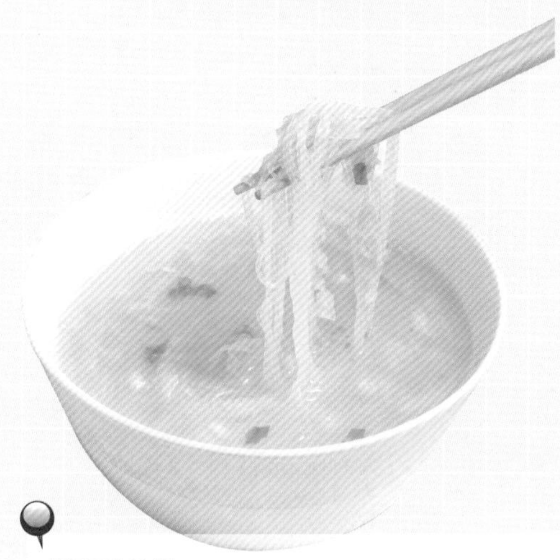

白菜冬粉湯

材料 白菜 100 克、冬粉 50 克。

調味料 鹽 2 克、蔥末 5 克、香油和雞粉各少許。

做法

❶ 將白菜除去老葉，洗淨，切絲；冬粉剪成 10 公分長的段，洗淨泡軟。

❷ 鍋置火上，倒油燒熱，煸炒蔥末至出香味，加入白菜絲稍加翻炒。

❸ 倒入適量的水、冬粉，大火煮開，加鹽、雞粉調味，淋上香油即可。

料理的效果

白菜富含大量的膳食纖維，可以加速腸胃蠕動，促使廢物排出，減少癌症因子沉積在腸胃壁上，對預防腸胃癌症有良好的效果。

草菇炒白菜

材料 白菜 300 克、草菇 150 克。

調味料 蔥花、薑末、蒜蓉各 5 克、鹽 2 克、雞粉適量。

做法

❶ 白菜洗淨，切成薄片；草菇洗淨，一切兩半。

❷ 鍋置火上，放油燒熱，下薑末、蒜蓉、蔥花爆香，倒入白菜片炒至六成熟，下草菇炒熟，放鹽、雞粉略炒即可。

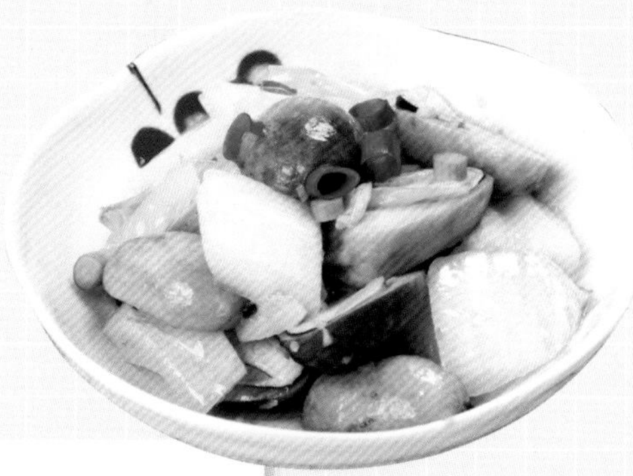

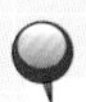

料理的效果

白菜中的維生素 C 具有強抗氧化性，能阻止致癌物的合成和癌細胞的增生，所以常吃吃菜有助於防癌抗癌。

小知識

現代科學發現，白菜的營養價值高，種類多，一年四季都能吃到，是最熱門的防癌抗癌明星。

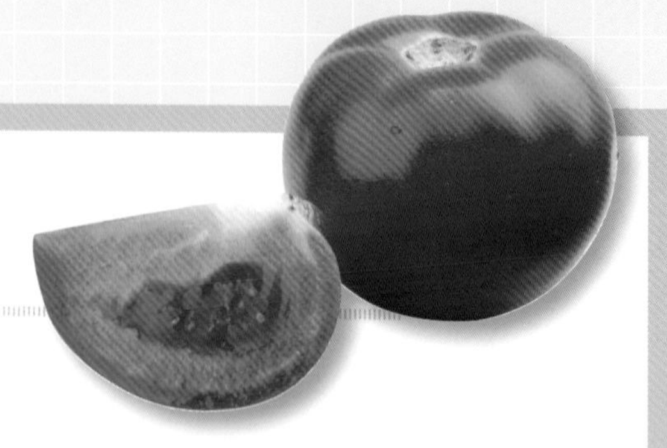

番茄

番茄紅素高，患癌率低

性味：性微寒，味甘、酸。
適合人群：前列腺癌、食道癌、胰腺癌、胃癌、腸癌、乳腺癌等患者。

營養成分	對抗癌的益處
番茄紅素。	❶ **抗氧化作用**：因為人體自由基會導致細胞被氧化，進而使變異的細胞增多，會出現癌變，而番茄紅素具有抗氧化作用，可以清除具有氧化作用的自由基，達到預防癌症的目的。 ❷ **調節免疫力**：番茄紅素對細胞的生長具有調節作用，能夠促進具有防癌和抗癌作用物質的分泌，啟動淋巴細胞對癌細胞的溶解吞噬作用，達到調節免疫力的作用。 ❸ **阻斷細胞的癌變**：阻斷細胞被致癌物質（如亞硝酸鹽、芳香烴）而發生突變，具有防癌抗癌作用。

特別提示

❶ 帶皮吃番茄。番茄皮含豐富的膳食纖維，食用後還有助於維護腸道健康。
❷ 番茄除了直接食用之外，還有打成汁喝、炒等。
❸ 熟吃番茄，可以破壞番茄的細胞組織，使番茄中的營養物質更易被身體消化吸收。此外，在烹調時加少量油，能促進脂溶性營養物質——番茄紅素的吸收。
❹ 要選自然成熟的。自然成熟的番茄外觀圓滑，捏起來很軟，蒂周圍有些綠色，籽為土黃色，肉紅、沙瓤、多汁；催熟的番茄全紅，手感很硬，外觀呈多面體，籽呈綠色或未長籽，瓤內無汁。

搭配宜忌

✔ 進食塗有乳酪、番茄醬的餡餅，具有較佳的防癌效果。

✘ 忌吃未完全成熟的番茄，否則容易引起中毒。

抗癌防癌常備菜食譜

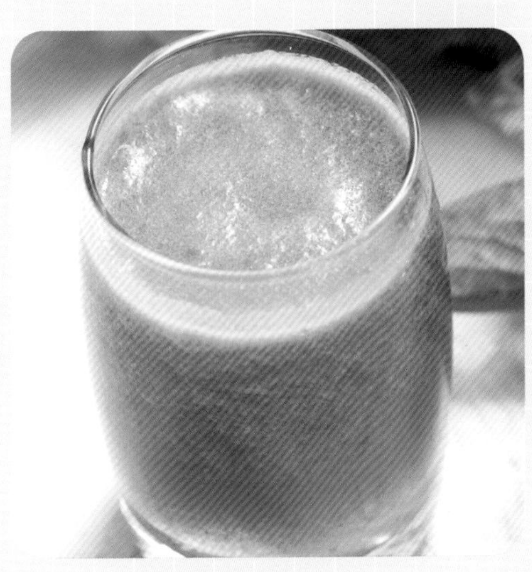

番茄汁

材料 番茄 200 克。

調味料 蜂蜜適量。

做法

❶ 番茄洗淨，去蒂，去皮，切塊。

❷ 將番茄塊倒入果汁機中加入少量涼開水，攪打均勻後倒入杯中，加入蜂蜜調味即可。

料理的效果

番茄中的番茄紅素能防止細胞氧化，並能預防食道癌等疾病，打成汁能更好地保留營養，抗癌效果更佳。

番茄炒草菇

材料 草菇 200 克、番茄 100 克。

調味料 蔥末、薑末各 3 克、鹽 2 克、太白粉適量。

做法

❶ 草菇洗淨，切成兩半；番茄洗淨，切塊。

❷ 鍋內倒油燒熱，爆香薑末，放入草菇翻熟，加鹽，倒番茄炒熟，用太白粉勾芡，撒蔥末即可。

料理的效果

番茄中番茄紅素能阻斷細胞被致癌物質誘變而發生的突變；草菇能調節免疫力，搭配食用，利於防癌抗癌。

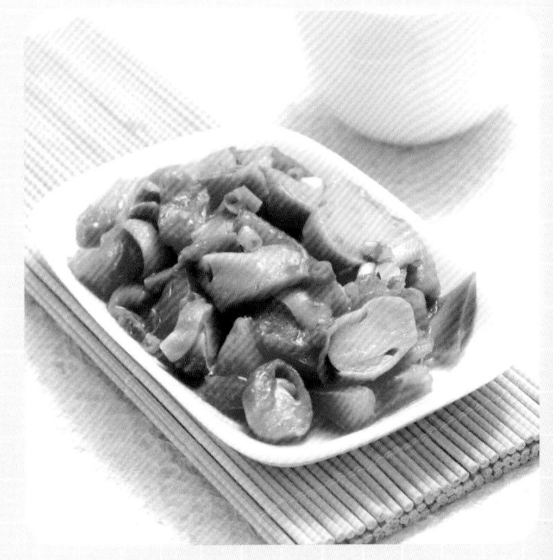

茄子

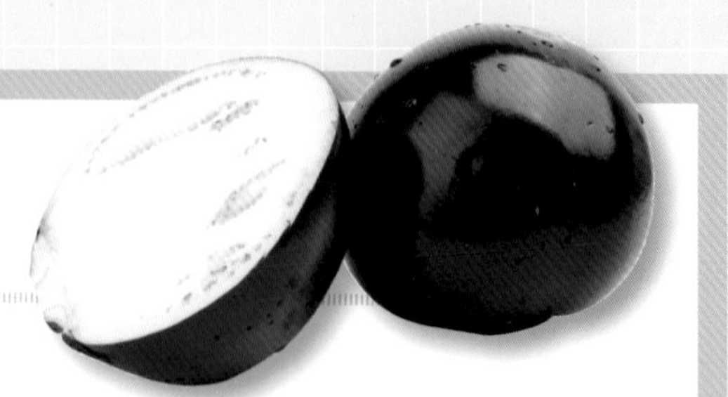

龍葵鹼是有效的抗癌物質

性味：性微寒，味甘。
適合人群：胃癌、肝癌等患者。

蔬菜類

營養成分	對抗癌的益處
花色苷、龍葵鹼。	**花色苷**：茄子所含的花色苷為一種紫色色素成分，是黃酮類的一種，它的抗氧化、抗癌作用越來越受到科學界關注。 **龍葵鹼**：茄子中的龍葵鹼能抑制消化系統癌細胞的增殖，尤其對胃癌、直腸癌有很好的療效。現代藥理研究發現，含有龍葵鹼的複方製劑對癌細胞的增生有明顯的抑制作用。

特別提示

❶ 用炒的烹飪方法，能使其有效地吸收油中的維生素E，防癌效果更好。
❷ 紫茄子500克搭配金銀花15克蒸熟後，加香油、鹽各少許拌勻，適用於癌症患者放射治療後發熱時食用。
❸ 對於喉癌、咽喉部疼痛燥熱者，可將茄子蒸熟，用醋製4小時後食用，有一定的止痛作用。
❹ 嫩茄子顏色發黑，皮薄肉鬆，籽嫩味甜，籽肉不易分離，花萼下部有一片綠白色的皮；老茄子顏色光亮。

搭配宜忌

✔ 茄子的蒂抑制癌細胞繁殖的功效較好。在抗癌食療時，應充分利用茄子的蒂和茄子皮。

✘ 茄子性微寒，脾胃虛寒、哮喘者不宜多吃。

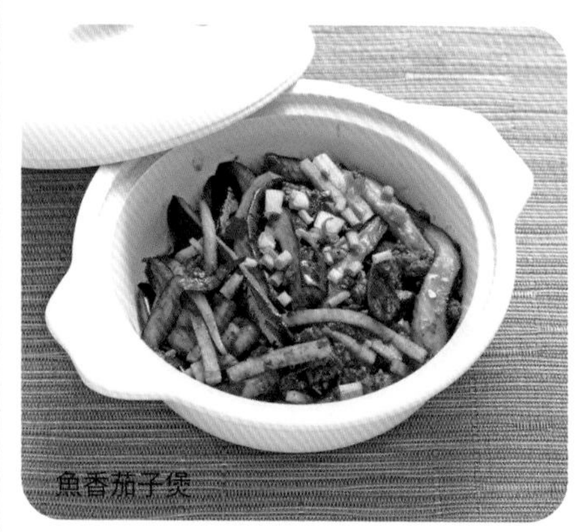

魚香茄子煲

抗癌防癌常備菜食譜

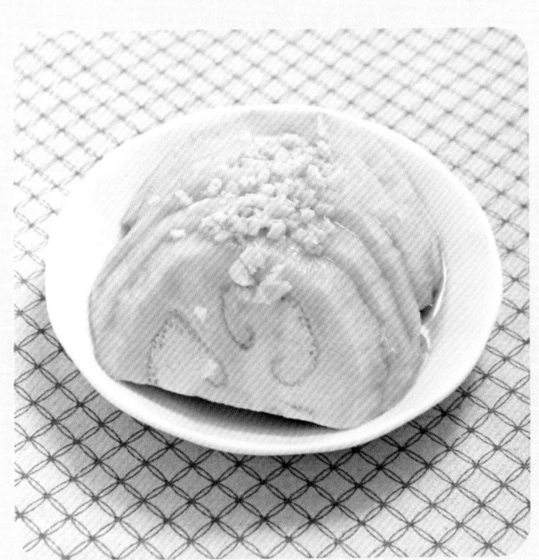

蒜泥茄子

材料 圓茄子 200 克、大蒜 25 克。

調味料 鹽 2 克、醋 5 克、香油適量。

做法

❶ 圓茄子洗淨，切厚片，蒸 25 分鐘取出，放涼；大蒜去皮，切末。

❷ 將蒜末放茄子上，加鹽、醋調勻，滴上香油。

料理的效果

食用茄子可增加消化液分泌，增強消化道運動，進而預防胃癌。大蒜中含有的大蒜素是對抗癌症的營養素，因此這款料理對防治癌症，尤其是胃癌有一定效果。

蒜蓉烤茄子

材料 茄子 300 克、肉末 100 克。

調味料 蒜蓉 15 克、薑蓉和白糖各 5 克、鹽 2 克、醬油 10 克、蔥花和香油各少許。

做法

❶ 將肉末、蒜蓉、薑蓉、鹽、白糖、醬油、香油和水拌勻成餡料。

❷ 茄子洗淨，在中間劃一刀，不要劃穿，放入微波爐，以中高火烤 2 分鐘後取出，將茄子扒開，將餡料抹進茄子，放入微波爐，以中火烤至茄肉軟爛約 10 分鐘，取出，撒蔥花，滴香油。

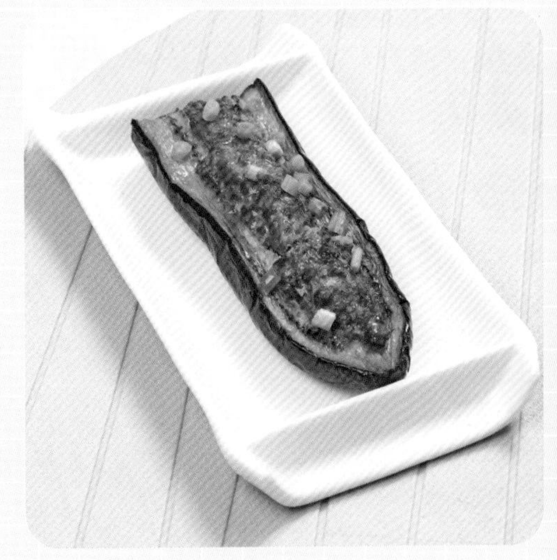

苦瓜

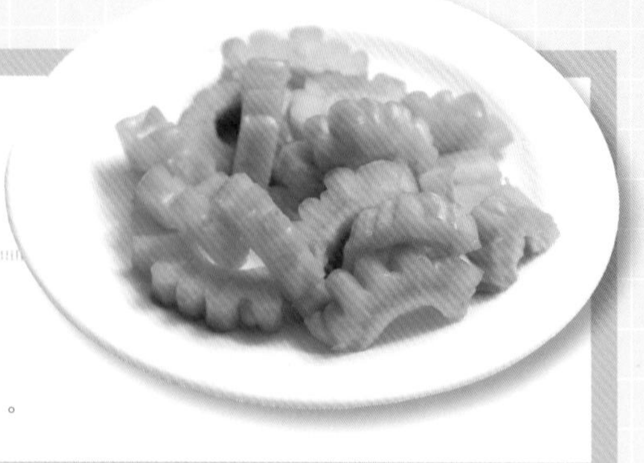

苦味素防止癌細胞生長

性味：性寒，味苦。
適合人群：淋巴癌、白血病、胰腺癌等患者。

營養成分	對抗癌的益處
苦味素、奎寧蛋白。	**苦味素：**啟動體內免疫系統的防禦功能，增強免疫細胞活性，抑制細胞的增殖或將其殺死。 **奎寧蛋白：**一種能啟動免疫細胞的活性蛋白，通過免疫細胞做「二傳手」，抑制正常細胞的癌變和促進突變細胞的復原，具有一定的抗癌作用。

特別提示

1. 烹調苦瓜時以大火快炒或涼拌的方式為宜，因為烹調的時間過長，水溶性維生素會釋出而流入菜汁中，或隨著加熱的蒸氣揮發，不但影響口感，還造成營養成分流失，降低營養價值。
2. 苦瓜要挑果瘤大、果形直立、顏色翠綠的。另外，重量太輕或者太重都不太好，以200克為佳。

小偏方大功效

輔助平衡血糖：苦瓜、芹菜各150克，芝麻醬、蒜泥各適量。先將苦瓜去皮、瓤，切成細絲，用開水燙一下，再用涼開水過一遍，瀝乾水分，芹菜洗淨，切段，然後將芹菜段、苦瓜絲同拌，加入調味料調勻即可。

搭配宜忌

✔ 苦瓜性寒，一次不要吃得過多，一般人每次吃半根（約 80 克）為宜。

✘ 別空腹吃苦瓜。苦瓜最好不要空腹食用，否則容易損傷脾胃。食用苦瓜好處雖多，但脾胃虛寒者不宜生食，以免食後導致吐瀉、腹痛。

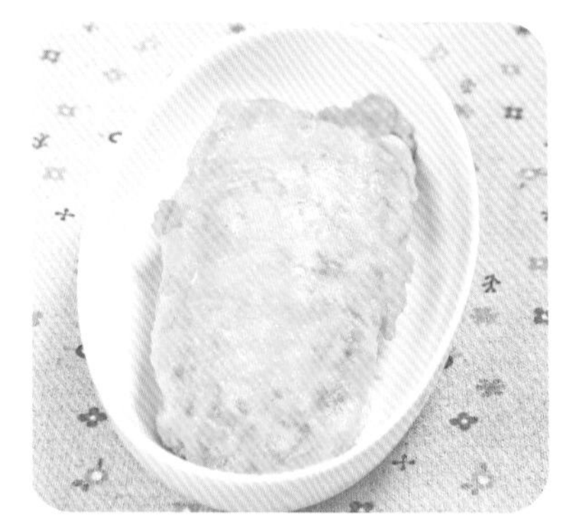

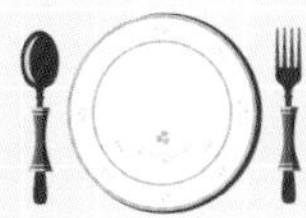

抗癌防癌常備菜食譜

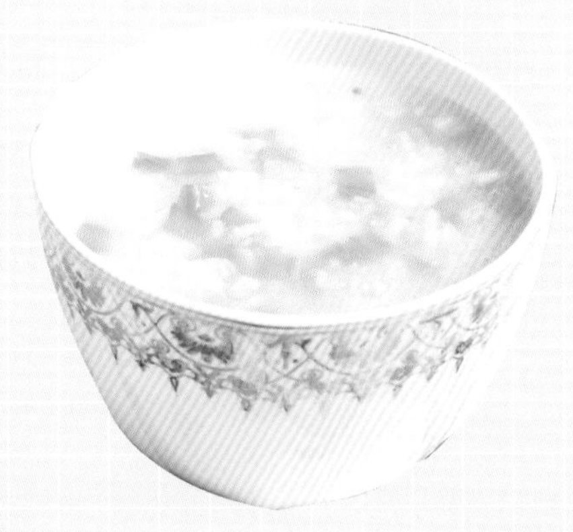

苦瓜白米粥

材料 白米 100 克、苦瓜 50 克。

調味料 白糖 5 克。

做法

1. 白米洗淨，用水浸泡 30 分鐘；苦瓜洗淨，去瓤，用水浸泡 5 分鐘後撈出，切丁。
2. 鍋置火上，倒入適量水燒開，放入白米，大火煮滾後，轉小火熬煮至八成熟，加苦瓜丁煮熟，加白糖調味即可。

料理的效果

苦瓜中的苦味素、奎寧蛋白等都有抑制癌細胞生長的作用，所以適合癌症者食用。

小知識

苦瓜有「不傳己苦與他物」的特點，因為苦瓜和任何菜肴同炒或煮，都不會把自己的苦味傳給其他食物，故被贊為「君子菜」。

蒜蓉苦瓜

材料 苦瓜 250 克、紅椒 80 克、大蒜 20 克。

調味料 白糖 5 克、鹽 2 克。

做法

1. 苦瓜洗淨，對半剖開，去瓤，將苦瓜斜切成片，放入鹽水泡 5 分鐘以去苦味； 紅椒洗淨，去蒂及籽，切塊；大蒜去皮，洗淨，剁成末。
2. 鍋置火上，放油燒熱，放苦瓜片和紅椒塊，翻炒後放白糖、鹽，炒至苦瓜漸軟關火，放入蒜蓉炒勻即可。

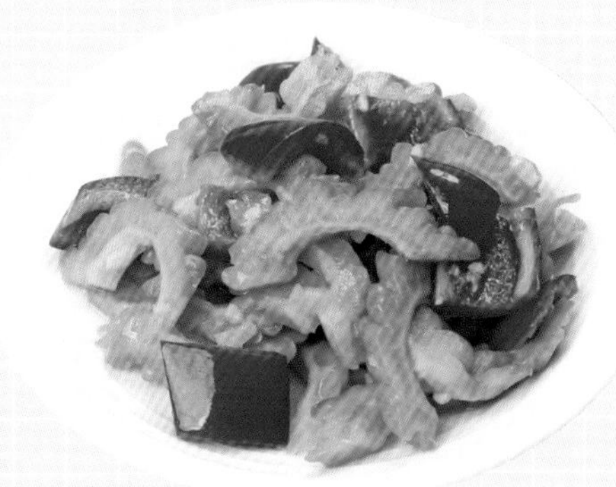

胡蘿蔔

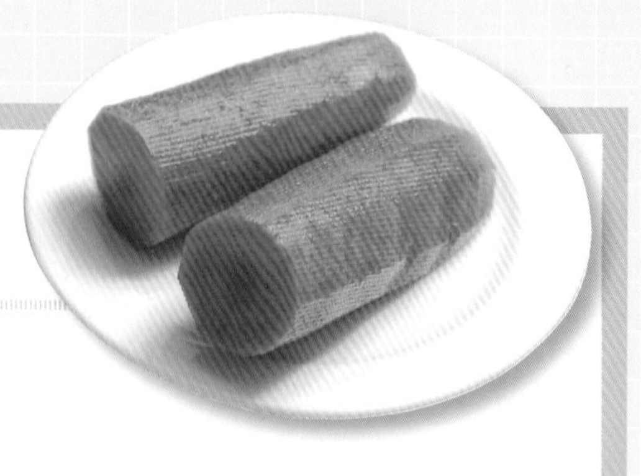

胡蘿蔔素抑制癌細胞

性味：性平，味甘。
適合人群：肺癌患者。

蔬菜類

營養成分	對抗癌的益處
胡蘿蔔素、太白粉酶。	**胡蘿蔔素：**一種重要的抗氧化劑，能調控細胞信號傳導、抑制癌細胞增殖、誘導細胞分化及凋亡、抑制致癌物形成，預防癌症的發生。 **太白粉酶：**解除強致癌物亞硝胺與苯並芘等毒性，使其失去致癌作用。

特別提示

❶ 胡蘿蔔抗癌效果主要取決於胡蘿蔔素。胡蘿蔔素是脂溶性的營養素，所以在烹調時最好加入適量的油，有利於胡蘿蔔素的吸收。
❷ 每天食用半根胡蘿蔔或喝半杯胡蘿蔔汁，對肺部有良好的保護作用，能減少患肺癌的風險。
❸ 品質好的胡蘿蔔色澤鮮嫩，掐上去水分很多。

搭配宜忌

✔ 適用於腸胃不適、便祕者食用。

✘ 切碎後水洗或長久浸泡於水中的胡蘿蔔，會流失大量的營養。

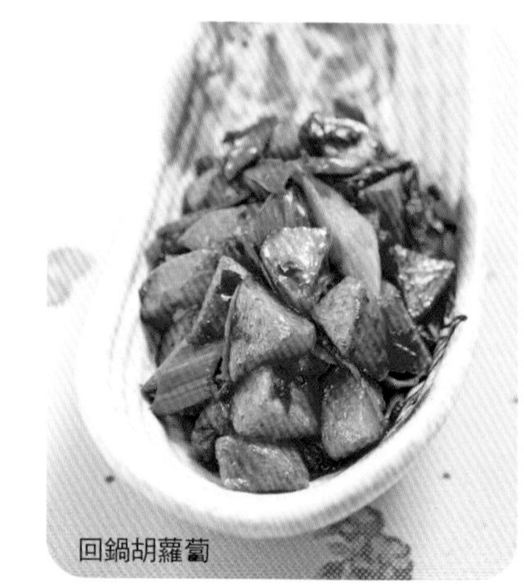

回鍋胡蘿蔔

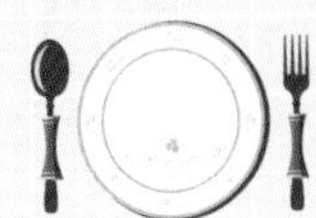

抗癌防癌常備菜食譜

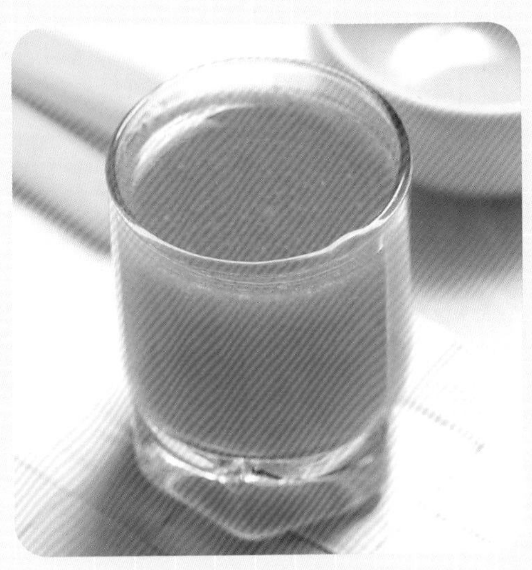

胡蘿蔔汁

材料 胡蘿蔔 100 克。

調味料 蜂蜜適量。

做法

❶ 胡蘿蔔洗淨，切小段。

❷ 將切好的胡蘿蔔倒入榨汁機中，加適量飲用水，攪勻後倒入杯中，加蜂蜜拌勻即可。

料理的效果

胡蘿蔔中的胡蘿蔔素是一種重要的抗氧化劑，具有提高身體免疫力的作用，對防癌抗癌有一定的效果。

肉絲炒胡蘿蔔

材料 胡蘿蔔絲 200 克，豬肉絲 100 克。

調味料 蔥末、薑末各 3 克、鹽 2 克、醬油和米酒各 5 克、太白粉適量。

做法

❶ 豬肉絲用醬油、太白粉抓勻，醃漬 10 分鐘。

❷ 油燒熱，爆香蔥末、薑末，倒豬肉絲、米酒、醬油翻炒，倒入胡蘿蔔絲、鹽炒熟即可。

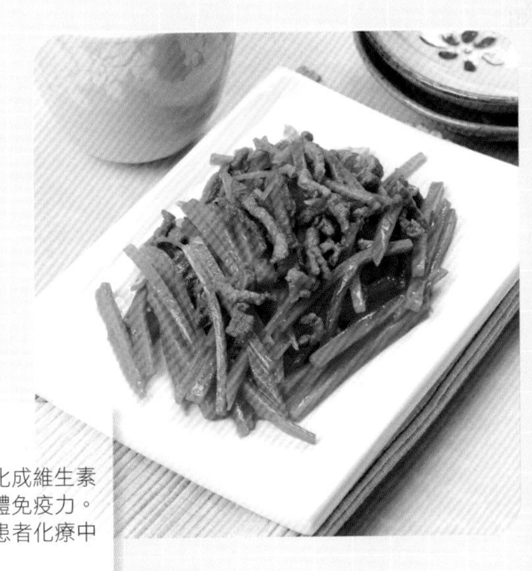

料理的效果

胡蘿蔔中所含的胡蘿蔔素豐富，胡蘿蔔素能在體內轉化成維生素 A，維生素 A 對多種內臟器官有保護作用，能調節人體免疫力。豬肉富含優質蛋白質能預防癌症。這款菜能減輕癌症患者化療中的毒性反應，生津益氣。

白蘿蔔

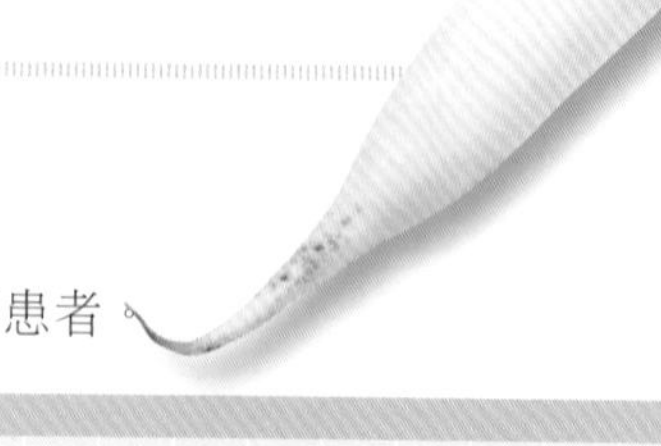

糖化酶分解致癌物

性味：性平，味甘、辛。
適合人群：腸癌、食道癌、鼻癌、子宮頸癌患者。

營養成分	對抗癌的益處
糖化酶、木質素、芥花油。	**糖化酶**：既可分解脂肪和太白粉，還能分解致癌物——亞硝胺，保護身體免受癌細胞的侵襲。 **木質素**：加速腸蠕動，促進排便，分解致癌物質亞硝胺等，提高巨噬細胞吞噬病菌和癌細胞的功能。 **芥花油**：能與多種酶作用，形成具有辛辣味的抗癌成分，白蘿蔔越辣，這種成分越多，防癌性能越好。

特別提示

❶ 吃白蘿蔔時必須細嚼慢嚥，以便讓白蘿蔔中的有效成分全部釋放出來。
❷ 每次吃白蘿蔔100～150克，隔日1次為宜。
❸ 白蘿蔔應選大小均勻、無損傷、蘿蔔皮細膩光滑的。另外，用手指彈其中段，聲音要沉重。
❹ 白蘿蔔在烹煮前再進行切削處理，以免其中的營養素流失。

小偏方大功效

輔助治療凍瘡：生白蘿蔔切片，烘熱塗抹在凍瘡處，每日睡前擦1次，抹至凍瘡處皮膚發紅為止，連續數日。

搭配宜忌

Ⓥ 白蘿蔔最好生吃，因為加熱會破壞其中的抗癌成分，降低白蘿蔔防癌抗癌的效果。

Ⓧ 白蘿蔔屬辛辣食物，空腹時忌吃，否則會耗氣傷陰。

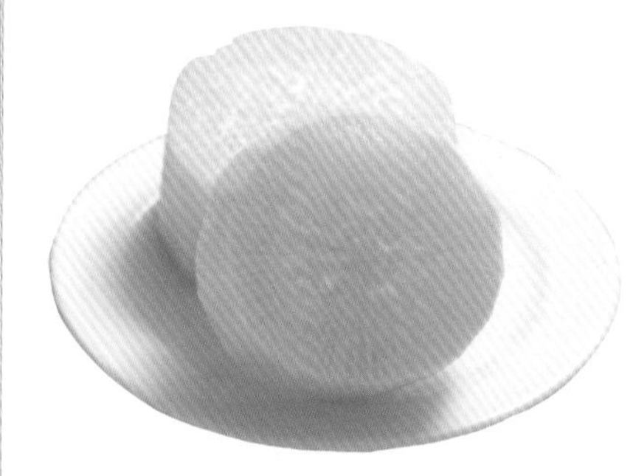

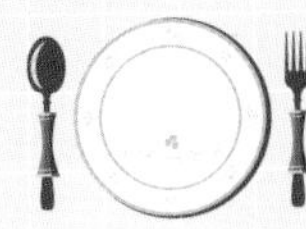

抗癌防癌常備菜食譜

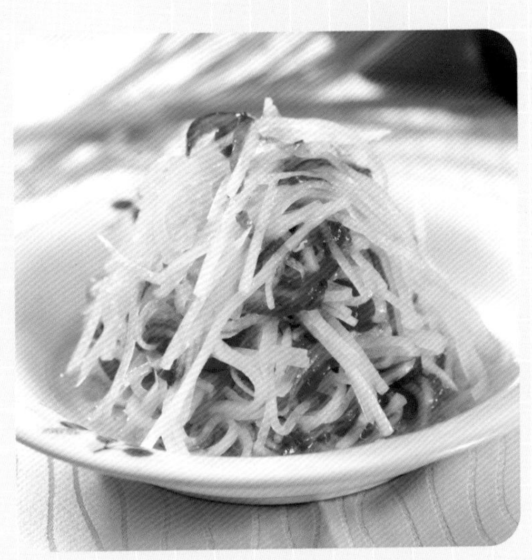

海蜇拌蘿蔔絲

材料 白蘿蔔 200 克、海蜇皮 100 克。

調味料 蔥花、蒜末各 5 克、醋 8 克、香油和雞粉各 2 克。

做法

❶ 白蘿蔔洗淨，切絲；海蜇皮放入清水中浸泡去鹽分，洗淨，切絲。

❷ 取盤，放入白蘿蔔絲和海蜇絲，加蔥花、蒜末、醋、雞粉和香油拌勻即可。

料理的效果

白蘿蔔中的木質素等能加速腸胃蠕動，促進排便，分解致癌物質亞硝胺等，幫助防癌抗癌。

炒蘿蔔絲

材料 白蘿蔔 300 克、熟白芝麻 5 克。

調味料 蔥絲和白糖各 5 克、鹽 2 克。

做法

❶ 白蘿蔔洗淨切絲，加鹽醃 20 分鐘，洗去鹹味。

❷ 熱鍋熱油，放蘿蔔絲改小火炒約 5 分鐘，加蔥絲、白糖及適量水炒至汁乾，灑上白芝麻。

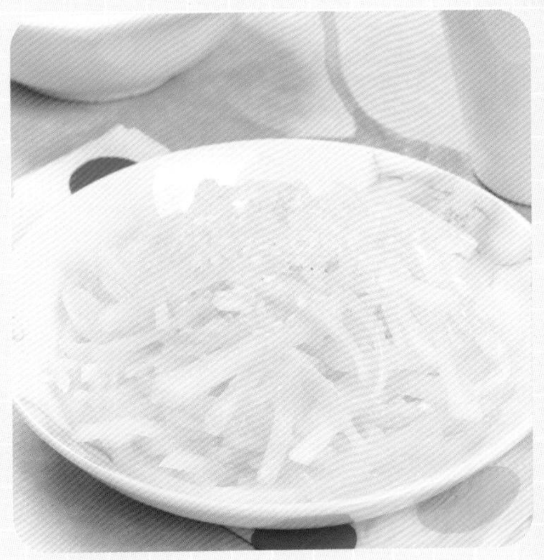

料理的效果

白蘿蔔中的芥花油能與多種酶作用，形成辛辣味的抗癌成分，常吃對輔助治療癌症有一定的效果。

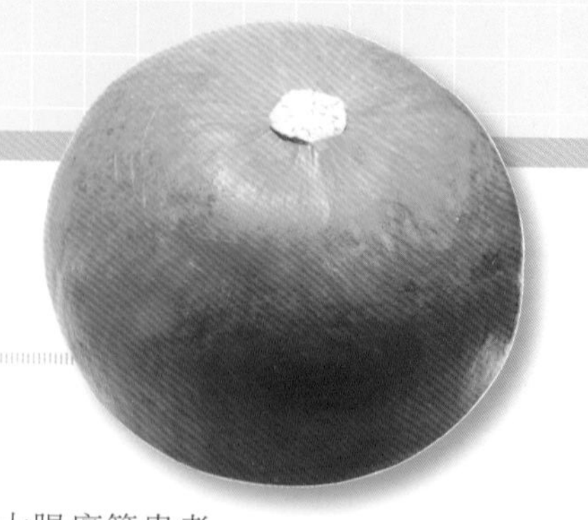

南瓜

精胺酸具有廣泛的防癌效果

性味：性溫，味甘。
適合人群：子宮癌、乳腺癌、肺癌、皮膚癌、大腸癌等患者。

營養成分	對抗癌的益處
精胺酸、胡蘿蔔素、維生素C。	**精胺酸**：增加免疫功能，能消除自由基，具有抗氧化功能及抗炎性反應，能降低癌症的發生率。 **胡蘿蔔素**：增強機體的免疫功能。透過促進淋巴細胞增殖，刺激特異效應細胞，進而增強殺死癌細胞的能力，減少免疫細胞的損傷，發揮免疫調節功能。 **維生素C**：具有很強的抗氧化作用，能抑制脂肪過氧化，減少自由基對細胞膜的損傷，達到預防癌症的作用。

特別提示

❶ 許多人烹飪南瓜時將南瓜瓤丟掉，其實這樣吃會流失南瓜中的很多營養素，因為這些被丟棄的南瓜瓤實際上比南瓜果肉所含的胡蘿蔔素至少多5倍。常吃南瓜瓤可以有效預防子宮癌、乳腺癌、皮膚癌等。

❷ 南瓜應選有重量感、外形完整、帶瓜梗且梗部堅硬的。

搭配宜忌

✔ 南瓜能促進人體胰島素分泌，幫助肝腎功能減退的患者增強肝腎細胞的再生能力，可以有效地防治高血壓和肝腎疾病。

✘ 老南瓜含糖量高，糖尿病患者不宜食用。

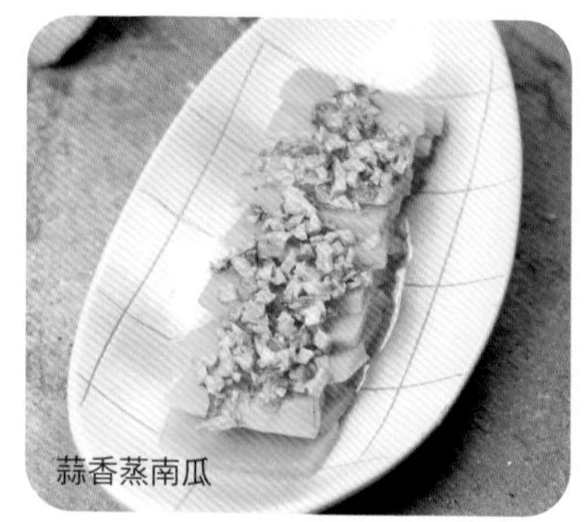
蒜香蒸南瓜

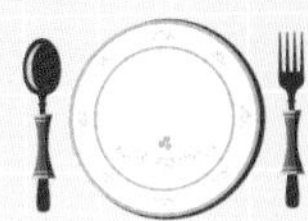

抗癌防癌常備菜食譜

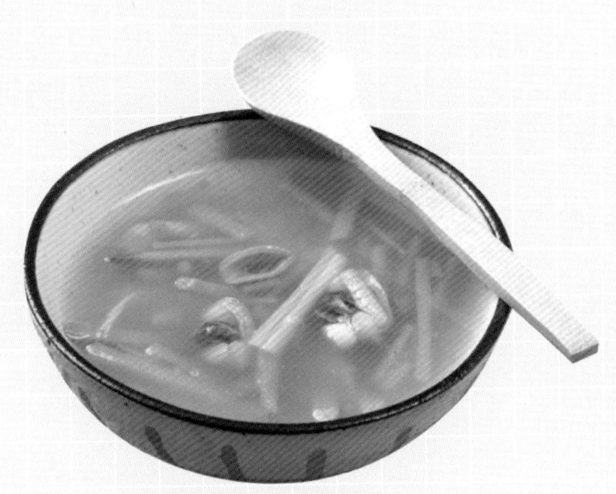

牡蠣南瓜羹

材料 南瓜 300 克、鮮牡蠣肉 50 克。

調味料 鹽 2 克、蔥絲和薑絲各 5 克。

做法

❶ 南瓜去皮、去籽，洗淨，切成細絲；鮮牡蠣肉洗淨。

❷ 砂鍋置火上，加入適量清水，放入南瓜絲、蔥絲煮熟、薑絲煮熟，再加入鮮牡蠣肉，用鹽調味，大火煮滾後即可。

料理的效果

南瓜含阻止細胞老化、疾病擴散的類胡蘿蔔素，牡蠣肉提取物有很好的抗癌作用。搭配食用有效防治癌症。

南瓜沙拉

材料 南瓜丁 300 克、胡蘿蔔丁 50 克、豌豆 30 克。

調味料 沙拉醬 20 克、鹽 2 克。

做法

❶ 南瓜丁、胡蘿蔔丁和豌豆煮熟撈出，放置冷卻。

❷ 將南瓜丁、胡蘿蔔丁、豌豆盛入碗中，加沙拉醬、鹽拌勻即可。

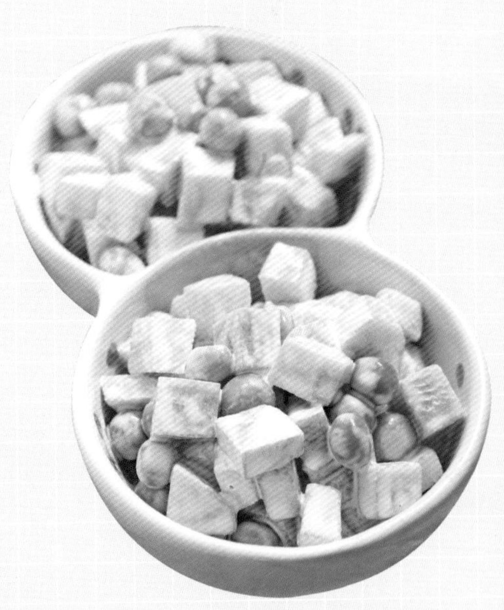

料理的效果

南瓜中含有的酵素可以分解致癌物亞硝胺，減少消化系統癌症的發生。

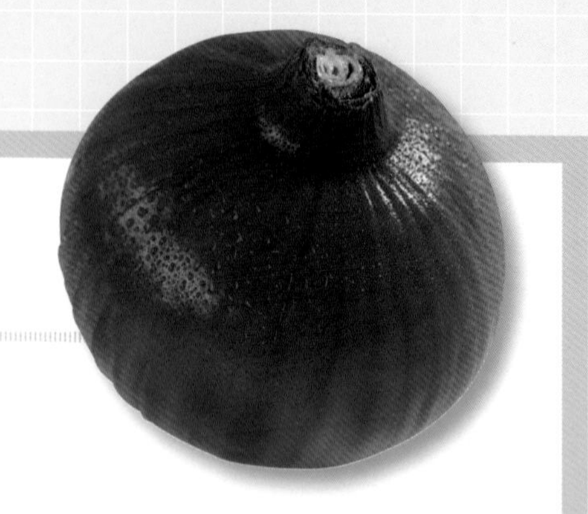

洋蔥

有機硫化物能分解致癌物

性味：性溫，味辛、甘。
適合人群：腸癌、胃癌、肝癌等患者。

蔬菜類

營養成分	對抗癌的益處
有機硫化物、硒。	**有機硫化物：**對大量化學致癌物導致的癌細胞具有抑制作用，可調節機體免疫力，阻滯細胞週期，誘導癌細胞凋亡和分化。 **硒：**降低黃麴黴素的毒性，刺激免疫球蛋白和抗體的產生，進而增強機體對致癌因子的抵抗力。

特別提示

❶ 生洋蔥味道有些刺激，但正是這些發出刺激氣味的有機硫化物具有抗癌功能。
❷ 想從洋蔥中獲得更多預防癌症的效果，生吃或拌沙拉是最好的辦法。
❸ 食用洋蔥時，不要煮得過爛，稍微帶點辛辣味，抗癌效果更佳。
❹ 優質洋蔥外觀完整，表皮光滑，無裂口或腐損。

搭配宜忌

✔ 紫色洋蔥通常辣味不太濃，可以生吃。

✘ 食用洋蔥過多易產氣，引起腹部脹氣，易放屁。

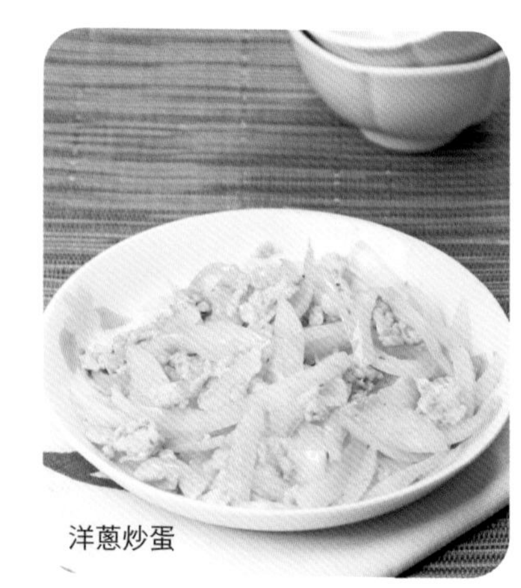
洋蔥炒蛋

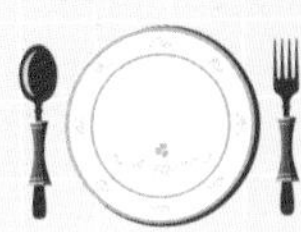

抗癌防癌常備菜食譜

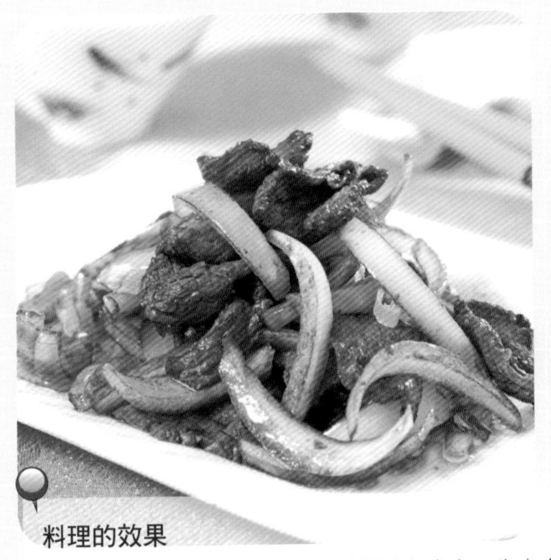

洋蔥炒牛肉

材料 洋蔥 500 克、牛肉 100 克。

調味料 蔥花、醬油各 5 克、米酒 10 克、鹽 2 克、太白粉 15 克、雞粉 1 克。

做法

1. 洋蔥去老皮，去蒂，洗淨，切絲；牛肉洗淨，切片，加米酒、醬油和太白粉抓勻，醃漬 15 分鐘。
2. 油鍋燒至七成熱，加蔥花炒香，放入牛肉片滑熟。
3. 加洋蔥絲炒熟，用鹽和雞粉調味即可。

料理的效果

洋蔥富含的有機硫化物，能調節機體免疫力；牛肉含有優質蛋白質，搭配食用，能增強體質，更好地對抗癌症。

涼拌洋蔥

材料 洋蔥 350 克。

調味料 醬油、醋各 10 克、鹽 2 克、雞粉、香油和香菜葉各少許、鮮湯適量。

做法

1. 洋蔥剝去外皮，一切為二，切成約 0.5 公分厚度，再切成絲，盛入盤中。
2. 將鮮湯、醬油、醋、鹽、雞粉、香油倒入碗中調成味汁，灑在洋蔥絲上拌勻，放入香菜葉即可。

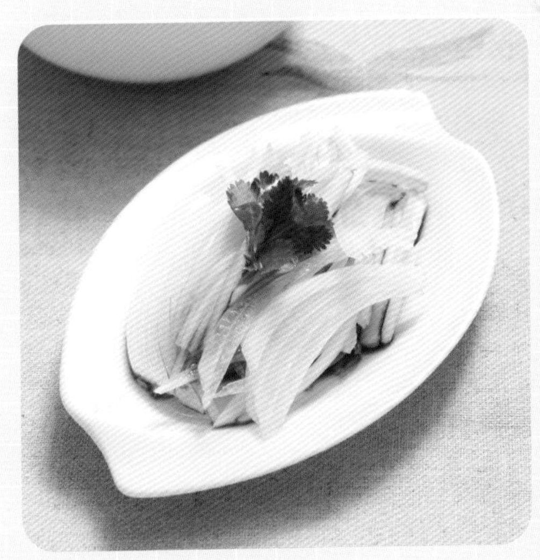

料理的效果

洋蔥中的硒能阻止致癌物質改變正常細胞內的 DNA，涼拌洋蔥能保留更多的硒，利於抗癌防癌。

扁豆

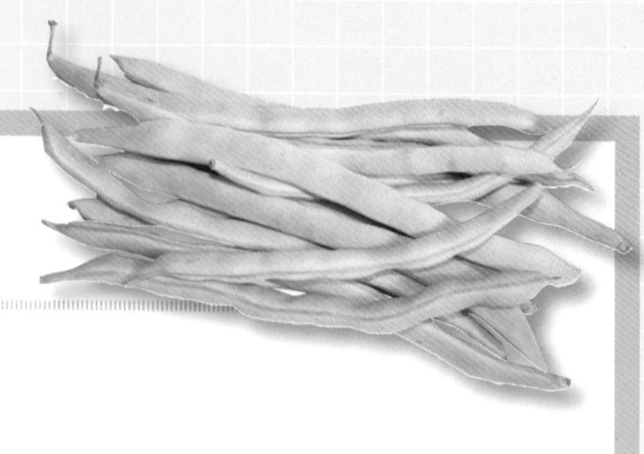

調節對癌細胞的免疫力

性味：性溫，味甘。
適合人群：消化道癌、子宮癌患者。

營養成分	對抗癌的益處
植物凝集素。	**植物凝集素：**一種天然蛋白，能使癌細胞發生凝集反應，癌細胞表面發生結構變化，並促進淋巴細胞的轉化，調節對癌細胞的免疫能力，抑制癌細胞的生長。

特別提示

❶ 中醫認為用扁豆煮粥滋補脾胃具有良好的效果，增進癌症患者的食慾。

❷ 豆類數量多，排列稠密的品質為佳。

小偏方大功效

輔助治療各種慢性痢疾：準備新鮮的白扁豆花100克、豬瘦肉100克、餛飩皮150克、醬油和雞粉各適量、胡椒7粒和蔥1根。先將白扁豆花洗淨後，放入滾水中燙一下。豬瘦肉剁成肉泥，蔥切碎，胡椒油炸後碾成末，然後一同放入醬油中拌成餡。用餛飩皮包成餛飩，煮熟就可以吃了。每天一次，連續食用，對各種慢性痢疾都有很好的治療效果。

搭配宜忌

✔ 炒扁豆時加些蒜末既可調味，又可降低扁豆毒性，同時大蒜本身也有抗癌作用。

✔ 扁豆煮透才能吃，因為扁豆含有一種凝血物質和溶血性皂素，否則吃了會引起中毒。

✘ 扁豆的保質期短，不能長時間放置後再食用。

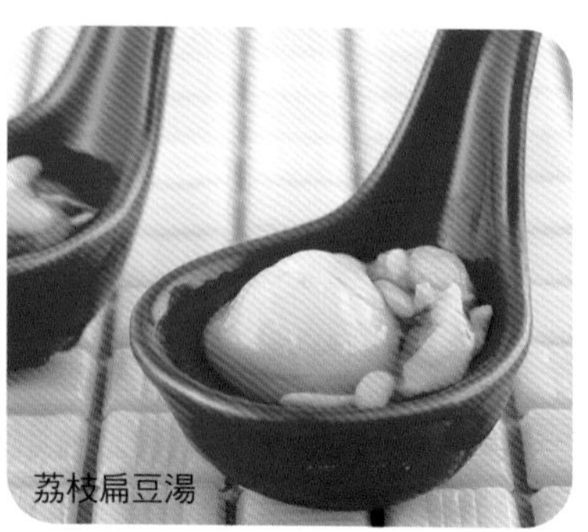

荔枝扁豆湯

抗癌防癌常備菜食譜

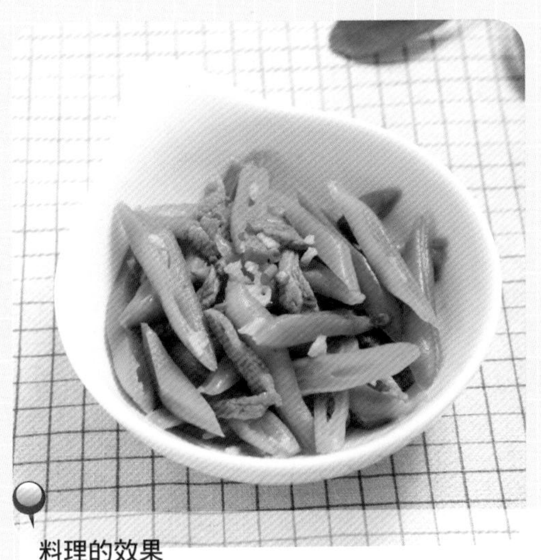

扁豆炒肉絲

材料 扁豆 250 克、豬里肌肉 150 克。

調味料 鹽 2 克、米酒和醬油各 4 克、香油 1 克、太白粉和甜麵醬各適量、蔥末和薑末各 5 克。

做法

❶ 豬里肌肉洗淨，切絲；扁豆洗淨，切斜刀絲，放入滾水中汆燙，過涼，瀝乾水分。

❷ 鍋內倒油燒熱，下肉絲炒至變色，加入蔥末、薑末、甜麵醬和醬油，放入扁豆絲、米酒和適量水，加鹽翻炒均勻，用太白粉勾芡，淋上香油即可。

料理的效果

扁豆中的植物凝集素能抑制癌細胞生長，常食用有利於防癌抗癌，健脾益氣，滲濕利尿。

香菇扁豆

材料 鮮香菇 50 克、扁豆 100 克、冬筍片 25 克。

調味料 雞粉、米酒各適量、薑末 5 克、鹽 2 克。

做法

❶ 鮮香菇去蒂，洗淨，切成片；冬筍片洗淨，切成粗條；扁豆洗淨，撕掉筋，切段，放入滾水中燙一下，撈出瀝乾。

❷ 熱鍋熱油，先放入薑末煸香，再放入香菇片、冬筍條、扁豆段翻炒至扁豆段變色，倒入少量水、鹽和米酒，以小火燜一下，待湯汁收起時繼續翻炒至熟，加雞粉調味即可。

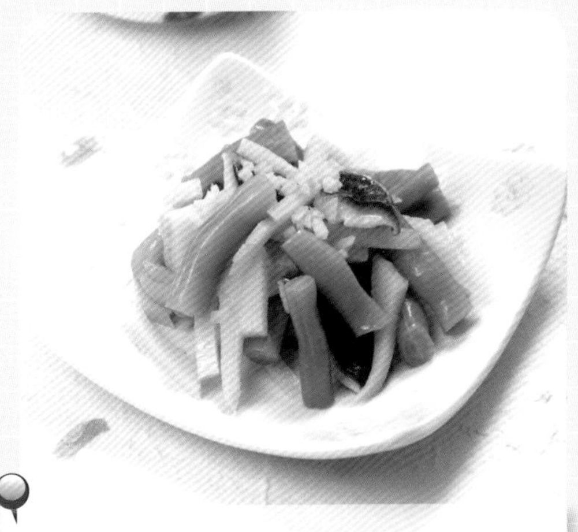

料理的效果

扁豆可健脾化濕，香菇可增強身體體質，兩者搭配食用，能強補中益氣、清熱化濕，有利於防癌抗癌。

豆芽

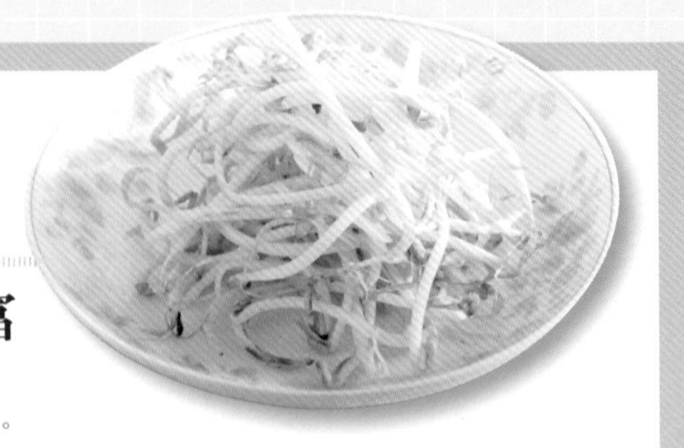

硒、葉綠素等抗癌成分豐富

性味：性寒，味甘。
適合人群：食道癌、胃癌和直腸癌等患者。

營養成分	對抗癌的益處
硒、干擾素誘生劑、葉綠素、維生素C。	**硒**：硒的抗氧化能力非常強，要比維生素E強100倍，可有效抑制致癌物質、過氧化物及自由基的形成，阻斷致癌物質與細胞內去氧核糖核酸的結合。 **干擾素誘生劑**：豆芽中含有的干擾素誘生劑能抗病毒、調節免疫力、抑制癌細胞生長。 **葉綠素**：分解體內的致癌物亞硝酸胺，達到預防直腸癌等多種消化系統癌症的作用。

特別提示

1. 豆芽中的抗癌物質維生素C主要在豆芽瓣內，為了讓維生素C更好地被消化吸收，食用豆芽時，應將豆芽咀嚼至爛糊狀再慢慢下嚥，這樣有助於維生素C的吸收，增強抗癌作用。
2. 優質的豆芽顏色自然潔白、有光澤；外形看起來均勻、粗細適中，根部長度在3公分左右為佳。

搭配宜忌

✓ 適合口腔潰瘍、壞血病患者、消化系統癌症和減肥人士食用，嗜菸酒者也可以常吃。

✗ 豆芽中的膳食纖維較粗，不易消化且性偏寒，所以脾胃虛寒者不宜久食。

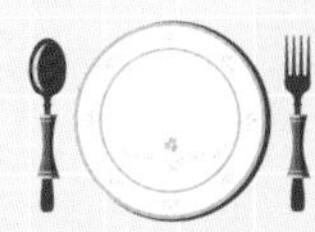

抗癌防癌常備菜食譜

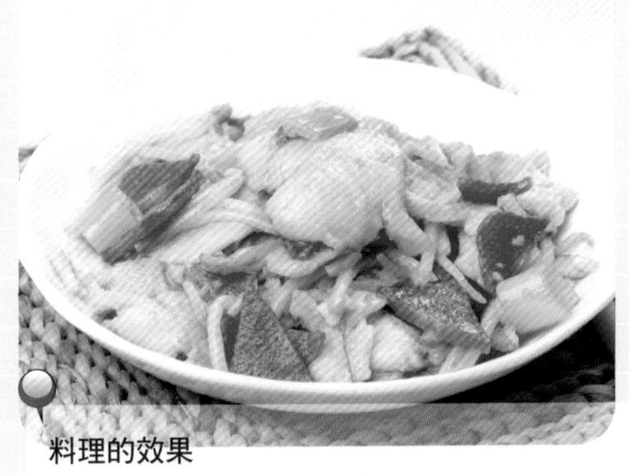

豆芽炒魚片

材料 綠豆芽200克、生魚片300克、胡蘿蔔片100克。

調味料 米酒和太白粉各8克、蔥花和薑絲各5克、鹽2克、香油少許、鹽3克。

做法

❶ 綠豆芽洗淨，燙熟，瀝水；生魚片洗淨，加蔥花、薑絲、鹽醃漬，加太白粉拌勻，靜置10分鐘。

❷ 鍋內倒油燒熱，爆香蔥花、薑絲，烹米酒，放入胡蘿蔔片翻炒至八成熟，加魚片、綠豆芽炒勻，加鹽調味即可。

料理的效果

硒、葉綠素等豐富的綠豆芽和富含蛋白質的魚組合，可以更突顯預防癌症的效果。

豆芽蘑菇湯

材料 綠豆芽300克、鮮蘑菇200克。

調味料 蔥花5克、鹽2克、胡椒粉和雞粉各少許。

做法

❶ 綠豆芽擇洗乾淨；鮮蘑菇去根，洗淨，用滾水燙一下，撈出，撕成條。

❷ 鍋置火上，倒油燒至七成熱，炒香蔥花，放入豆芽翻炒均勻，倒入適量水燒至豆芽斷生，加入燙好的蘑菇，加鹽、胡椒粉、雞粉調味。

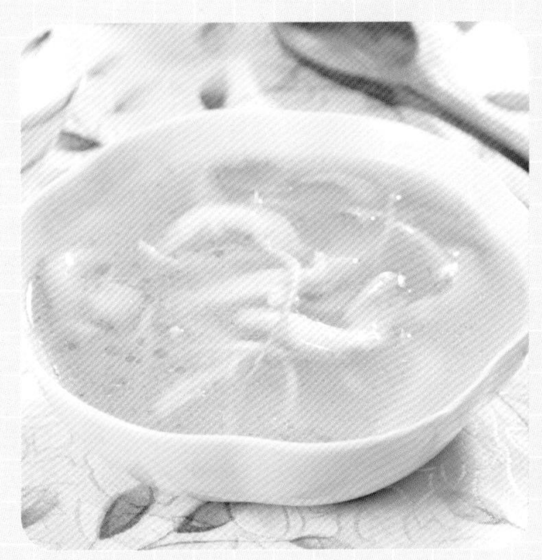

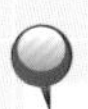

料理的效果

綠豆芽中的干擾素誘生劑能對抗病毒；蘑菇能調節免疫力。搭配煮湯，抗癌防癌效果更好。

豬肝

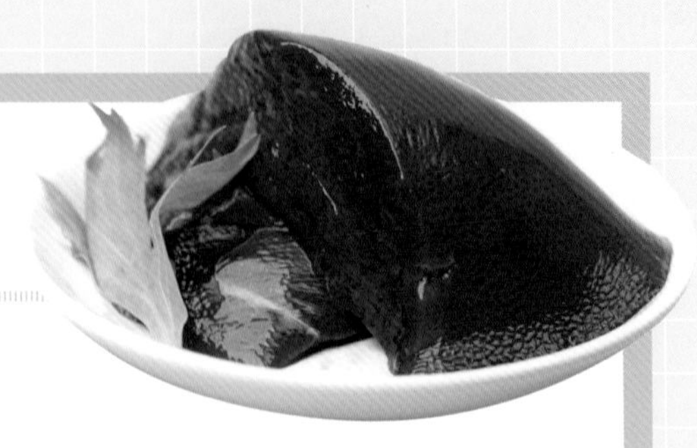

維生素A阻止癌生成

性味：性溫，味甘、微苦。
適合人群：肝癌、白血病患者。

營養成分	對抗癌的益處
維生素A、硒。	**維生素A**：抑制上皮細胞的分化，促進上皮細胞的正常成熟；還可以阻止致癌物同DNA 的緊密結合，且能修復受損的DNA，阻止癌細胞的形成。此外，還能調節機體的免疫力。 **硒**：是穀胱甘肽過氧化物酶的主要成分，能清除體內脂肪過氧化物，阻斷活性氧和自由基對細胞的損傷，維持細胞的正常功能，達到預防癌症的作用。

特別提示

❶ 豬肝要現切現做。若放置時間過長，不僅損失營養，而且炒熟後會出現許多顆粒凝結在豬肝上，影響外觀和品質，所以豬肝切片後應迅速使用調味料和太白粉拌勻，儘早下鍋。

❷ 豬肝烹調時間不能太短，至少以急火炒5分鐘以上，使肝完全變成灰褐色，看不到血絲為好。

❸ 應選擇呈褐色或紫色，有光澤，其表面或切面沒有水泡的豬肝。

搭配宜忌

✔ 豬肝是解毒器官，買回的鮮肝不要急於烹調，應把豬肝放在自來水龍頭下沖洗 10 分鐘，然後放在水中浸泡 30 分鐘，之後再烹調。

✘ 豬肝含膽固醇較高，痛風、糖尿病及有慢性疾病的患者，不宜食用。

抗癌防癌常備菜食譜

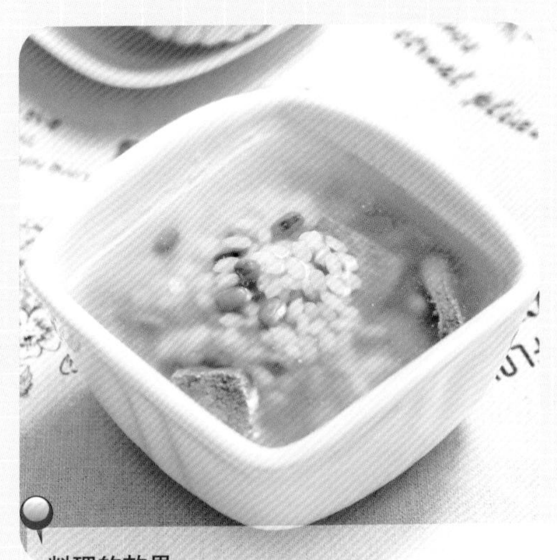

料理的效果

豬肝能補肝護肝、養血抗癌；綠豆能止渴利尿、清熱解毒。兩者和白米一起煮粥食用，可達到防癌抗癌的作用。

豬肝綠豆粥

材料 新鮮豬肝 75 克、白米 100 克、綠豆 50 克。

調味料 鹽 2 克、雞粉少許。

做法

❶ 綠豆、白米分別洗淨，綠豆用水浸泡 2 小時，白米用水浸泡 30 分鐘；新鮮豬肝洗淨，切薄片。

❷ 鍋置火上，倒適量水燒開，加綠豆、白米大火煮滾，轉小火煮至九成熟後，將豬肝放入鍋中一起煮，熟後再加鹽、雞粉調味即可。

豬肝番茄豌豆湯

材料 鮮豬肝 150 克、番茄 250 克、鮮豌豆 40 克。

調味料 鹽 2 克、雞粉 1 克、太白粉少許，薑片、米酒、香油、高湯各適量。

做法

❶ 鮮豬肝洗淨，切片，用米酒、太白粉醃漬；番茄剝去皮，切塊；鮮豌豆煮熟，過涼，瀝乾。

❷ 鍋內放豬骨高湯，大火煮滾後放番茄塊、豌豆、薑片煮滾，轉小火煮 10 分鐘，放入豬肝片煮開，加適量鹽和雞粉，淋上香油即可。

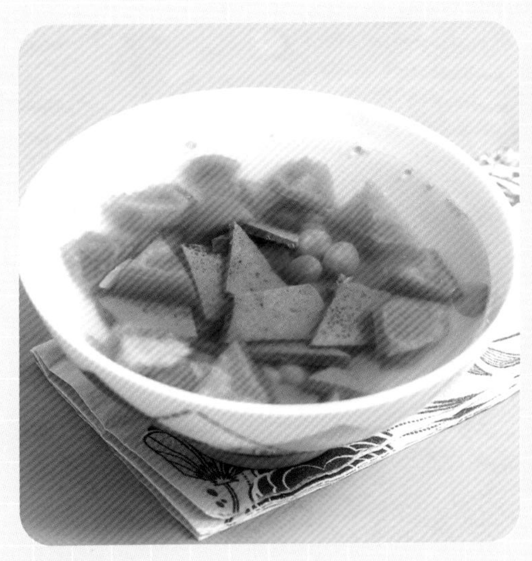

牡蠣

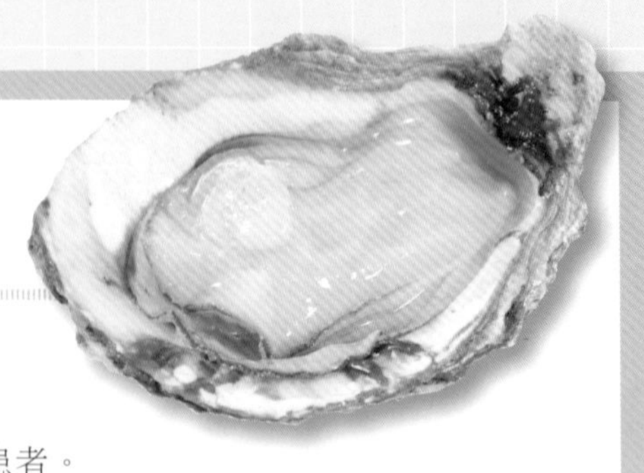

鋅能有效抑制多種癌症

性味：性微寒，味鹹。
適合人群：胃癌、肺癌、乳腺癌、食道癌等患者。

肉貝類

營養成分	對抗癌的益處
鋅、硒。	**鋅**：是許多抗氧化酶的成分，有預防自由基損害、維持正常免疫功能的作用，還能調節蛋白質的合成與代謝，調節免疫功能。此外，鋅是DNA合成的必要因素，參與所有細胞的分裂及增殖，促進細胞生長和組織再生，有利於防癌抗癌。 **硒**：能阻止致癌物質改變正常細胞內的DNA，抑制癌細胞發育，刺激細胞內溶酶體活性，達到防癌抗癌的作用。

特別提示

1. 鮮牡蠣可以採用清蒸、煮湯、烤等烹調方法，抗癌營養素損失較少，常吃可以有效的防癌抗癌。
2. 將牡蠣肉與粳米同煮，能達到較好的抗癌功效。
3. 吃牡蠣時應以清淡為主，避免油炸等刺激性食用方式。
4. 新鮮的牡蠣用手觸摸會馬上緊閉，拿牡蠣殼互敲，聲音堅實者較為新鮮。

搭配宜忌

- ✗ 活牡蠣容易感染細菌，胃腸功能弱的人不宜多吃。
- ✗ 入鍋牡蠣不能張開殼，若已開殼，一般已變質，不宜食用。
- ✗ 牡蠣不要與膳食纖維含量高的食物大量搭配食用，以免影響鋅的吸收。

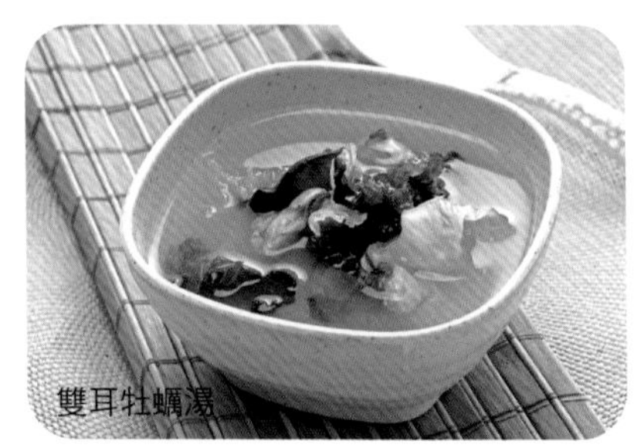

雙耳牡蠣湯

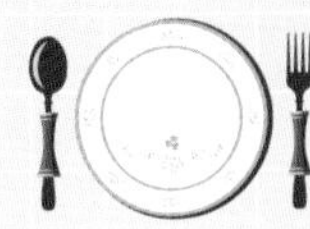

抗癌防癌常備菜食譜

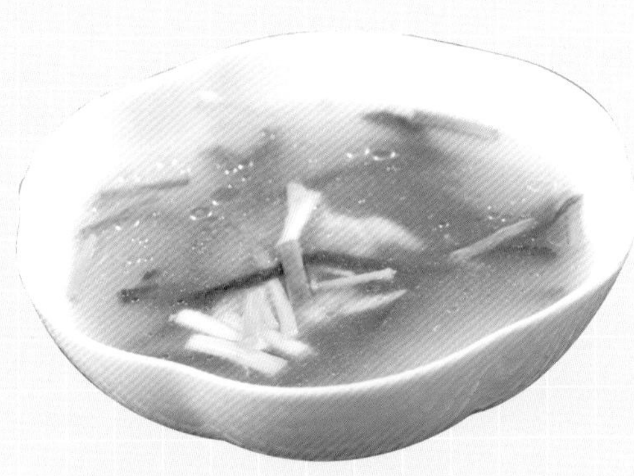

海帶牡蠣湯

材料 水發海帶300克、牡蠣肉50克。

調味料 薑絲5克、高湯300克、蔥段10克、醋和香油各4克。

做法

❶ 水發海帶洗淨，切成細絲；牡蠣洗淨泥沙。

❷ 砂鍋中放入海帶、薑絲、蔥段，加入高湯、少許醋煮滾，改小火將海帶煲至熟爛，下牡蠣煮滾，滴上香油即可。

料理的效果

海帶中多醣類物質、揮發油等抗癌物質豐富。牡蠣富含鋅、硒抗癌物質。搭配食用，防癌抗癌效果較好。

牡蠣豆腐羹

材料 牡蠣肉、豬瘦肉各100克、豆腐250克、竹筍150克、乾香菇2朵。

調味料 鹽4克，魚高湯、雞粉、醬油、香油、蔥段和太白粉各適量。

做法

❶ 豬瘦肉、竹筍、豆腐分別洗淨，切片；乾香菇泡發，洗淨，切片；牡蠣肉洗淨，瀝乾。

❷ 鍋內倒油燒熱，爆香蔥段，放入肉片翻炒至肉色變白，加香菇片、筍片略炒，加醬油炒勻，倒入魚高湯大火煮開。

❸ 將豆腐片下鍋煮熟，再放入牡蠣煮1分鐘，加鹽、雞粉拌勻，倒入太白粉勾芡，淋上香油。

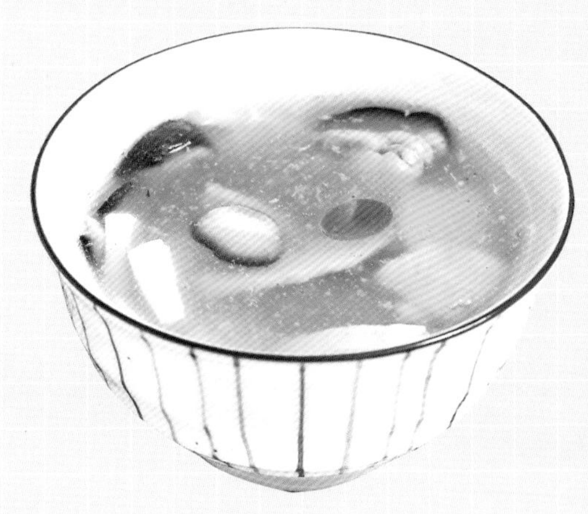

香菇

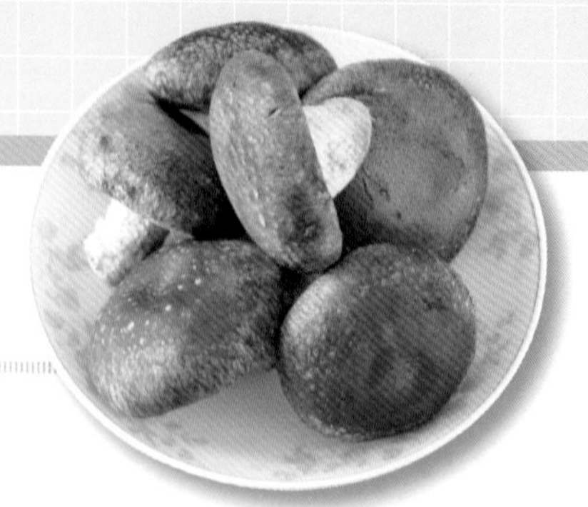

香菇多醣能抗癌

性味：性平，味甘。
適合人群：肺癌、食道癌、腸癌、子宮頸癌、白血病、消化系統癌症患者。

菌藻類

營養成分	對抗癌的益處
香菇多醣。	**香菇多醣：**它進入人體後會誘導產生一種免疫活性因子，在這些活性因子的綜合作用下，能夠調節體內免疫功能，達到預防癌症的作用。

特別提示

❶ 患者手術後，若每天持續食用10 克香菇乾品，對增強抵抗力有輔助功效。
❷ 香菇煮粥食用，對肺癌、子宮頸癌、消化系統癌症、白血病等有輔助治療作用。
❸ 好的香菇色澤黃褐，體圓齊正，菌傘肥厚，蓋面平滑，質幹不碎；手捏菌柄有堅硬感，放開後菌傘隨即膨鬆；菌傘下麵的褶皺要緊密細白，菌柄要短而粗壯。

搭配宜忌

✔ 一般人都可以食用，尤其適合久病氣虛、食慾缺乏、身體虛弱者。

✘ 脾胃寒濕、氣滯者慎食。

小偏方大功效

治療感冒：將25 克水發香菇洗淨去蒂。用小火煎2 小時，當水剩一半後即可，等水涼後，將香菇擠乾，把煎汁倒入瓶內，放冰箱保鮮，分2～3 天飲完。飲用時先加熱，連續喝數天，感冒發熱、咳嗽等症狀可以減輕至消失。

降低膽固醇：將300 克乾香菇洗淨，放入容器內，倒入適量的醋，放入冰箱冷藏1 個月後取出食用，每日3～4 朵，能降低血液中膽固醇的含量。

抗癌防癌常備菜食譜

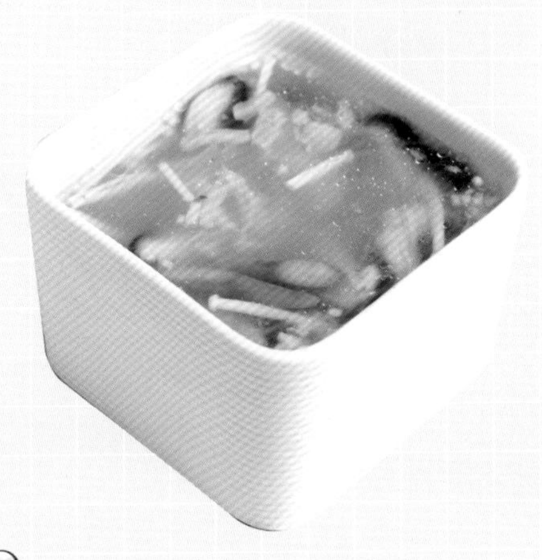

什錦蘑菇湯

材料 乾香菇 15 克、蘆筍、金針菇各 100 克、冬粉 30 克、熟扇貝絲 20 克。

調味料 鹽 2 克、雞粉 1 克、薑末、蒜蓉各適量。

做法

❶ 乾香菇泡發，洗淨，去蒂，切片；蘆筍洗淨，去老根，切斜段，過水；金針菇洗淨，去根；冬粉剪短，泡軟。

❷ 鍋內放油燒至六成熱，煸香薑末、蒜蓉，倒入適量水煮滾，放蘆筍段、香菇片、金針菇，開鍋放扇貝絲稍煮，放入冬粉煮滾，加鹽和雞粉調味。

小知識

香菇味道鮮美，香氣誘人，營養豐富，具有防癌抗氧化的功效，素有「植物皇后」美譽。日本人認為香菇是防老長壽的「妙藥」。

香菇油菜

材料 香菇 50 克、油菜 200 克。

調味料 白糖少許、醬油、太白粉各 5 克、鹽 2 克。

做法

❶ 油菜洗淨，備用；香菇洗淨，去蒂，擠乾，整個菇面上切花刀。

❷ 鍋內倒油燒熱，放入香菇翻炒，加白糖、醬油翻炒一下至熟，加油菜翻炒至熟，加鹽，用太白粉勾芡，翻炒均勻。

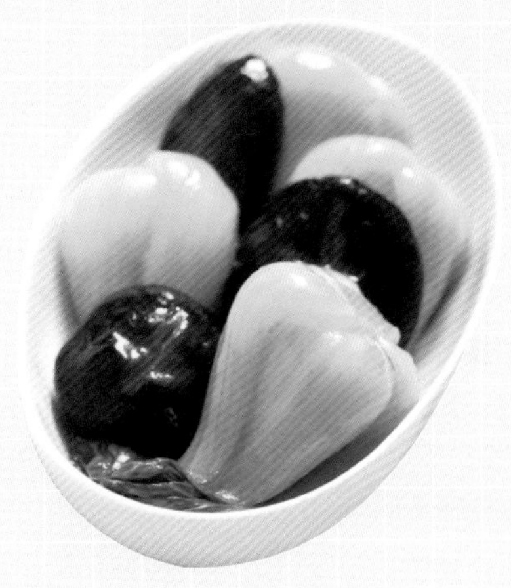

料理的效果

富含抗癌物質香菇多醣的香菇，搭配富含維生素 C 的油菜一起吃，能提高人體對癌症的免疫功能。

平菇

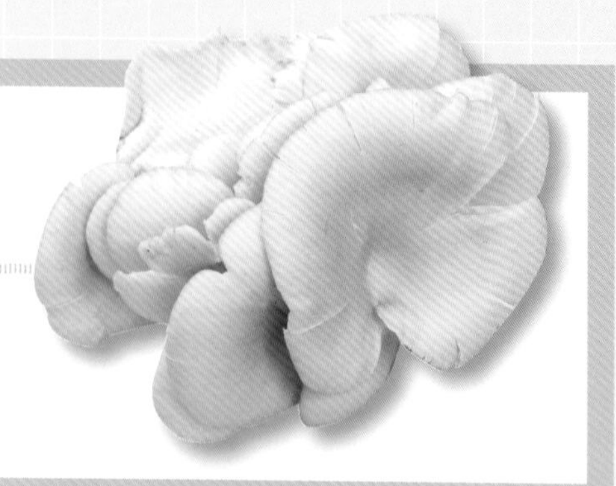

平菇素增強抵抗癌症的能力

性味：性溫，味甘。
適合人群：胃癌、子宮癌、乳腺癌患者。

營養成分	對抗癌的益處
平菇素、膳食纖維。	**平菇素**：有效提高人體免疫力，抑制癌細胞生成和繁殖。 **膳食纖維**：增強腸內有益的細菌，這些細菌能抑制致癌物質的生成，並能消除便祕，達到預防結腸癌效果。

菌藻類

特別提示

❶ 每天喝杯綠茶，吃點平菇，可有效地預防乳腺癌。
❷ 平菇無論是乾品還是鮮品，都不宜過長時間浸泡，以免造成營養素的大量流失。
❸ 要選擇片大、頂平、菌傘較厚、邊緣完整、破裂口較少、菌柄較短並呈淺褐色的。

小偏方大功效

消化不良：平菇60克，水煎服，每日2次。
食慾缺乏：將平菇100克和豬瘦肉150克加水清燉，鹽調味食用，每日2次。
預防癌症：將平菇100克和白花椰菜150克一起炒熟食用。

搭配宜忌

✔ 平菇種類較多，要慎食，以免誤食有毒野蘑。

✘ 平菇性涼，不宜過食，否則易動氣發病。

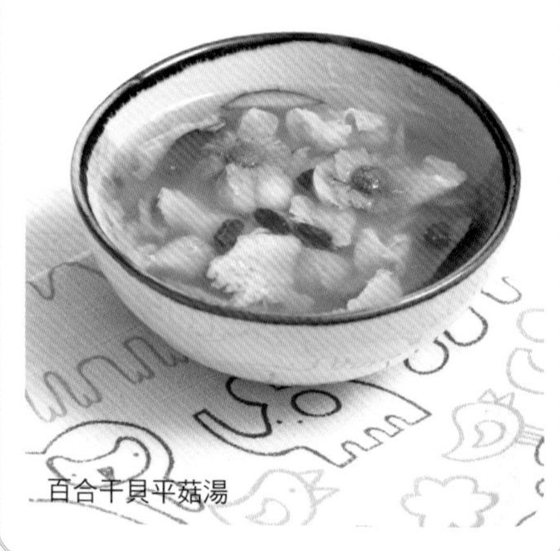

百合干貝平菇湯

抗癌防癌常備菜食譜

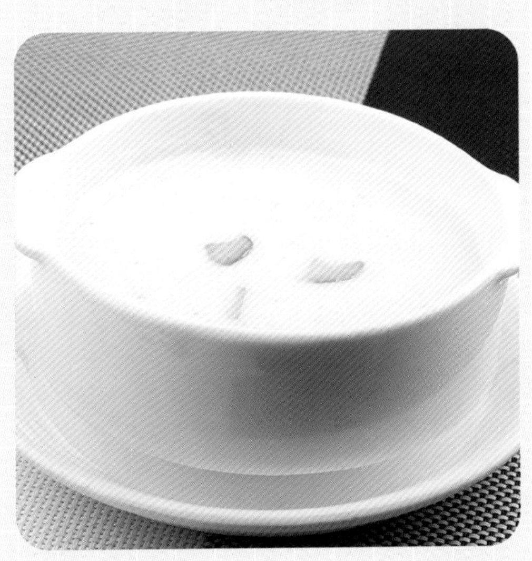

奶油平菇湯

材料 培根 50 克、平菇 100 克、牛奶 120 克、鮮奶油 20 克。

調味料 麵粉 25 克、奶油 20 克。

做法

❶ 培根煎一下，切碎；平菇洗淨，切丁。

❷ 鍋燒熱，加奶油、少許麵粉煸炒，加平菇丁、碎培根、牛奶、鮮奶油和水調至稀稠度適當，大火煮熟即可。

小知識

日常飲食中，經常食用平菇，既能品嘗到平菇的鮮美，還能提高身體防癌抗癌的能力。

平菇丸

材料 平菇 50 克、米飯 150 克、海苔 10 克。

調味料 太白粉 15 克、橄欖油 30 克、日式綠芥末醬 10 克。

做法

❶ 平菇洗淨，瀝乾水分，切碎粒；海苔剪長絲。

❷ 平底鍋倒入 10 克橄欖油燒至五成熱，放平菇碎粒煸炒 3 分鐘至熟，盛出。

❸ 將米飯、海苔絲、炒好的平菇碎粒和 5 克日式芥末醬混合，攪勻成丸子餡料。

❹ 取一片保鮮膜，用湯匙挖取適量丸子餡料放在保鮮膜中間，收緊保鮮膜使餡料團成丸子狀，再裹一層薄薄的太白粉。

❺ 平底鍋內放 20 克橄欖油，中火燒至五成熱，放入平菇丸，煎 3 分鐘，搭配 5 克日式芥末醬食用即可。

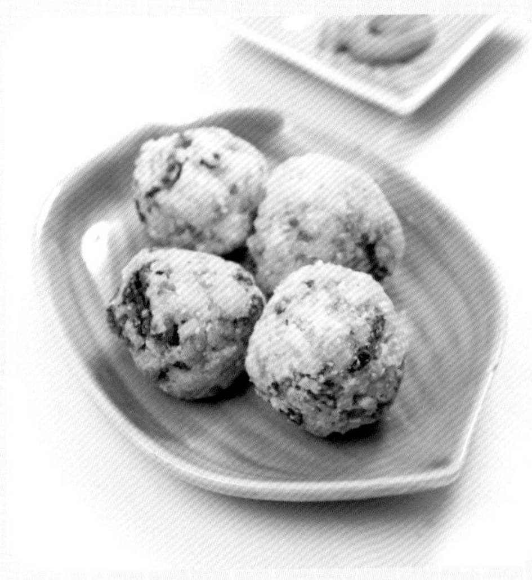

猴頭菇

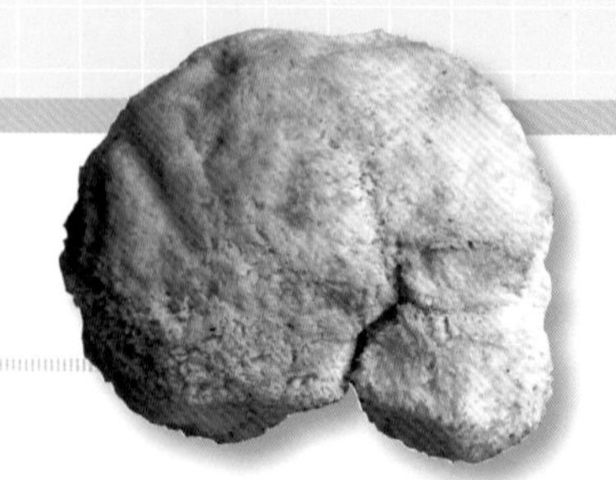

多醣調節機體免疫力

性味：性平，味甘。
適合人群：胃癌、食道癌等患者。

營養成分	對抗癌的益處
多醣、不飽和脂肪酸。	**多醣：**所含多醣物質具有抗癌活性能，抑制癌細胞的繁殖和生長，還可以調節身體免疫力，更好地抗擊癌症。 **不飽和脂肪酸：**有利於血液循環，降低膽固醇含量，調節機體免疫力的功能，抑制癌細胞中遺傳物質的合成，進而幫助預防和治療消化道癌症等。

特別提示

❶ 猴頭菇可以清燉，也能與其他食物相配，如用煮、燉、炒等方法食用，抗癌效果較好。
❷ 挑選猴頭菇時，要選擇黃色、毛短小、個頭大且長得飽滿的。

小偏方大功效

養血益氣：雞1隻，切塊，煮湯取汁，將150克猴頭菇切片，放入湯中煮熟後食用。

寧心安神：將猴頭菇30克和酸棗仁15克以水煎服用。每次飲20克，每天2次，一周後會見效。

中醫觀點

主治脾胃虛弱，消化不良及胃腸道癌症，所以常食用猴頭菇，有防治胃腸道癌的作用。

搭配宜忌

✔ 乾猴頭菇適合用水泡發，而不宜用醋泡發。

✔ 猴頭菇要做得軟爛如豆腐，其營養成分才能更易人體吸收。

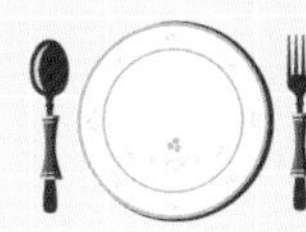

抗癌防癌常備菜食譜

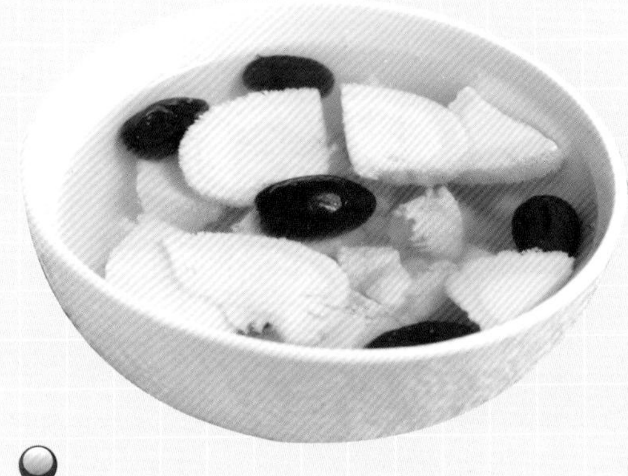

黃豆猴頭菇雞湯

材料 雞肉 250 克、黃豆 40 克、猴頭菇 30 克，茯苓 15 克、紅棗 5 枚。

調味料 鹽 2 克。

做法

❶ 雞肉洗淨後切塊；黃豆清水浸泡，洗淨；猴頭菇以溫水泡軟後切成薄片；茯苓、去核紅棗分別洗淨。

❷ 將上述材料放入砂鍋內，加清水，以大火煮滾後改用小火煮 1 小時，煮至黃豆軟爛，加鹽調味即可。

料理的效果

猴頭菇中多醣和多肽類物質能抑制癌細胞的繁殖和生長；黃豆中多種酶，能抑制癌細胞的形成。

猴頭菇燉豆腐

材料 猴頭菇 250 克、豆腐 300 克。

調味料 鹽 3 克、米酒和醬油各適量。

做法

❶ 猴頭菇洗淨，撕塊；豆腐洗淨，切塊，在鹽水中焯燙，撈出待用。

❷ 熱鍋熱油，煎炒猴頭菇塊、豆腐塊一下，加適量水，調入鹽、米酒和醬油燒煮即可。

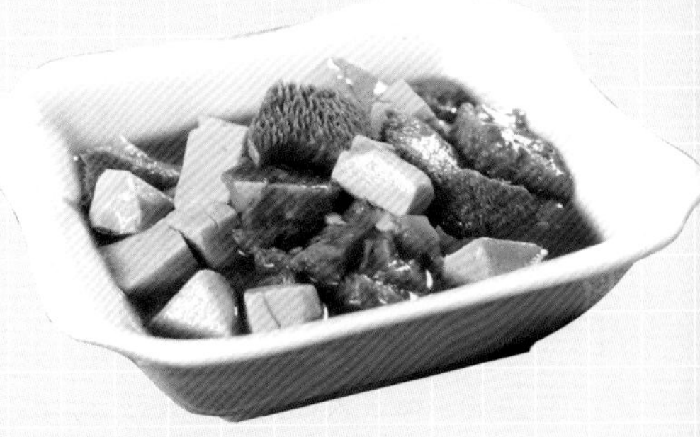

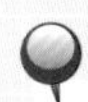

料理的效果

猴頭菇中多醣和多肽類物質能抑制癌細胞的繁殖和生長；豆腐中大豆異黃酮是很好的抗氧化劑，搭配食用具有防癌抗癌作用。

海藻

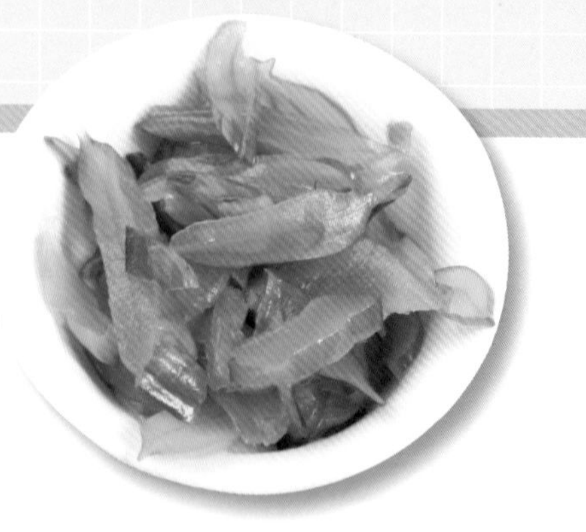

多醣類能防治大腸癌

性味：性微寒，味鹹。
適合人群：大腸癌、前列腺癌等患者。

營養成分	對抗癌的益處
多醣類、藻膠酸。	**多醣類**：海藻中多醣類對腸癌有一定的抑制作用。經過動物實驗證實，海藻的粗提取物對子宮癌等也有一定的抑制作用。 **藻膠酸**：可與放射性元素鍶結合成不溶物排出體外，使鍶不致在體內引起白血病等。

特別提示

❶ 海藻食用前，先用清水洗泡一下，以30分鐘為宜，根據烹調需要，切絲或切塊食用，能避免營養素的流失。

❷ 大葉海藻以皺縮捲曲，黑褐色，主幹呈圓柱狀，具圓錐形突起，水浸後膨脹，肉質黏滑。小葉海藻較小，分枝互生，無刺狀突起，葉條形或細匙形，尾端稍膨大，中空，質較硬。

中醫觀點

中醫一直將海藻作為軟堅散結之藥，應用於臨床，也常配以海帶等，治療甲狀腺、消化道及肺部等處的良性、惡性腫瘤。

搭配宜忌

- ✔ 作為高血壓、心臟病患者的保健食品效果好。
- ✔ 海藻能量低，富含膳食纖維，少量食用後即有飽腹感，可作為肥胖者的減肥食品和糖尿病患者的充饑食品。
- ✘ 脾胃虛寒者忌吃海藻。

抗癌防癌常備菜食譜

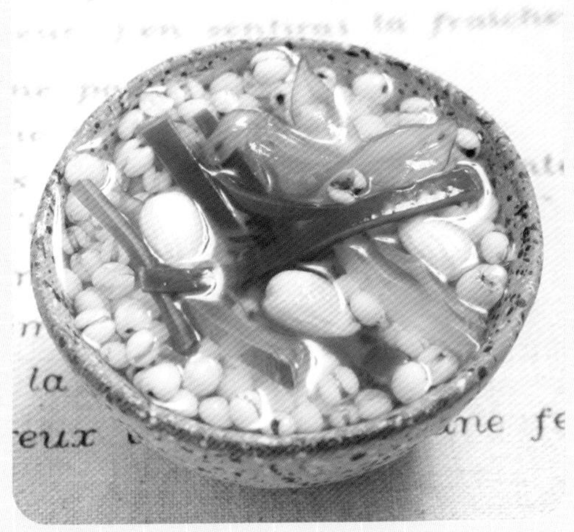

海藻雙仁粥

材料 海藻、海帶各 50 克、甜杏仁 10 克、薏仁 60 克。

做法

❶ 薏仁洗淨，用水浸泡 30 分鐘；海藻、海帶分別洗淨，切成小段；甜杏仁洗淨。

❷ 將薏仁放入鍋中，加水煮至八成熟，然後放入海藻段、海帶段、甜杏仁熬熟即可。

料理的效果

海藻中的海藻多醣類，海帶中的多醣類物質、多種胺基酸，薏仁的丙酮提取物都具有明顯的抗癌功效。這款粥具有防癌抗癌，宣肺化痰，消痤的功效。

海藻紅棗粥

材料 海藻 30 克、紅棗 50 克、小米 100 克、枸杞子 5 克。

做法

❶ 把紅棗、小米洗淨後同入砂鍋，加水適量，大火煮滾後，改用小火煨煮 30 分鐘。

❷ 海藻、枸杞子洗淨後放入砂鍋中，繼續煨煮至小米熟爛。

料理的效果

富含海藻多醣類的海藻和富含抗癌物質三萜類化合物的紅棗，是一種不錯的搭配，這款粥有防癌抗癌、補虛養血、健脾益氣的功效。

小知識

海藻含鈣量較高，能調節以及平衡患者體內環境，是不錯的抗癌食材。

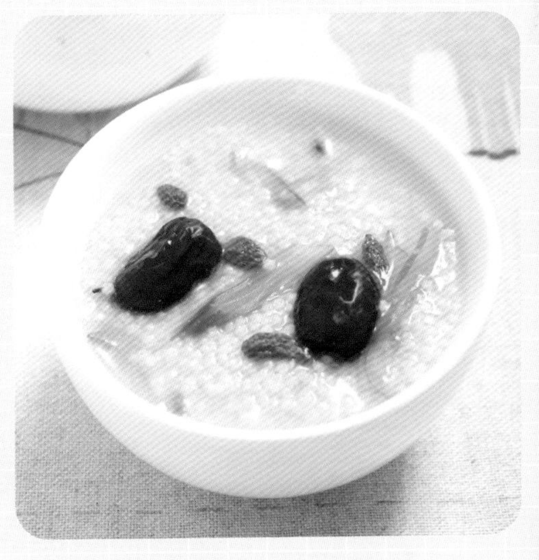

海帶

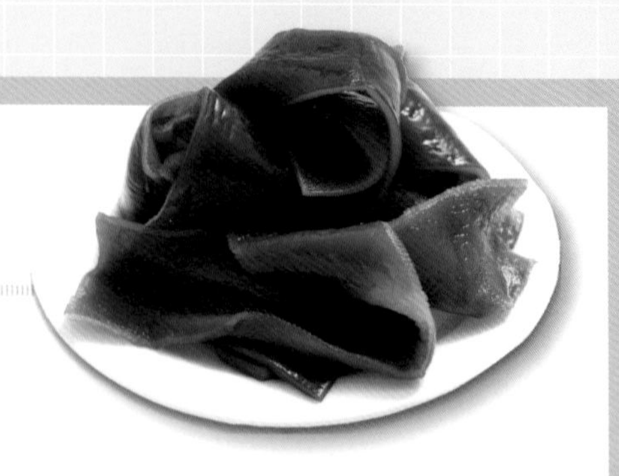

昆布多醣抑制癌細胞生長

性味：性寒，味鹹。
適合人群：肺癌、甲狀腺癌、乳腺癌患者。

營養成分	對抗癌的益處
昆布多醣、碘。	**昆布多醣：**能透過啟動巨噬細胞，抑制癌細胞增殖而殺死癌細胞，也可透過抑制癌血管生成而抑制癌細胞生長，還可直接抑制癌細胞生長。 **碘：**血液酸化是導致癌變的因素之一，而海帶中的碘能阻止血液酸化，阻斷癌症的發生，尤其是乳腺癌。

特別提示

❶ 用洗米水泡發海帶，或在煮海帶時加少許（不能過多）小蘇打，讓海帶變軟。另一種方法，是把成團的乾海帶鋪平在蒸籠中，以隔水蒸約30分鐘，再用清水浸泡一夜。
❷ 海帶買回來後應盡早塊食用。若一次吃不完，可將拆封後的海帶冷藏，否則其營養價值就會降低，不利於防癌抗癌。
❸ 選購乾海帶應以表面附有白色粉末，葉寬厚，色濃綠或紫中微黃，無枯黃葉，尖端無腐爛乾燥，無泥沙雜質，整潔乾淨無黴變，且手感不黏者為上品。選購水發海帶時，應選擇整齊乾淨、無雜質和異味的。

搭配宜忌

✔ 食用海帶之前，需先將海帶在水中浸泡 6 小時且勤換水。

✘ 長期大量食用海帶，可造成攝碘過多，可能會發生「高碘甲狀腺腫」。

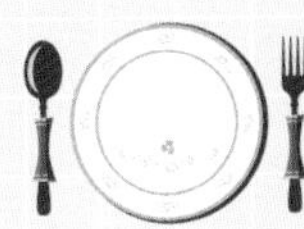

抗癌防癌常備菜食譜

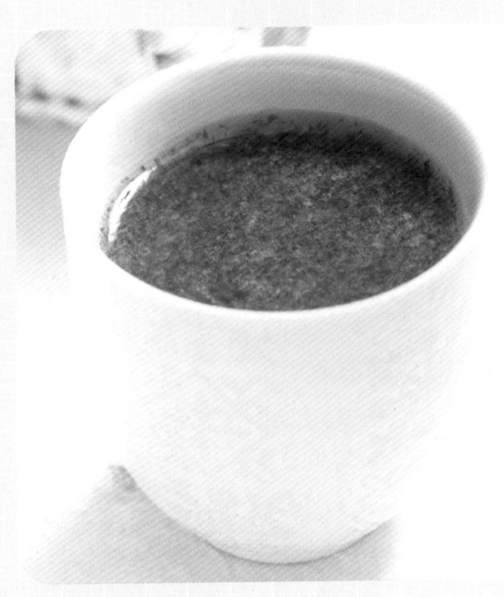

海帶檸檬汁

材料 水發海帶 150 克、檸檬 10 克。

調味料 蜂蜜適量。

做法

❶ 海帶洗淨，切成小丁；檸檬去皮、去籽，切丁。

❷ 將海帶丁、檸檬丁倒入榨汁機中，加入適量飲用水，攪勻後倒入杯中，加蜂蜜攪勻即可。

料理的效果

中醫認為海帶具有軟堅散結的功效，檸檬富含維生素 C 對人體發揮作用猶如天然抗生素，具有抗菌消炎的功效，兩者搭配食用，能增強防癌抗癌的效果。

薑拌海帶

材料 泡發海帶 150 克。

調味料 蒜末、薑末各 5 克，醬油、醋、香油各 3 克。

做法

❶ 泡發海帶用溫水洗淨，切成細絲；將蒜末、薑末、醬油、醋、香油製成調味汁。

❷ 海帶放入滾水中燙透，撈出瀝乾水分，加入調味拌勻。

料理的效果

海帶有消痰利水、軟堅散結的功效，對消除癌細胞有一定的功效，因此多吃海帶有一定抗癌食療的作用。此外，海帶中一些特殊成分，如多醣和海藻酸鈉也有抑制癌細胞生長的作用；搭配富含薑黃素的薑，防癌抗癌效果較好。

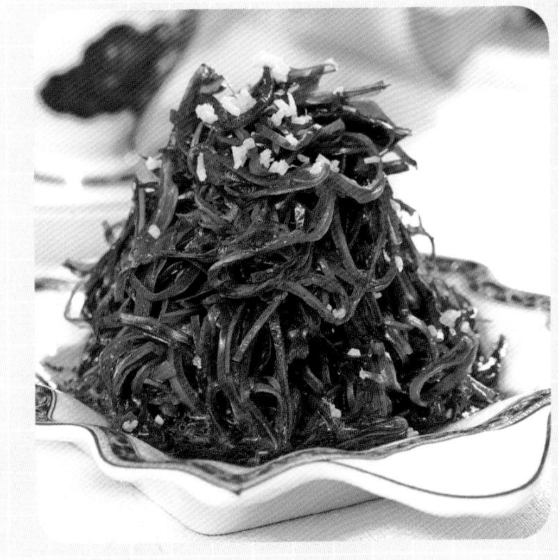

木耳

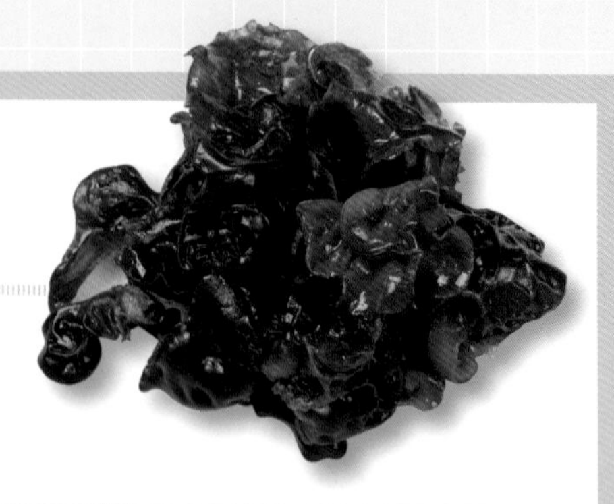

木耳多醣能抑制癌細胞

性味：性平，味甘。
適合人群：消化系統癌患者。

營養成分	對抗癌的益處
木耳多醣、植物膠原。	**木耳多醣**：是從木耳實體中分離得到的一種酸性黏多醣。它有抗癌的作用，可調節人體的免疫力，達到預防癌症的作用。 **植物膠原**：促進腸道脂肪食物的排泄，達到預防直腸癌及其他消化系統癌症的作用。

特別提示

❶ 木耳中主要防癌抗癌作用的是木耳多醣，但它很容易受溫度影響，所以烹調時間不宜太長。為了保留木耳的全部營養，最佳的烹調方法就是涼拌（泡發木耳滾水燙一下再拌）。
❷ 泡發木耳最好不要超過2 小時，如此一來可以減少營養素的流失，吃起來防癌抗癌效果更好。
❸ 優質乾木耳，朵大適度，朵面烏黑無光澤，朵背略呈灰白色。

小偏方大功效

補血：木耳10克、紅棗5枚、白糖適量。木耳泡發洗淨，切碎，紅棗煮爛，去皮、核。將木耳碎、紅棗、白糖一同煮成醬，每天1匙，養肝補血。

搭配宜忌

✔ 木耳對任何無意吃下的難以消化的穀殼、木渣、沙子、金屬屑等異物，具有黏合包裹與促使其排泄作用。

✘ 乾木耳烹調前宜用溫水泡發，泡的過程中最好多換幾次水，徹底去除雜質。

✘ 木耳泡發後仍緊縮在一起的部分不宜吃。

✘ 木耳不宜鮮用。

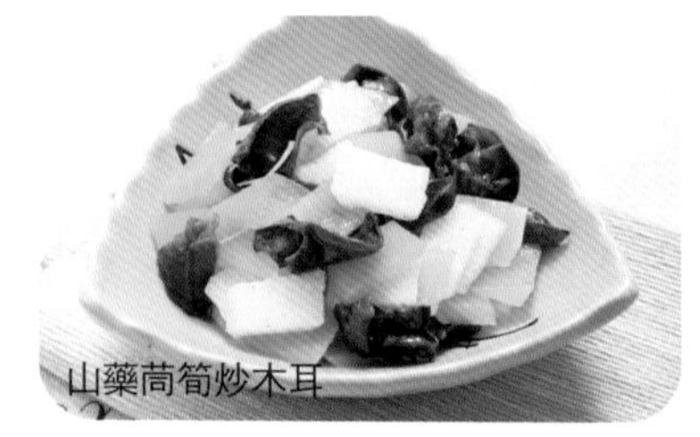
山藥茼筍炒木耳

抗癌防癌常備菜食譜

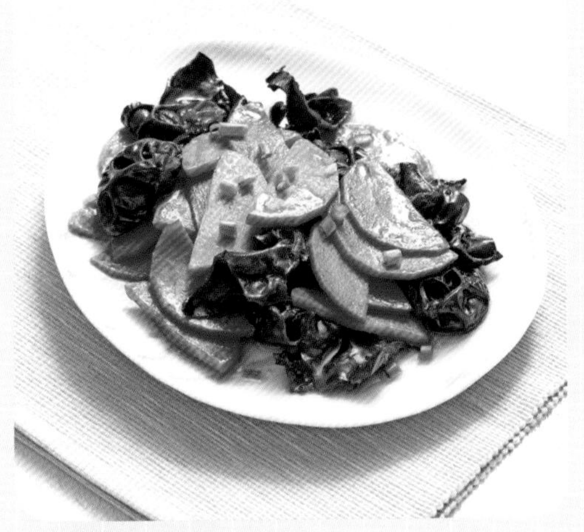

胡蘿蔔燴木耳

材料 胡蘿蔔片 200 克、水發木耳 50 克。

調味料 薑末、蔥末、白糖各 3 克、鹽 2 克、醬油 10 克、香油少許。

做法

❶ 鍋置火上，倒油燒至六成熱，放入薑末、蔥末爆香，下胡蘿蔔片、木耳翻炒。

❷ 加入醬油、鹽、白糖翻炒至熟，加些香油調味。

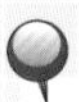

料理的效果

木耳中的木耳多醣能調節人體免疫力；胡蘿蔔富含胡蘿蔔素等抗癌物質。兩者搭配，可以達到預防多種癌症的作用。

木耳炒肉

材料 水發木耳 80 克、豬瘦肉 100 克。

調味料 蔥段、薑片和白糖各 5 克、鹽 2 克、太白粉 15 克。

做法

❶ 水發木耳洗淨，切小片；豬瘦肉洗淨切片，加少許太白粉拌勻。

❷ 鍋置火上，放油燒至八成熱，下肉片，炒至變色時盛出。

❸ 鍋內留少許油，放入薑片、蔥段、木耳，炒至快熟時，加入肉片、白糖、鹽，以中火炒勻，用太白粉勾芡即可。

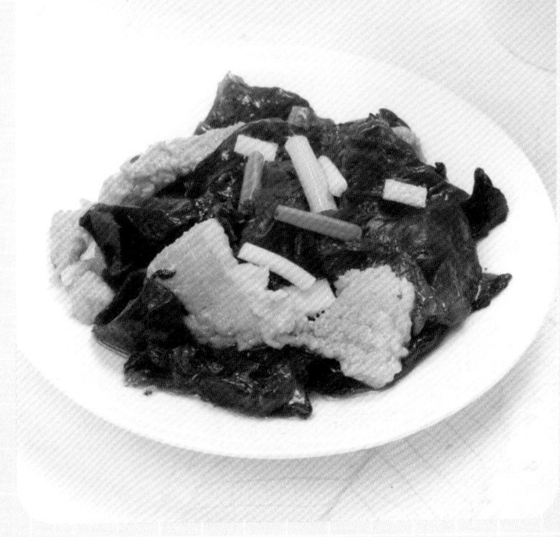

料理的效果

木耳中的植物膠原能促進腸胃蠕動，加速腸道內毒素的排出，有利於預防消化道癌症。

銀耳

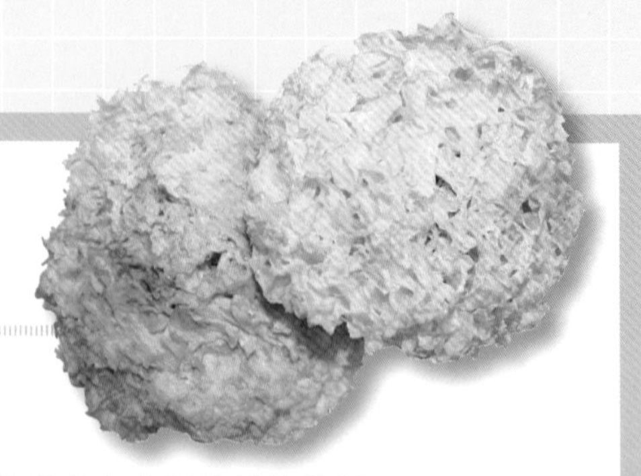

多醣能調節身體免疫力

性味：性平，味甘。
適合人群：對放、化療引起的造血系統紊亂的患者有良好的輔治作用，尤其適合陰虛者。

菌藻類

營養成分	對抗癌的益處
銀耳多醣。	**銀耳多醣**：有效地抗癌成分，透過提高機體免疫功能，間接抑制癌細胞的生長和擴散。有實驗證明，銀耳中的多醣能提高白血病患者淋巴細胞的轉化率，是重要的免疫增強劑。

特別提示

❶ 銀耳加適量冰糖燉煮，常食用可以緩解癌症患者放療或化療後引起的津液虧損、口乾咽燥等症狀。此外，防癌抗癌效果也不錯。

❷ 品質好的銀耳，耳花大而鬆散，耳肉肥厚，色澤呈白色或略帶微黃，蒂頭無黑斑或雜質，朵形較圓整，大而美觀。

小偏方大功效

控制血壓：將泡好的銀耳放在蒸鍋中，加適量清水，蒸至湯汁黏稠，每天早晨服用，可以控制血壓上升，保持血壓穩定。

中醫觀點

銀耳具有養陰生津的作用，能強身健體，為抗擊癌症提供身體基礎。

搭配宜忌

✔ 泡發銀耳時最好用溫水而不用滾水，因為滾水溫度高，容易損失其所含的營養，不利於防癌抗癌。

✘ 有酸味等異常氣味的銀耳不能吃。銀耳受潮會發霉變質，如能聞出酸味或其他氣味，則不能再食用。

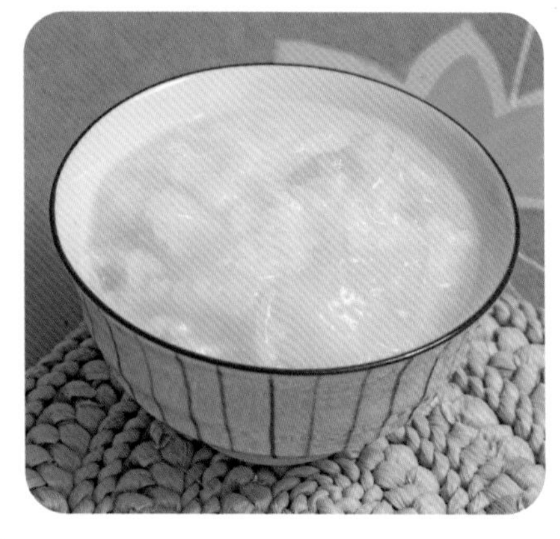

抗癌防癌常備菜食譜

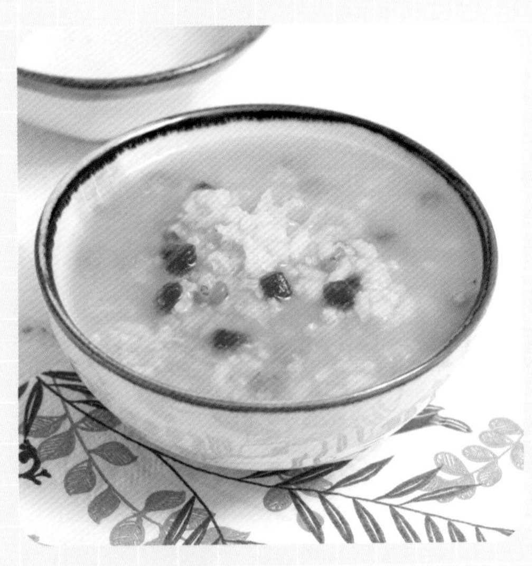

綠豆銀耳粥

材料 白米60克、綠豆40克、小米30克、銀耳5克、山楂糕10克。

調味料 白糖5克。

做法

1. 綠豆洗淨，用水浸泡4小時；銀耳用水泡發，去除硬蒂，撕成小朵；山楂糕切成小丁；白米、小米分別清洗乾淨，白米用水浸泡30分鐘。
2. 鍋置火上，倒入適量水燒開，放入白米、小米、綠豆、銀耳，大火煮滾後，改小火煮至豆米開花，粥黏稠。
3. 食用時，將粥盛入碗內，加白糖、山楂糕丁拌勻即可。

冰糖紅棗銀耳羹

材料 銀耳15克、紅棗30克。

調味料 冰糖20克。

做法

1. 銀耳與紅棗用溫水浸泡30分鐘，銀耳去蒂、撕小朵。
2. 鍋中加適量清水，倒入銀耳，大火煮開至銀耳開始發白，加入紅棗，繼續大火煮10分鐘後，轉入小火燉30分鐘。
3. 當銀耳變得黏軟、紅棗味開始滲出時，可加冰糖，攪拌均勻。

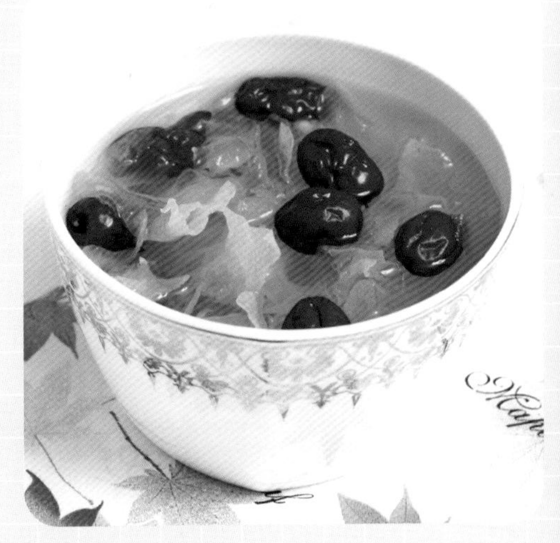

小知識

銀耳又稱白木耳、雪耳，有「菌中之冠」的美稱，即是名貴的營養滋補佳品。

奇異果

半胱胺酸蛋白酶調節機體免疫力

性味：性寒，味甘、酸。
適合人群：鼻咽癌、胃癌、食道癌、大腸癌、肺癌、肝癌、乳腺癌等患者。

營養成分	對抗癌的益處
半胱胺酸蛋白酶、其他活性物質。	**半胱胺酸蛋白酶：**可以將動物蛋白水解成易於消化吸收的形式，進而減輕消化道的負擔，增強機體對癌細胞的抵抗力。 **其他活性物質：**奇異果汁阻斷亞硝胺合成率高達98%，是最有效的阻斷劑。奇異果中抗癌物質除了維生素C、多肽等，還有其他的可以阻斷亞硝胺生成的活性物質，有很好預防胃癌效果。

水果類

特別提示

❶ 將奇異果打成汁，和蜂蜜調勻，加適量水早晚服用，有抗癌消腫的作用，對癌症有輔助治療的效果。
❷ 奇異果榨汁、做糕點等都有防癌抗癌作用。
❸ 奇異果質地較軟且有香氣，為適合食用的狀態。如果質地硬，無香氣，則未熟；如果很軟且有異味，代表過熟或腐爛。

小偏方大功效

消化不良：奇異果肉60克加1000克的水，煎煮1小碗服用。

搭配宜忌

✓ 奇異果最好熟透再吃。硬邦邦的奇異果口感酸澀，糖分很低，還會讓人感覺刺口，因為其含有大量蛋白酶，會分解舌頭和口腔黏膜的蛋白質，引起不適感。

✗ 奇異果性寒涼，多吃會導致脾胃虛寒、腹瀉，所以不宜多吃。

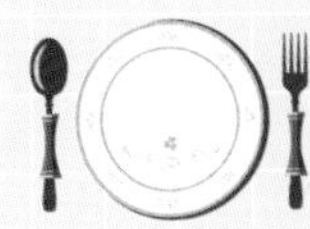

抗癌防癌常備菜食譜

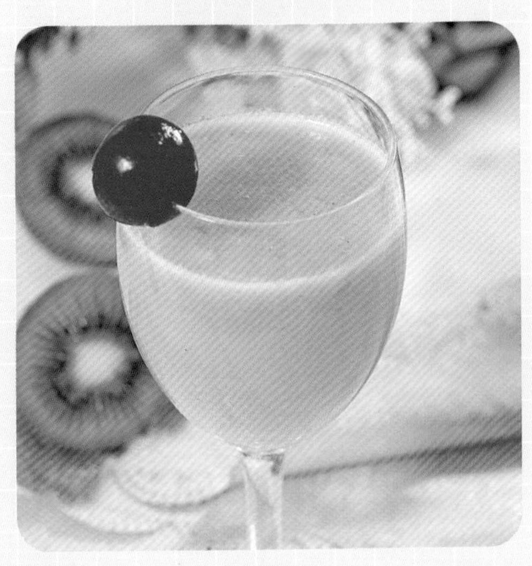

奇異果杏汁

材料 奇異果 200 克、杏仁 50 克。

做法

❶ 將奇異果洗淨，去皮，切小丁；杏仁洗淨，去核，切小丁。

❷ 將奇異果丁和杏肉丁一同放入榨汁機中榨汁，倒入杯中飲用即可。

料理的效果

奇異果中半胱胺酸蛋白酶能減輕腸道負擔，增強對癌細胞的抵抗力，打成汁喝，有利於防癌抗癌。

雞蛋水果沙拉

材料 奇異果 100 克、芒果 50 克、雞蛋 1 個。

調味料 原味優酪乳適量。

做法

❶ 雞蛋煮熟，切成小塊；奇異果洗淨，去皮，切丁；芒果洗淨，去皮去核，切丁。

❷ 取盤，放入雞蛋丁、奇異果丁、芒果丁。

❸ 將原味優酪乳淋在水果丁上拌勻即可。

料理的效果

奇異果中的活性物質能阻斷亞硝胺合成；芒果中芒果酮酸、異芒果醇酸等都具有抗癌的作用；葡萄中的白藜蘆醇具有抗癌的作用，上述幾種食材搭配食用，有一定防癌抗癌的作用。

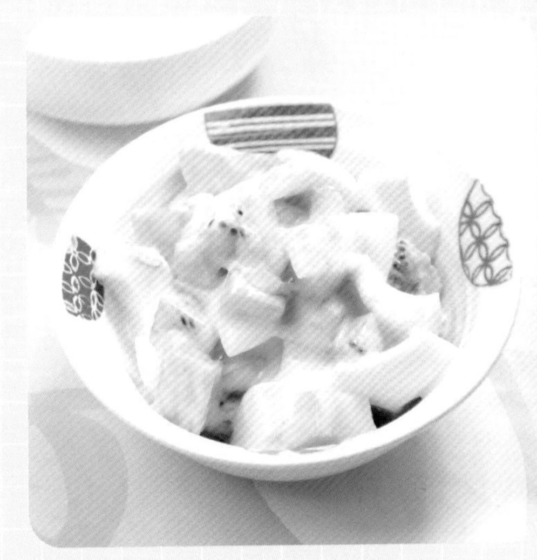

山楂

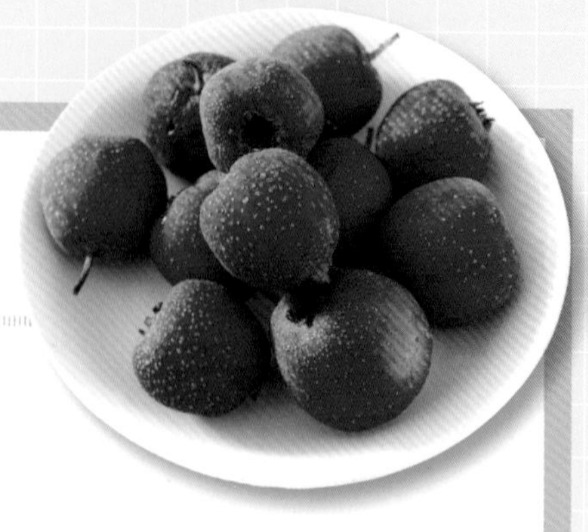

所含黃酮類可防癌抗癌

性味：性微溫，味甘、酸。
適合人群：消化系統癌、子宮頸癌等患者。

營養成分	對抗癌的益處
維生素C、黃酮類。	**維生素C：**具有抗氧化，有防癌抗癌作用。 **黃酮類：**阻斷致癌物的合成及代謝活化，抑制細胞信號傳導通絡，進而抑制細胞增殖，誘導細胞凋亡，增強機體免疫功能。

水果類

特別提示

❶ 生山楂中所含的單寧酸與胃酸結合容易形成胃結石，很難消化，尤其是胃腸功能弱的人更應該謹慎。最好將山楂煮熟後再吃，營養易被消化吸收，防癌抗癌作用也不錯。
❷ 煮粥時，放一些山楂，既可以幫助消化，又可輔助抗癌。
❸ 煮山楂的時候，千萬不要用鐵鍋，否則會失去它的作用。
❹ 深紅色、鮮亮而有光澤的，果實豐滿、圓鼓的為成熟山楂。外皮皺縮、顏色晦暗、葉梗枯萎乾癟表示過熟或是放置時間過久，不宜選購。
❺ 山楂可放在透氣、散熱的容器中，置於乾燥處保存，也可以裝在保鮮袋中密封，放入冰箱保存。

搭配宜忌

✔ 處於換牙期的兒童吃完山楂後要及時漱口，避免山楂中的酸性物質傷害牙齒。

✘ 服用人參等補品時不宜食用山楂，因為這樣會抵消人參的補氣作用。

小偏方大功效

消化不良：山楂曬乾，去核，研末，加適量黑糖，開水沖服，每日3次，有助於改善消化不良。

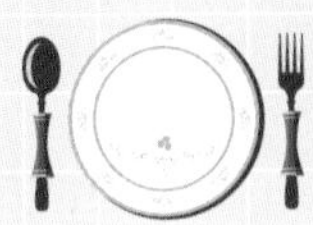

抗癌防癌常備菜食譜

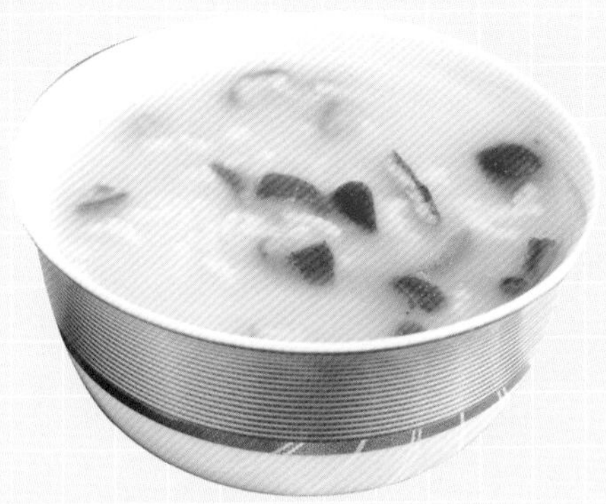

山楂麥芽粥

材料 白米100克、麥芽30克、山楂15克、陳皮5克。

做法

❶ 麥芽、陳皮洗淨；白米洗淨，用水浸泡30分鐘；山楂洗淨，去籽，切塊。

❷ 鍋置火上，加適量清水燒開，放入麥芽、陳皮大火煮30分鐘，再放入白米煮開，加入山楂塊，小火熬煮成粥即可。

料理的效果

山楂中富含豐富維生素C，可以幫助防癌抗癌。

山楂黑糖水

材料 帶核鮮山楂15個。

調味料 黑糖適量。

做法

❶ 山楂洗淨後加入適量水，以小火熬煮至爛熟。

❷ 加入黑糖，再熬煮至稀糊狀即可。

小知識

山楂，就是我們常說的山裡紅，是傳統的中藥之一，也是人們熟悉的健胃消食食物。

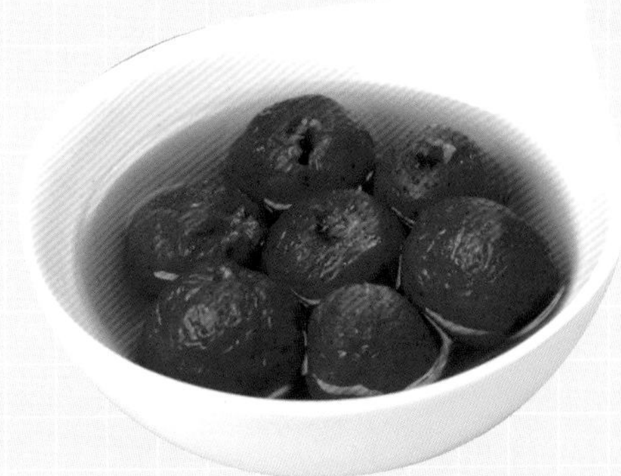

草莓

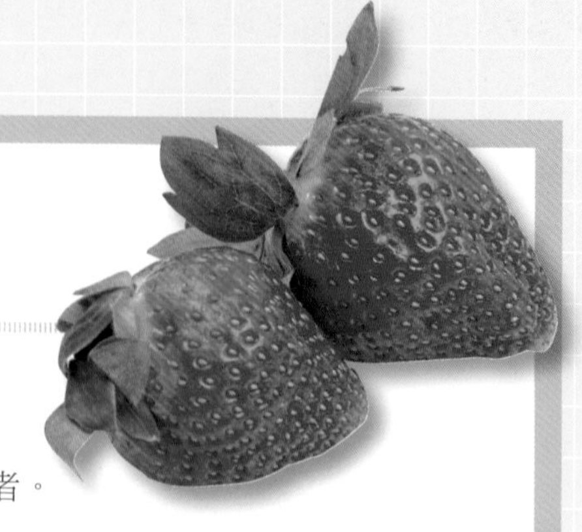

單寧酸減少癌症發生

性味：性涼，味甘、酸。
適合人群：鼻咽癌、扁桃體癌、喉癌、肺癌等患者。

營養成分	對抗癌的益處
維生素C、單寧酸。	**維生素C：**阻斷體內致癌物質亞硝胺的合成，破壞癌細胞增殖時產生的特異酶活性，有一定的防癌抗癌作用。 **單寧酸：**具有較強的抗脂質過氧化、捕捉自由基的能力，抑制多環芳香烴、黃麴黴素等引起的癌變。

水果類

特別提示

❶ 將新鮮的草莓洗淨，切碎放在優酪乳中食用，一次50克，有益防癌，適合多種癌症患者食用。
❷ 洗草莓時，應將草莓放在流動的水中，而且洗前果蒂不要摘除，否則不但味道變差，還會導致維生素C流失，不利於防癌抗癌。
❸ 草莓應選顏色紅嫩、個大飽滿、果實堅實的。

搭配宜忌

✔ 草莓富含維生素C，適合直接生吃，如果加熱後食用，會破壞草莓中富含的維生素C。

✘ 草莓一次不宜吃得過多，不然容易使胃腸功能紊亂，導致腹瀉。

小偏方大功效

消腫止痛：將草莓適量洗淨，榨汁，塗在患處即可。
潤燥生津：將草莓、冰糖各適量，先將草莓榨成汁，加入冰糖，用溫水服用，效果不錯。

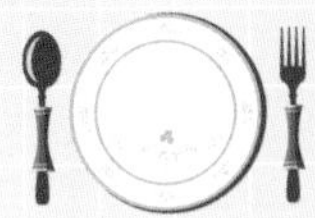

抗癌防癌常備菜食譜

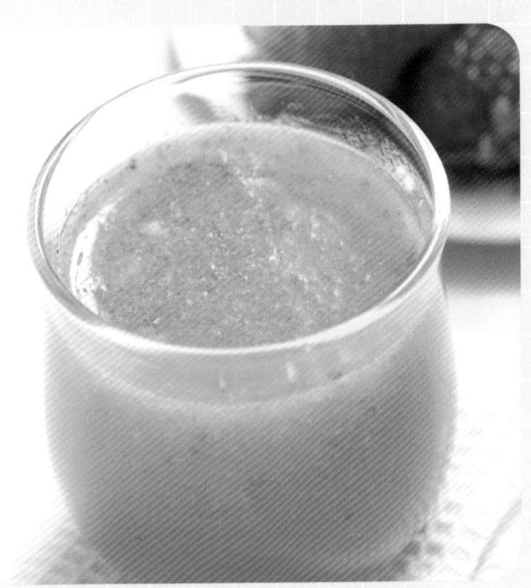

草莓汁

材料 草莓 300 克。

調味料 蜂蜜適量。

做法

❶ 草莓去蒂，洗淨，切小塊，放入榨汁機中，加適量飲用水攪打。

❷ 打好後倒出，調入蜂蜜即可。

料理的效果

草莓中的單寧酸對致癌物質——多環芳香烴、亞硝酸鹽、黃麴黴素等有較好的抑制作用，有利於防癌抗癌。

草莓山楂湯

材料 草莓 100 克、山楂 30 克。

調味料 白糖適量。

做法

❶ 將草莓、山楂分別洗淨，山楂去核備用。

❷ 鍋置火上，倒入適量清水，大火煮滾， 放入山楂，改用小火煮 10 分鐘，加草莓煮開。

❸ 加適量白糖煮至化開， 攪拌均勻即可。

料理的效果

草莓富含豐富的維生素 C 可阻斷體內致癌物質亞硝胺的合成，破壞癌細胞增殖時產生的特異酶活性；山楂提取液能阻斷亞硝胺的合成，對預防消化道癌症有良好的效果，搭配食用，防癌抗癌效果更好。

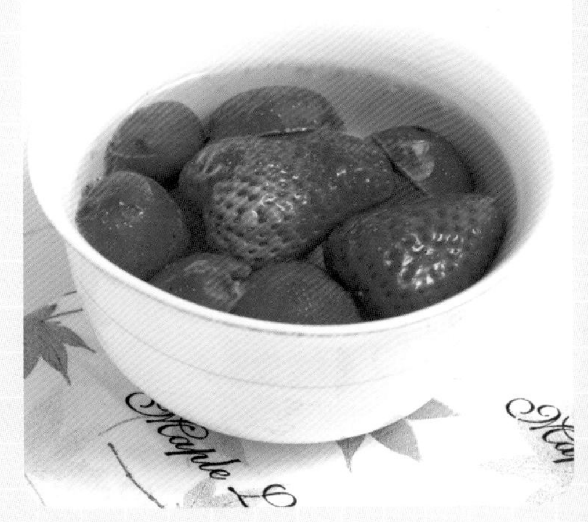

木瓜

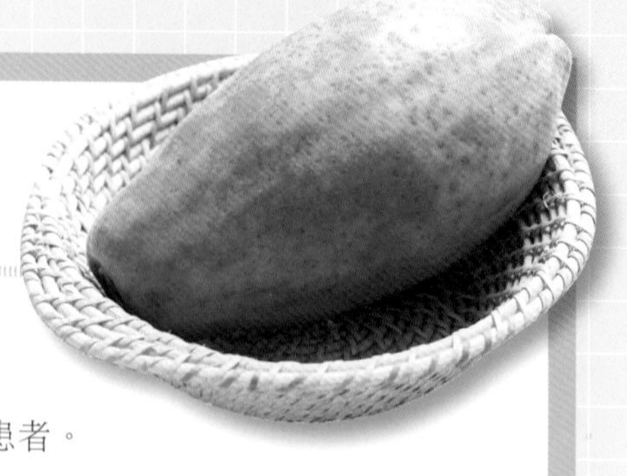

番木瓜鹼對癌細胞有抑制作用

性味：性溫，味酸。
適合人群：乳腺癌、子宮頸癌、大腸癌、肺癌等患者。

營養成分	對抗癌的益處
番木瓜鹼、維生素C。	**番木瓜鹼**：具有抗淋巴性白血病的抗癌活性，並能阻止致癌物質亞硝胺的合成，有利於防癌抗癌。 **維生素C**：含量很高，是蘋果的48倍，具有阻止人體致癌物質亞硝胺合成的作用，能很好地預防各種消化系統癌症。

水果類

特別提示

1. 木瓜可以生吃，也可以榨成汁喝，抗癌營養素保留完整，有利於防癌抗癌。
2. 木瓜葉可以熬湯。把木瓜葉連杆洗乾淨後切細；放入鍋中加水煲1.5～2小時。水量多少無所謂，每天1、2次都行，可達到防癌抗癌的作用。
3. 木瓜果實為長橢圓形，綠中帶黃、果皮光滑潔淨、果蒂新鮮、氣味芳香、有重量感為上品。

搭配宜忌

✔ 治病多採用宣木瓜，也就是北方木瓜，不宜鮮食；食用木瓜是產於南方的木瓜，可以生吃，也可作為蔬菜和肉類一起燉煮。

✘ 木瓜營養豐富，但是食用過多會產生脹氣、腹瀉等不適症狀。

抗癌防癌常備菜食譜

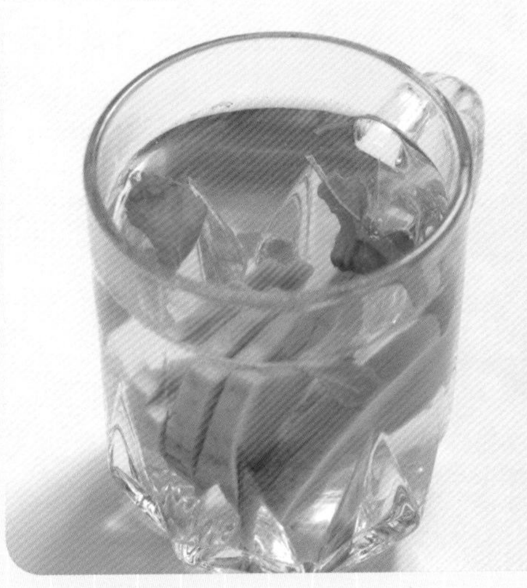

木瓜薄荷茶

材料 木瓜 50 克、薄荷葉 5 片。

做法

❶ 木瓜洗淨，切成薄片；薄荷葉洗淨備用。

❷ 木瓜薄片與薄荷葉浸在熱水中製成茶即可。

料理的效果

木瓜中的番木瓜鹼具有抗淋巴性白血病的抗癌活性，泡水代茶飲，對防癌抗癌有一定效果。

木瓜汁

材料 木瓜 250 克。

調味料 蜂蜜適量。

做法

❶ 木瓜洗淨，去籽、去皮，切成小塊。

❷ 將木瓜塊放到榨汁機中，加適量水攪打，盛出，調入蜂蜜即可。

料理的效果

木瓜提取物對癌細胞有明顯的抑制作用，常吃有防癌抗癌的作用。

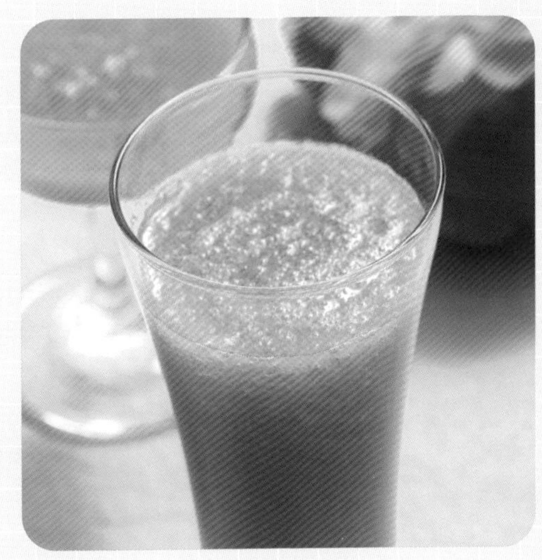

葡萄

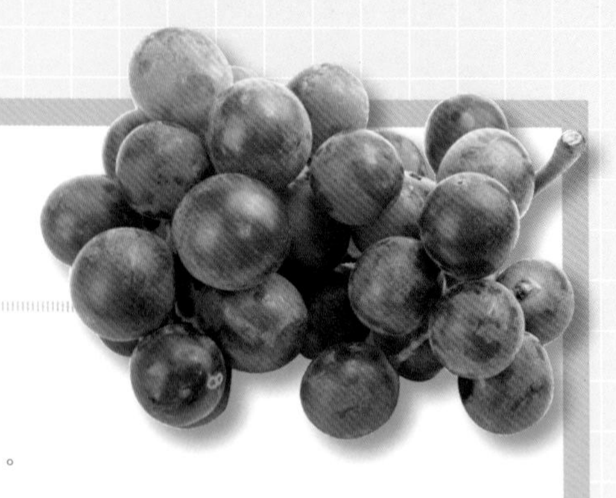

白藜蘆醇能抑制癌細胞增殖

性味：性平，味甘、酸。
適合人群：肺癌、胃癌、白血病、乳腺癌患者。

營養成分	對抗癌的益處
槲皮素、白藜蘆醇。	**槲皮素：**具有抗氧化活性，可消除氧自由基，抑制癌細胞的增殖，具有防癌抗癌的作用。 **白藜蘆醇：**一種天然的抗氧化物，能透過抑制DHA合成而抑制癌細胞的生長，還能誘發細胞週期的阻滯，誘導多種癌細胞凋亡，如肺癌、胃癌、白血病、乳腺癌、前列腺癌等。

水果類

特別提示

❶ 吃葡萄最好不吐葡萄皮。因為葡萄很多的營養成分儲存在表皮中，尤其是有抗氧化效果的花青素、白藜蘆醇也主要集中在葡萄皮中，可達到防癌抗癌的功效。
❷ 葡萄打果汁可以不去籽。葡萄籽中含有豐富的抗氧化成分，對抗皮膚衰老有很好效果，但直接食用並不能被人體吸收，因此可將整粒葡萄放入果汁機中打，這樣葡萄籽也會被打碎，可一併被喝下，營養更好。
❸ 應選擇外觀新鮮，大小均勻整齊，顆粒飽滿，味甜且有香氣的。

搭配宜忌

✔ 葡萄最好連皮一起吃，因為很多營養成分都在皮中。

✘ 葡萄不宜多吃，否則會使人煩悶，甚至引起腹瀉。

✘ 吃完葡萄後最好漱口或者刷牙，避免有機酸腐蝕牙齒。

抗癌防癌常備菜食譜

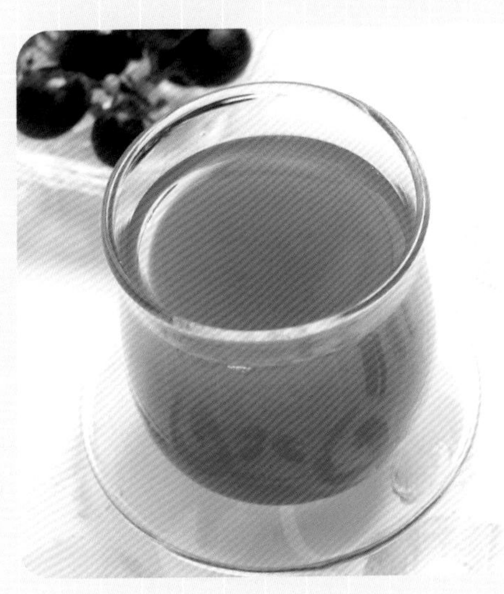

葡萄汁

材料 葡萄 250 克。

做法

葡萄洗淨，切成兩半後，倒入榨汁機中，加適量飲用水，攪打均勻後倒入杯中。

料理的效果

葡萄皮和葡萄籽中含有豐富的抗氧化劑，打成汁喝營養保留更完整，常吃有助於防癌抗癌。

葡萄蘆筍汁

材料 葡萄 50 克、蘆筍 35 克。

調味料 蜂蜜適量。

做法

❶ 葡萄洗淨，去籽；蘆筍洗淨，切小段。

❷ 將上述食材倒入榨汁機中，加入少量飲用水，攪打均勻後倒入杯中，加入蜂蜜調味即可。

料理的效果

葡萄和蘆筍都有抑制癌細胞增殖的作用，搭配食用，防癌抗癌的效果更好。

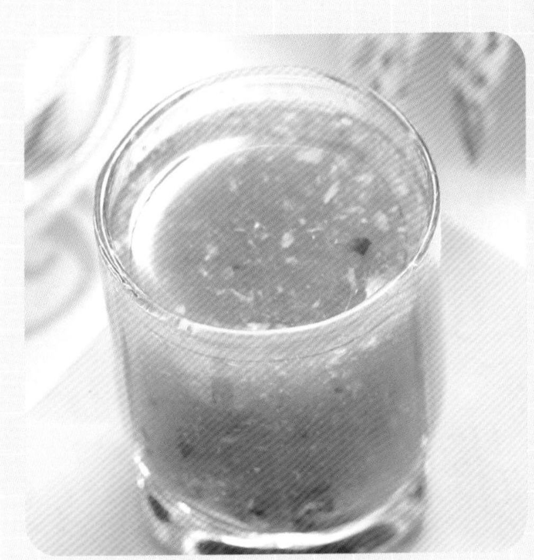

橘子

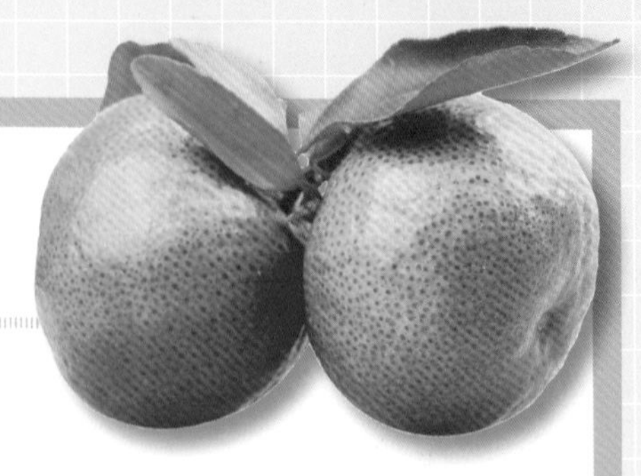

檸檬苦素能促使致癌物排出

性味：性涼，味甘、酸。
適合人群：胃癌、喉癌、口腔癌患者。

營養成分	對抗癌的益處
檸檬苦素、維生素C。	**檸檬苦素：**能使致癌物質分解，抑制和阻斷癌細胞的生長，阻止致癌物對細胞核內的損傷，保護基因的完好，達到防癌抗癌的作用。

水果類

特別提示

❶ 用帶皮的橘子榨取果汁，是防癌抗癌最理想的方法。榨汁過程中，橘子的皮、核全被絞碎，各種營養物質，包括各種防癌物質全部都溶解在果汁中。

❷ 應選色澤鮮豔自然，局部微帶綠色，果形端正，沒有明顯病害、蟲害和裂口的。

小偏方大功效

輔助治療妊娠發熱：橘子100克、黃瓜50克，將兩者洗淨後榨成汁飲用，每天2～3次有助於緩解妊娠發熱。

緩解慢性胃炎：乾橘皮30克，炒後研末，每次取6克，加白糖適量，空腹溫水沖服可緩解慢性胃炎。

搭配宜忌

✔ 感冒時，可將曬乾的橘子皮用熱水加糖沖泡食用，能達到緩解作用。

✘ 橘子不宜食用過多，否則容易導致機體功能紊亂，引發口腔炎、牙周炎等。

✘ 橘子不宜在飯前或空腹時食用。

抗癌防癌常備菜食譜

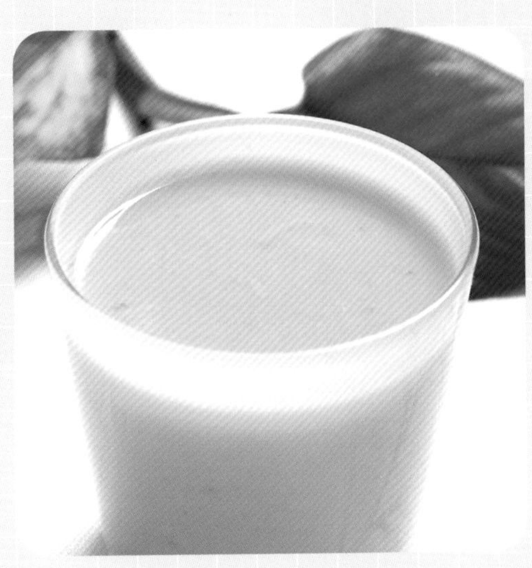

草莓橘子優酪乳

材料 橘子100克、草莓50克、優酪乳200克。

做法

❶ 草莓去蒂、洗淨、切丁；橘子洗淨（不去皮和核），切小塊。

❷ 將草莓、橘子和優酪乳一同放入榨汁機中打勻即可。

料理的效果

草莓中的單寧酸能減少癌症發生，優酪乳中的乳酸菌能產生抗菌物質，橘子中檸檬苦素能抑制癌細胞的生長，三者搭配食用，防癌抗癌效果更好。

奇異果橘子汁

材料 奇異果、橘子各150克。

調味料 蜂蜜適量。

做法

❶ 奇異果洗淨，去皮，切小塊；橘子洗淨（不去皮和核），切小塊。

❷ 將上述食材放入榨汁機中，加適量飲用水攪打均勻，然後調入蜂蜜即可。

料理的效果

奇異果中的半胱胺酸蛋白酶能增強機體對癌細胞的抵抗力，橘子中含有豐富的維生素C，能增強抗氧化性，兩者搭配食用，抗癌作用很好。

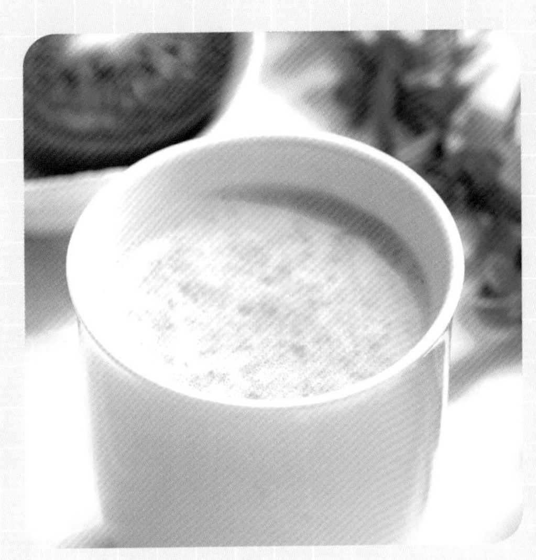

大蒜

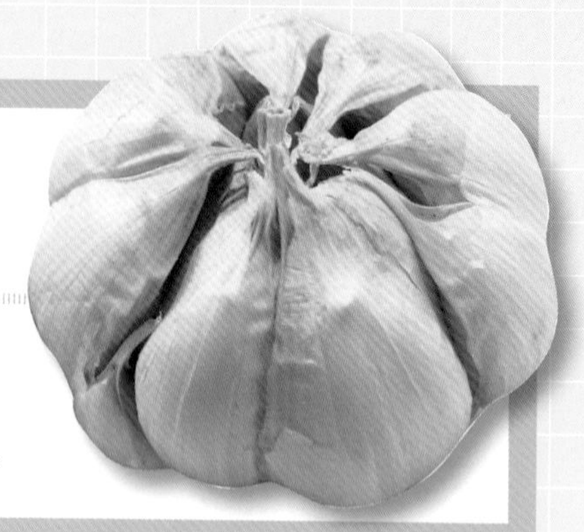

大蒜素能啟動體內免疫物質活性

性味：性溫，味辛。
適合人群：胃癌、大腸癌、直腸癌、乳房癌等患者。

營養成分	對抗癌的益處
大蒜素。	**大蒜素**：能啟動體內的 T 淋巴細胞、B 淋巴細胞和巨噬細胞等抗癌免疫物質的生物活性，進而加強對癌細胞的識別、吞噬和清除作用。

特別提示

❶ 大蒜中抗癌作用的是大蒜素，只有將大蒜切成片暴露在空氣中15分鐘，使它與空氣中的氧氣結合後才可以產生大蒜素，這樣生吃才能更好地發揮大蒜的營養價值和抗癌作用。
❷ 宜選購蒜頭大，包衣緊，蒜瓣大且均勻，味道濃厚，辛香可口，汁液黏稠的。

中醫觀點

大蒜具有消腫解毒的作用，常吃可以排出體內毒素，預防癌症的發生。

搭配宜忌

- ✔ 搗碎後生食，防癌抗癌效果更佳。
- ✘ 煮熟後大蒜，抗癌成分會遭到破壞。
- ✘ 大蒜不可食用過多，否則會影響維生素 B 群的吸收；對眼睛有刺激作用，引起眼瞼炎和眼結膜炎。
- ✘ 大蒜不宜空腹食用，不然會使胃黏膜受到損害，引起急性胃炎、胃潰瘍和十二指腸潰瘍。

抗癌防癌常備菜食譜

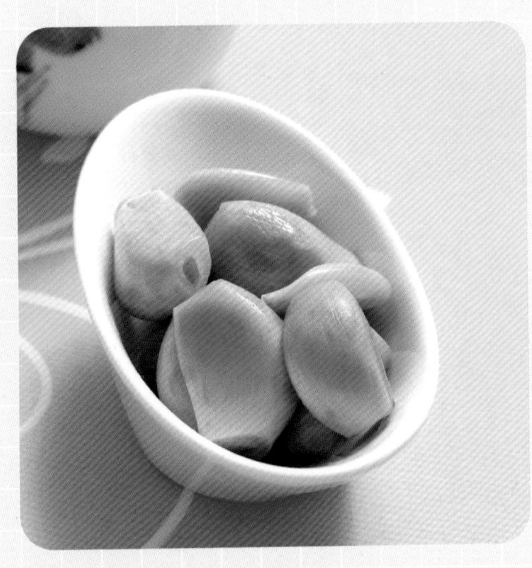

臘八蒜

材料 大蒜 200 克。

調味料 米醋 300 克、白糖 20 克

做法

❶ 大蒜去皮，切掉頂頭部分，將處理後的蒜放入乾淨的小罐子中。

❷ 在裝好大蒜的罐子裡倒入米醋，沒過蒜，放入白糖，然後將罐口密封好，放在陰涼通風處，約 15 天就可以吃了。

小知識

古埃及人已用大蒜來輔助治療多種疾病；英國在第二次世界大戰期間購買幾千噸大蒜，用於幫助治療士兵的創傷。

蒜泥蠶豆

材料 鮮蠶豆 100 克、大蒜 2 瓣。

調味料 鹽 2 克、醋 5 克。

做法

❶ 大蒜去皮，搗成泥，加鹽、醋攪拌成蒜泥調味汁。

❷ 將鮮蠶豆洗淨，去殼，放入涼水鍋中以大火煮滾，再轉中火煮 15 分鐘至軟，撈出瀝水。

❸ 將蠶豆放入盤中，淋上蒜泥調味汁，拌勻。

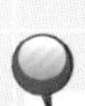

料理的效果

蠶豆中富含胡蘿蔔素、鈣、硒等有益抗癌的物質，和富含大蒜素的蒜搭配，能解毒消炎、防癌抗癌、健脾開胃。

薑

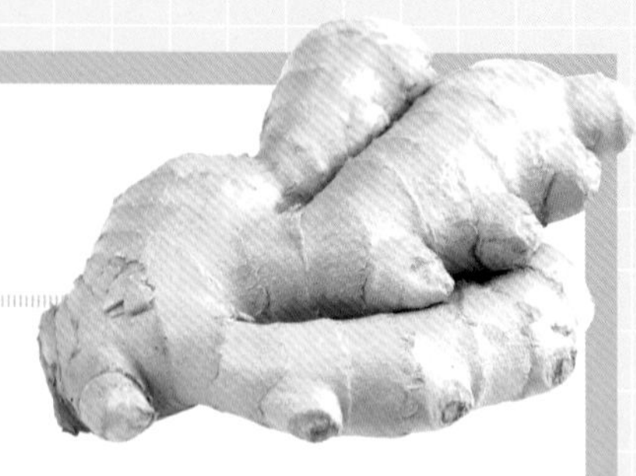

薑辣素抑制癌細胞的生長

性味：性溫，味辛。
適合人群：胃癌、食道癌、肺癌、子宮頸癌等患者。

營養成分	對抗癌的益處
薑辣素、生薑酚。	**薑辣素：**可刺激舌頭上的味覺神經，刺激胃黏膜感受器，促進消化液分泌，增強腸胃蠕動，加強消化功能，降低胃癌的發生率。 **生薑酚：**阻止細胞癌變，預防癌症的發生。

特別提示

❶ 薑為「嘔家聖藥」，對消化系統癌症或接受化療的癌症患者有止嘔的作用。具體方法：榨薑汁，滴在舌頭上，慢慢下嚥，或含薑片或用薑煮湯代茶飲。
❷ 食道癌患者吃些薑汁可以緩解堵塞在口中的痰涎
❸ 胃癌患者手術後，可以將乾薑和烏梅一同煮湯，加少許白糖食用，有利於身體的恢復。
❹ 肺癌患者可以咀嚼薑片，可以清除肺中瘀積的痰。
❺ 一般燻過的薑看起來乾淨，且顏色淺、亮，皮薄，輕輕一搓就掉了。正常的薑的顏色應發暗、發乾。

搭配宜忌

✗ 薑一次不宜食用過多，每次 10 克左右為宜，以免吸收大量薑辣素，在經腎臟排泄過程中會刺激腎臟，並產生口乾、咽痛、便祕等上火症狀。

✗ 凍薑、爛薑不能食用，因為薑腐爛後，會產生一種毒性很強的有機物——黃樟素，能使肝細胞變性、壞死，誘發肝癌。

中醫觀點

生薑可發汗解表、散寒止疼，同時能促進消化、增強食慾，有利於養脾胃，而脾胃好可提高機體抗病能力，降低癌症發生率。

抗癌防癌常備菜食譜

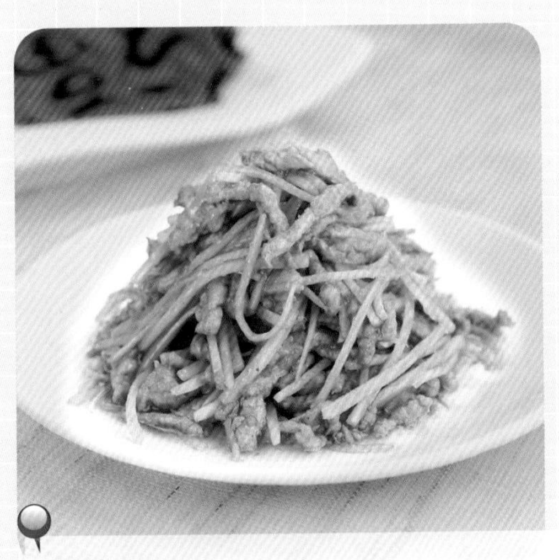

子薑肉絲

材料 豬里肌肉150克、子薑50克。

調味料 鹽2克、太白粉25克、米酒和蔥絲各10克、醬油5克、鮮湯20克、香油少許。

做法

1. 豬里肌肉洗淨切絲，放入鹽、太白粉、米酒拌勻後醃漬10分鐘；子薑洗淨，切成粗絲；將鹽、太白粉、米酒、醬油、鮮湯放入碗中，調勻成芡汁。
2. 鍋內倒油燒熱，放入調好的肉絲，炒散，加入薑絲、蔥絲炒段生。
3. 烹入芡汁炒勻，收汁，淋上香油炒勻即可。

料理的效果

薑中的薑辣素能促進消化液分泌，增強腸胃蠕動，加強消化功能，降低胃癌的發生率。

薑絲麵

材料 麵條200克、黃瓜100克、子薑15克。

調味料 鹽、雞粉各2克、香油3克、醋10克。

做法

1. 黃瓜洗淨，切成絲；子薑洗淨，切絲，放鹽醃10分鐘。
2. 將麵條煮熟，撈出放入碗中，然後將黃瓜絲、薑絲放在麵上，再加香油、醋、鹽和雞粉拌勻即可。

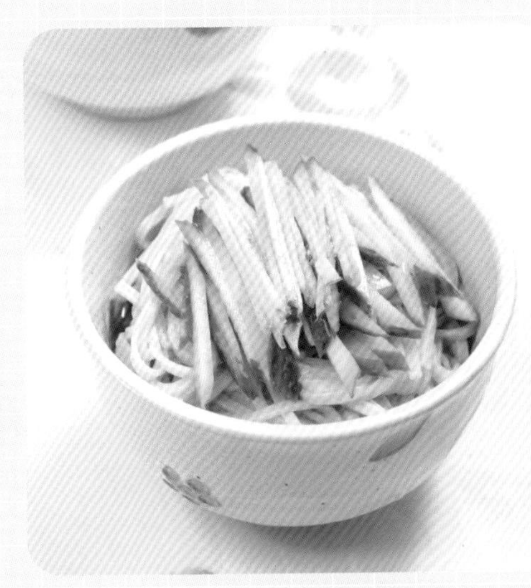

料理的效果

薑的生薑酚能阻止細胞癌變，進而達到降低癌症發生率的作用，所以適合預防癌症的人常吃。

苦杏仁

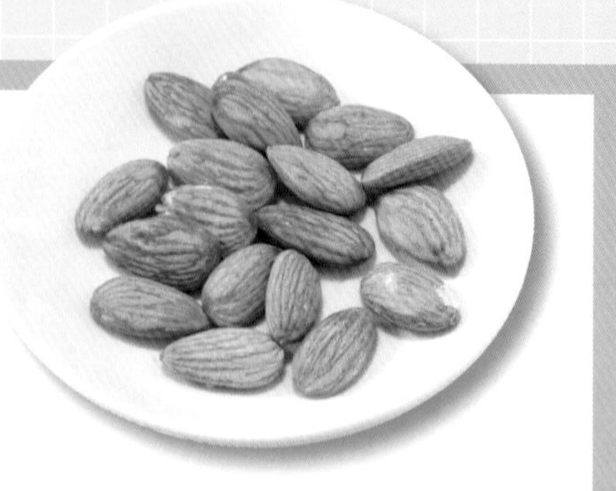

苦杏仁苷增加抗癌效果

性味：性溫，味苦。
適合人群：食道癌、肺癌等患者。

營養成分	對抗癌的益處
苦杏仁苷、維生素C、多酚。	**苦杏仁苷：**幫助體內胰蛋白酶消化癌細胞的透明樣黏蛋白膜，讓體內白細胞更容易接近癌細胞，並吞噬癌細胞。 **維生素C和多酚：**這些成分既能降低人體內膽固醇，減少心臟病和多種其他慢性病的危險性，還具有一定的防癌抗癌的作用。

特別提示

❶ 苦杏仁具有一定的抗癌效果，但若食用不當會導致中毒，所以食用時不宜過量。可透過浸泡、煮熟，減少甚至消除有毒物質。此外，一定要去皮和尖。

❷ 苦杏仁表面呈黃棕色至深棕色，一端尖，另一端鈍圓、肥厚，左右不對稱。尖端一側有短線形種臍，圓端合點處向上具有多條深棕色的脈紋。

小偏方大功效

祛濕化痰：薏仁30克、苦杏仁10克、冰糖適量。將杏仁洗淨去皮；薏仁洗淨，浸泡2小時。鍋置火上，加入適量清水，大火煮開，然後加入薏仁、杏仁煮開，轉小火煮至熟，加入冰糖煮至化開即可。

搭配宜忌

✔ 苦杏仁一次食用 15 克為宜，最好煮熟後食用，能大大降低它的毒性。

✘ 苦杏仁不宜生吃或一次不宜吃太多，否則會引起中毒還會傷及脾胃。

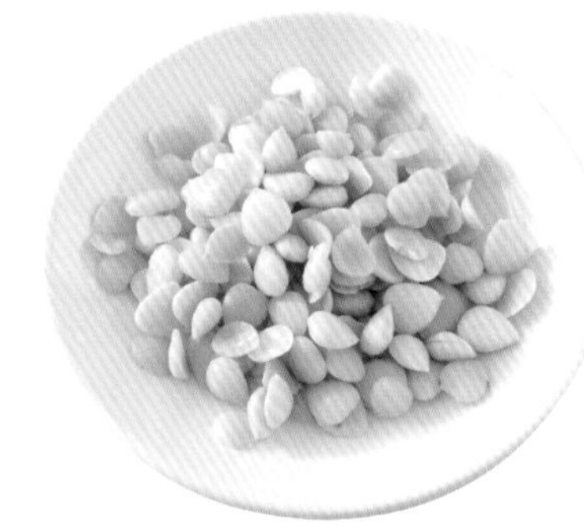

抗癌防癌常備菜食譜

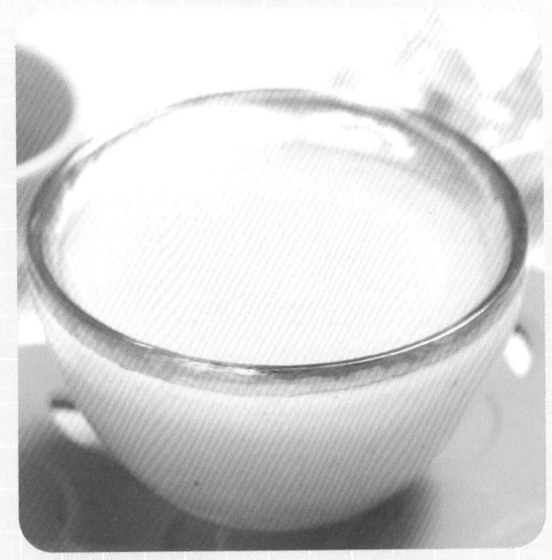

苦杏仁米糊

材料 白米 50 克、苦杏仁 30 克。

調味料 冰糖 10 克。

做法

❶ 白米洗淨，用清水浸泡 30 分鐘。

❷ 將白米、苦杏仁倒入全自動豆漿機中，加水至上、下水位線之間，按下「米糊」鍵，煮至豆漿機提示米糊做好，加冰糖攪拌至化開。

料理的效果

苦杏仁中多酚不僅可以降低體內膽固醇，還具有防癌抗癌的作用。

鵪鶉苦杏仁粥

材料 鵪鶉肉、白米各 100 克、桂圓 15 克、苦杏仁 10 克。

調味料 薑末、米酒和醬油各 10 克、鹽 2 克。

做法

❶ 鵪鶉肉洗淨，切塊，加米酒、醬油醃漬入味；白米洗淨，浸泡 30 分鐘。

❷ 鍋置火上，加清水煮滾，放白米、桂圓、薑末、鵪鶉塊、苦杏仁，大火煮滾後轉小火熬至粥熟，加鹽調味即可。

料理的效果

苦杏仁中苦杏仁苷能幫助體內胰蛋白酶消化癌細胞的透明樣黏蛋白膜，讓體內白細胞更容易接近癌細胞，並吞噬癌細胞。加入苦杏仁熬粥，更能完整保留抗癌成分。

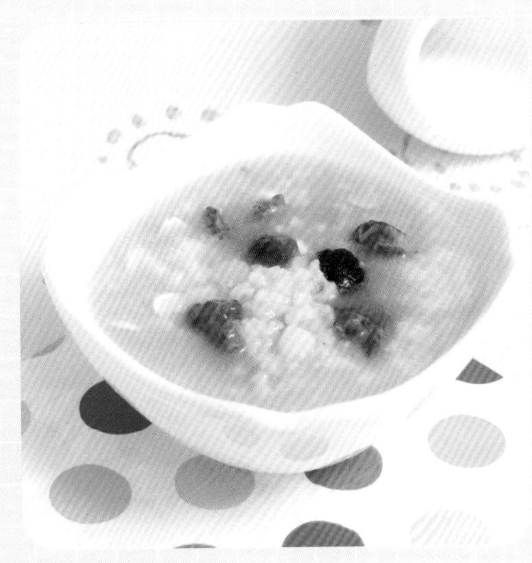

綠茶

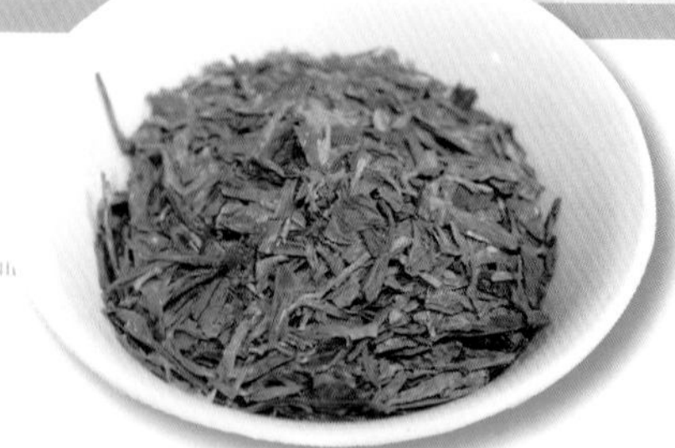

茶多酚誘導癌細胞凋亡

性味：性微寒，味甘、苦。
適合人群：乳腺癌、前列腺癌、口腔癌、膀胱癌、胃癌等患者。

營養成分	對抗癌的益處
兒茶素、茶多酚。	**兒茶素：**天然的油脂抗氧化劑，抗氧化活性強於維生素E，且能清除機體產生的自由基，進而保護細胞膜，更好地對抗癌症。 **茶多酚：**能阻斷致癌物的合成及代謝活化，抑制癌細胞的增殖，誘導癌細胞凋亡，調節身體免疫力，達到防癌抗癌的作用。

特別提示

❶ 綠茶泡水喝，每天喝4杯，有降低癌症風險的作用。
❷ 對於罹患癌症的患者來說，可以喝點綠茶，對於抗癌藥物中的毒副作用有一定的解毒效果，可以減少對身體的傷害。
❸ 綠茶宜淡茶熱飲，防癌抗癌效果更好。
❹ 應選擇以綠色為主，如炒青應呈黃綠色，烘青應呈深綠色。若綠茶為深褐色且灰暗，代表品質不佳。

中醫觀點

綠茶具有利尿、解毒的作用，常喝可以清除體內毒素，預防癌症的發生。

搭配宜忌

- ✗ 不要用綠茶服用藥物，服藥前後1小時內不要飲茶。
- ✗ 隔夜茶不宜飲用，因為隔夜的茶容易滋生細菌，引發中毒。
- ✗ 空腹時不宜飲用濃茶，否則會抑制胃液的分泌，導致食慾不振。
- ✗ 服用含有硫酸亞鐵等增血劑的藥物時，不宜飲綠茶。

抗癌防癌常備菜食譜

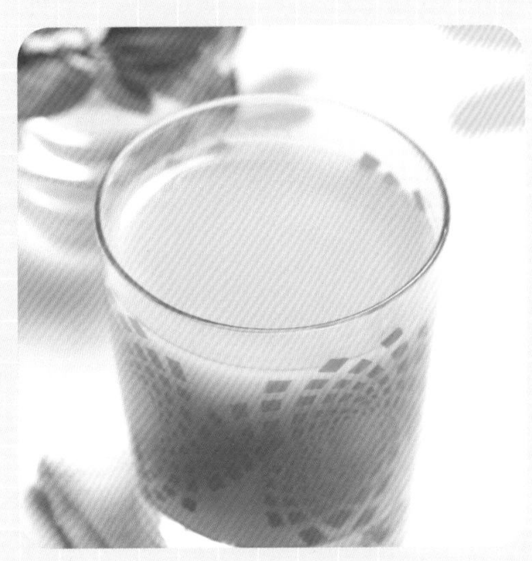

綠茶白米豆漿

材料 白米 50 克、黃豆 40 克、綠茶 8 克。

做法

❶ 黃豆用清水浸泡 8 ～ 12 小時，洗淨；白米洗淨，用清水浸泡 2 小時；綠茶沖泡成茶湯。

❷ 將所有食材倒入全自動豆漿機中，加水至上、下水位線之間，按下「豆漿」鍵，煮至豆漿機提示豆漿做好，過濾後加茶湯攪勻即可。

料理的效果

綠茶中的兒茶素、茶多酚有保護細胞，抑制癌細胞的作用，和黃豆、白米做成米糊，營養素流失少，有一定的防癌抗癌作用。

綠茶娃娃菜

材料 娃娃菜 200 克、綠茶、枸杞子各 5 克、熟海帶絲 20 克。

調味料 蔥段、薑片、胡椒粉各適量、鹽 2 克。

做法

❶ 娃娃菜洗淨，燙水過涼；綠茶用開水泡好；枸杞子泡發。

❷ 鍋內倒油燒熱，用蔥段、薑片熗鍋，下娃娃菜、枸杞子炒勻，加水，放鹽、胡椒粉調味。

❸ 熟海帶絲放入盤底，上面擺好娃娃菜，原湯撈起浮沫和蔥、薑，倒入綠茶水，淋在菜上。

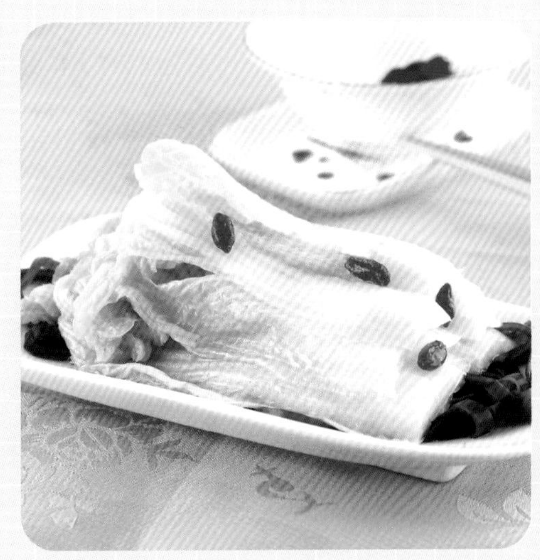

紅棗

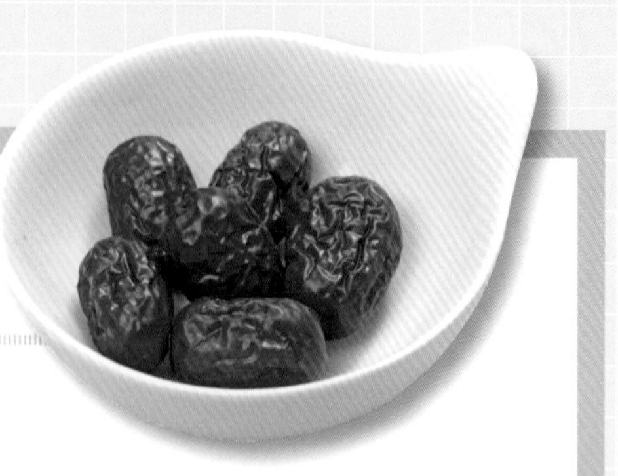

三萜類物質抑制癌細胞增殖

性味：性溫，味甘。
適合人群：腸癌、胃癌、肝癌的患者。

營養成分	對抗癌的益處
三萜類物質。	**三萜類物質：**透過抑制癌細胞增殖，防止癌細胞轉移擴散，誘導癌細胞凋亡，抑制癌細胞新生血管的生成等來發揮抗癌作用。

特別提示

❶ 紅棗最佳吃法是水煮法。將紅棗表皮劃幾道，放入滾水中煮至紅棗酥爛，連湯帶肉一起吃，既不會改變紅棗的營養價值，有利於防癌抗癌。

❷ 紅棗皮中維生素含量較高，但紅棗皮堅硬，且含有不溶性膳食纖維，不易消化，所以吃紅棗時要細嚼慢嚥，否則會加重腸胃負擔，不利於抗擊腸胃癌症。

❸ 用手捏一下紅棗，感覺乾燥堅實的即為上品。

搭配宜忌

✓ 紅棗可直接生食，也可用於煮粥、蒸飯、做湯等。

✓ 對有胃虛食少、心悸怔忡、脾弱便溏、飲食無味症狀的癌症患者均有效。

✗ 紅棗不可與退熱藥物同食。

✗ 紅棗的高含糖量對牙齒有一定危害，不宜多吃。

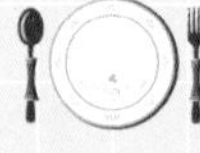

抗癌防癌常備菜食譜

小米紅棗豆漿

材料 紅棗 3 枚、小米 30 克、黃豆 50 克。

做法

❶ 黃豆用清水浸泡 8 ～ 12 小時，洗淨；小米用清水浸泡 2 小時，洗淨；紅棗洗淨，去核，切碎。

❷ 把上述食材一同倒入全自動豆漿機中，加水至上、下水位線之間，按下「豆漿」鍵，煮至豆漿機提示豆漿做好即可。

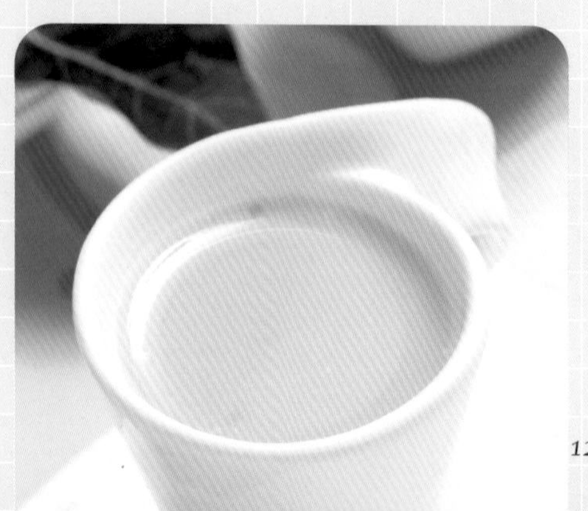

靈芝

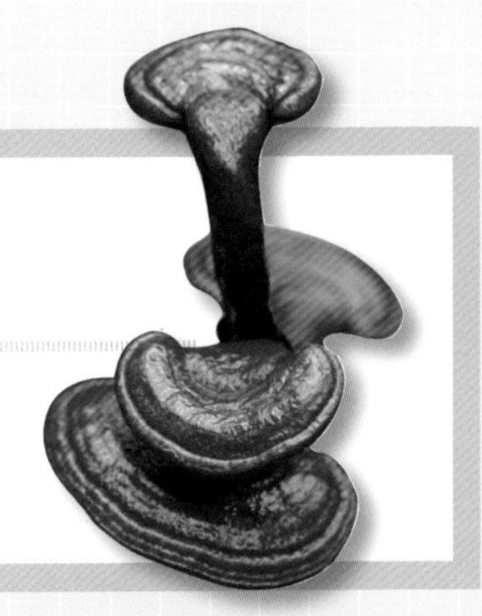

靈芝多醣啟動巨噬細胞活性

性味：性平，味甘。
適合人群：腦癌、肺癌、乳腺癌、直腸癌等癌症患者。

營養成分	對抗癌的益處
靈芝多醣。	**靈芝多醣：**幫助調節免疫功能，提高人體的抗癌能力；還能促進核酸和蛋白質的合成，也能啟動巨噬細胞，清除自由基，保護細胞，達到防癌抗癌的作用。

特別提示

❶ 以菌蓋個大、菌柄長、質堅實、光澤如漆者為佳。
❷ 靈芝6克、木耳6克、銀耳6克，蜜棗6枚、豬瘦肉200 克。將靈芝洗淨切片，放入砂鍋內加清水浸泡30分鐘。豬肉洗淨放入鍋內，木耳、銀耳泡發，去蒂，撕成小朵，與蜜棗一同放入鍋內，煮滾後用小火保持沸騰1小時即可。這款靈芝黑白木耳湯能滋補肺、胃，具有防癌抗癌等多種功效。

搭配宜忌

✔ 新鮮的靈芝可以直接食用。

✘ 患有頑固性皮膚瘙癢者，忌用靈芝。

✘ 有外感病如感冒發燒等的人不宜服用靈芝。

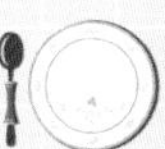

抗癌防癌常備菜食譜

靈芝瘦肉湯

材料 豬瘦肉 100 克、靈芝 15 克。
調味料 薑片和蔥段各 5 克、鹽 2 克。
做法
❶ 將靈芝刮去雜質，洗淨，切成小塊；豬瘦肉洗淨，切塊。
❷ 把全部食材放入鍋內，加清水適量，大火煮滾後，小火煮 1 小時，調味即可。

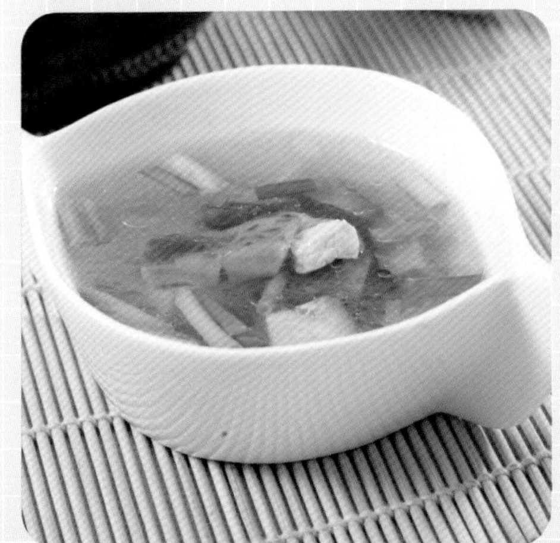

枸杞子

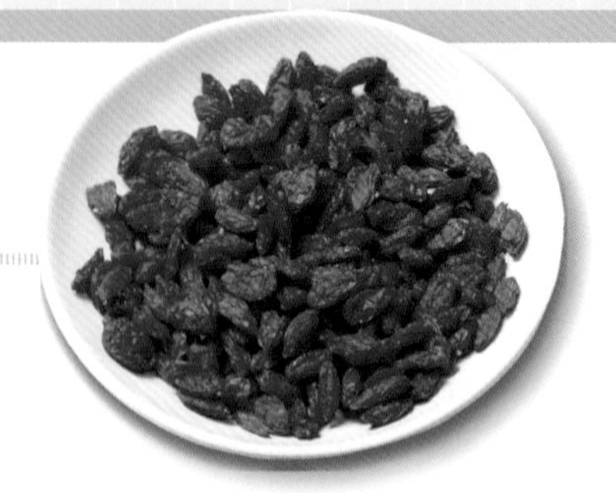

抑制癌細胞的生成和擴散

性味：性平，味甘。
適合人群：胃癌、子宮頸癌等患者。

營養成分	對抗癌的益處
枸杞多醣。	**枸杞多醣：**對身體免疫系統有調節作用，既能啟動巨噬細胞、T 淋巴細胞、B 淋巴細胞、自然殺傷細胞（NK）等免疫細胞，還能促進胞因子生成，活化補體，達到抗癌的作用。

特別提示

❶ 枸杞子經常被用來泡酒、泡茶，也可在煮粥或湯、做菜時放入，不僅有很好的滋補效果，還能防癌抗癌。
❷ 以顏色紅潤、顆粒飽滿、肉厚者為佳。

搭配宜忌

✔ 枸杞子攝取應適量，比較好的食用方法是加入粥飯、湯羹裡，不僅滋補，還不易上火。

✘ 感冒發燒、身體發炎、腹瀉的人忌吃。

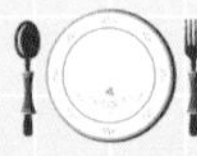

抗癌防癌常備菜食譜

枸杞茶

材料 枸杞子 10 克。

做法
在杯子中加入洗淨的枸杞子，以滾水沖泡，等待溫度降低，即可當茶飲用。

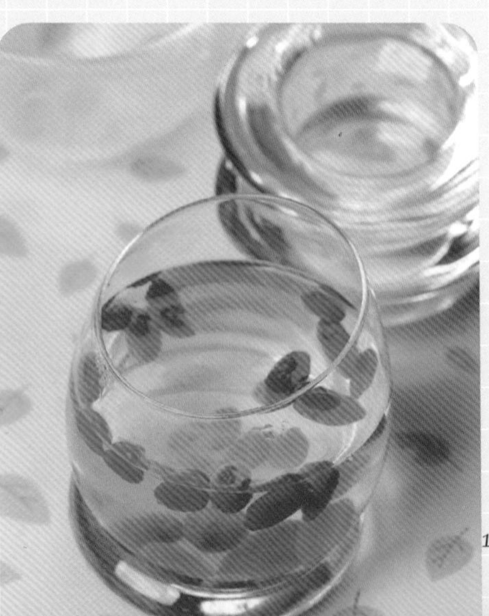

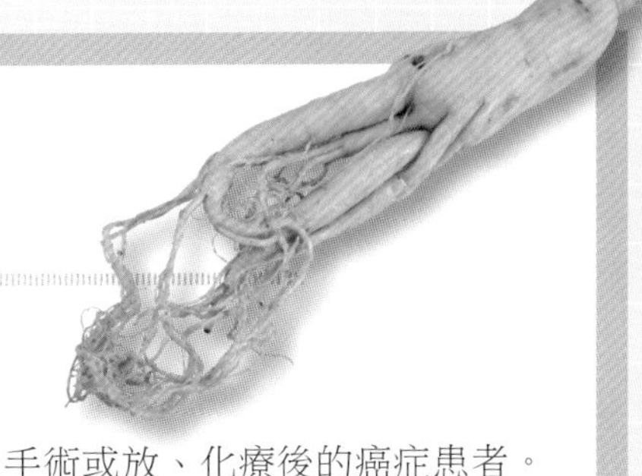

人參

多醣有誘導癌細胞凋亡的功效

性味：性平，味甘、微苦。
適合人群：中、晚期癌症患者或廣泛轉移者，以及手術或放、化療後的癌症患者。

營養成分	對抗癌的益處
人參多醣、人參皂苷。	**人參多醣**：具有影響和調節免疫功能，誘導癌細胞凋亡，抑制癌細胞的浸潤和轉移的作用。 **人參皂苷**：促使癌細胞凋亡，抑制癌細胞增殖，提高抗癌細胞對化學治療藥物的敏感性並且調節機體抗癌的免疫力。

特別提示

❶ 癌症患者食用人參的常用劑量為3～10 克，或煎湯服，或切片含服，或研粉吞服，或製成片劑口服。

❷ 以身長、支粗大、漿足、紋細、根莖長且較光滑、無莖痕及珍珠點，參根較大、參形完整、有光澤者為佳。

搭配宜忌

✔ 人參葉中也含有和人參相同的皂苷，具有解酒的功效。

✘ 食用人參不宜飲茶，不可和胡蘿蔔同服，否則人參的功效會受損。

抗癌防癌常備菜食譜

人參茯苓二米粥

材料 小米、白米各 50 克、山藥 30 克、茯苓 15 克、人參 3 克。

做法

❶ 人參、茯苓、山藥均洗淨，烘乾，研成細粉；小米、白米分別洗淨，白米用水浸泡 30 分鐘。

❷ 鍋置火上，倒入清水燒開，放入小米、白米，加人參粉、茯苓粉、山藥粉，用小火燉至米成粥。

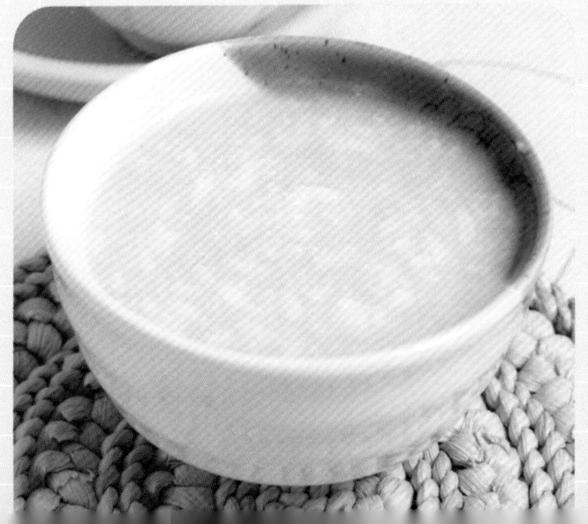

蘆薈

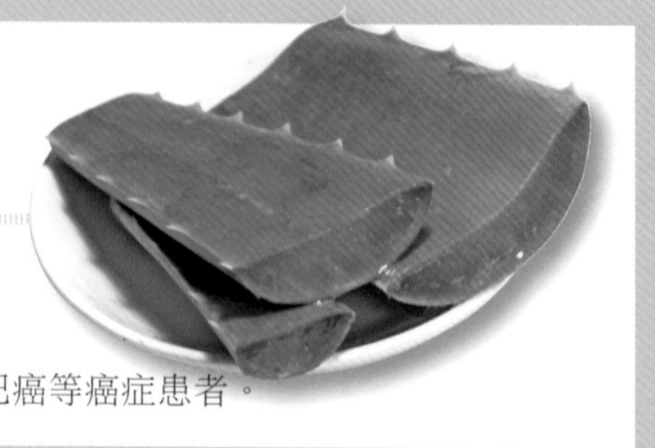

蘆薈素可調節抗癌免疫力

性味：性寒，味苦。
適合人群：肝癌、胃癌、腸癌、白血病、淋巴癌等癌症患者。

營養成分	對抗癌的益處
蘆薈素、蘆薈多醣。	**蘆薈素**：具有強烈的生理活性，能調節人體的細胞免疫能力，殺死體內癌細胞的作用。 **蘆薈多醣**：促進免疫細胞的分化和增殖，啟動巨噬細胞，發揮其抗癌的活性。

特別提示

❶ 蘆薈抗癌的食用方法以煎汁或研末為主，煎服常用量為9克，研末服用為2～5克。
❷ 葉肉要厚實，用手輕輕一按，有硬度感的較好；蘆薈刺堅挺、鋒利；莖比較粗的最好。

搭配宜忌

✔ 蘆薈略帶苦味，去掉綠皮後用水煮3～5分鐘，可除去苦味。

✘ 成人每天食用量不宜超過15克，否則會引起腹瀉或腹痛。

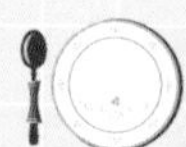

抗癌防癌常備菜食譜

蘆薈西瓜飲

材料 蘆薈2克、西瓜250克。

做法

❶ 西瓜洗淨，去皮、去核，切小塊；蘆薈洗淨，切小塊。
❷ 將上述食材倒入榨汁機中，加入適量飲用水，攪打均勻後倒入杯中即可。

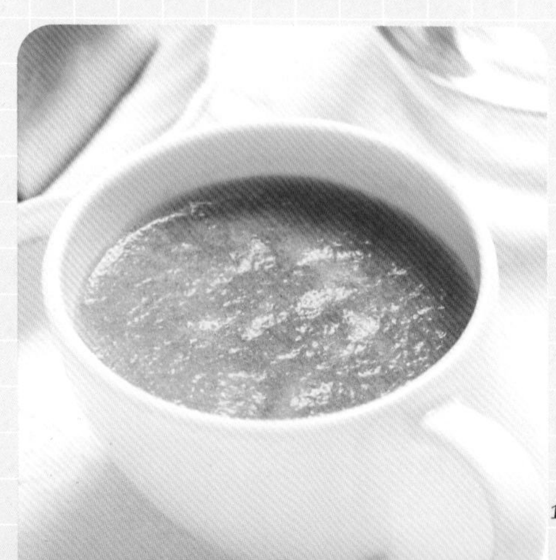

茯苓

茯苓多醣可抑制癌細胞的生長

性味：性平，味甘、淡。
適合人群：皮膚癌、膀胱癌、子宮癌、鼻咽癌、食道癌、胃癌、卵巢癌患者。

營養成分	對抗癌的益處
茯苓多醣。	**茯苓多醣**：增強巨噬細胞識別功能，提高巨噬細胞的吞噬率，誘導癌細胞凋亡，達到防癌抗癌的作用。

特別提示

❶ 以煎汁內服為主。煎服常用劑量為每日15～20克。
❷ 挑選時，以體重堅實，外表呈褐色而略帶光澤，無裂隙，皺紋深，斷面色白、細膩，嚼之黏性強者為佳。

中醫觀點

茯苓能祛濕利水，健脾和胃，保持身體健康，提高機體抗病能力。

搭配宜忌

✔ 茯苓塊在煎煮時有效成分很難熬出，因此應先將其製成薄片或打碎成小塊再煎煮。

✘ 茯苓不宜和醋一同食用，否則會降低茯苓的功效。

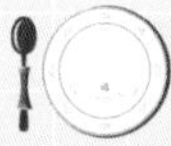
抗癌防癌常備菜食譜

茯苓粥

材料 小米50克、茯苓10克。

做法

❶ 將茯苓洗淨，水煎取汁，備用；小米洗淨。
❷ 鍋置火上加入藥汁及適量清水，以大火煮開，然後放入小米，煮至粥黏稠即可。

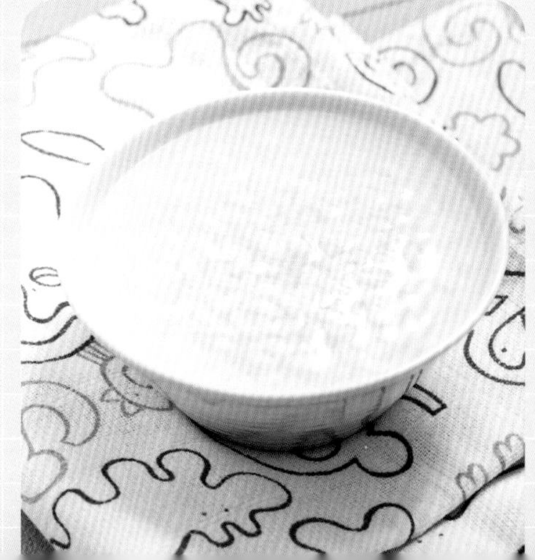

魚腥草

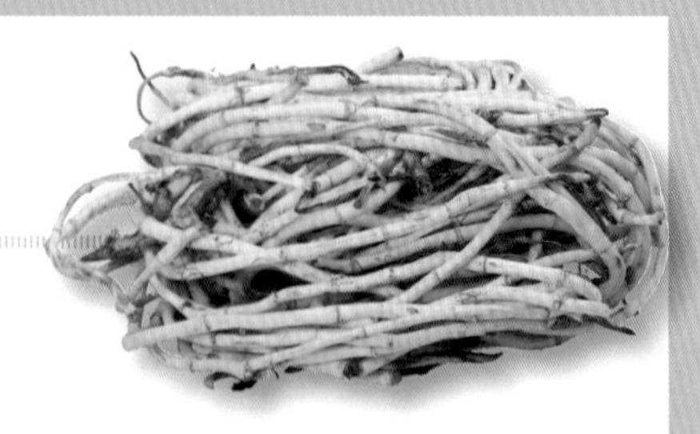

清熱解毒、預防肺部癌症

性味：性微寒，味辛。
適合人群：肺癌、肝癌、胃癌患者。

營養成分	對抗癌的益處
魚腥草素。	**魚腥草素**：提高體內巨噬細胞吞噬能力，增強身體抗感染的能力，達到防癌抗癌的作用。

特別提示

❶ 魚腥草抗癌以複方煎汁服用為主，常用劑量：乾品15～30克，鮮品30～50克。
❷ 新鮮魚腥草以葉片茂盛、顏色翠綠、魚腥氣濃者為佳。乾品則以無雜質、乾燥無潮濕者為佳。

中醫觀點

魚腥草具有清熱解毒、利尿消腫的作用，可促進身體毒素排出，幫助防癌。

搭配宜忌

✔ 魚腥草可醃漬成鹹菜食用，有開胃功效。

✘ 魚腥草性涼，不宜多吃。

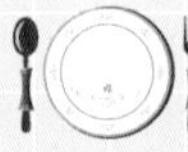

抗癌防癌常備菜食譜

草荷茶

材料 魚腥草乾品 6 克、薄荷乾品 3 克、甘草 2 克。

做法

❶ 將魚腥草乾品、薄荷乾品和甘草一起放入杯子，倒入滾水。
❷ 蓋上蓋子悶泡約 5 分鐘後飲用。

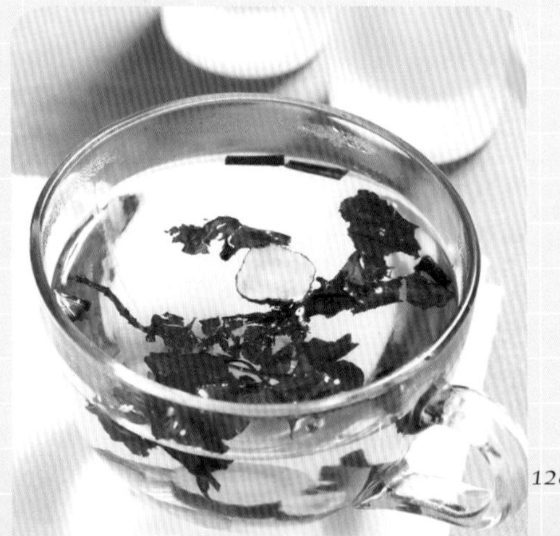

中藥類

冬蟲夏草

蟲草多醣抑癌效果不錯

性味：鼻癌、咽癌、肺癌、白血病、腦癌等患者，體虛正氣不足的晚期癌症患者。
適合人群：性溫，味甘。

營養成分	對抗癌的益處
蟲草多醣。	**蟲草多醣**：調節機體免疫，刺激免疫細胞產生增殖，增強機體抵抗力，達到抗癌的作用。

特別提示

❶ 冬蟲夏草抗癌可以煎煮、研末，每次煎煮服用為5～10克，研末服用每次2～3克。
❷ 以蟲體肥大，菌座與蟲體連接完整，菌座短，斷面為纖維狀，黃白色，口感微酸，聞微有腥香者為佳。

搭配宜忌

✓ 女性若為肝腎陰虛者，食用冬蟲夏草即可調和陰陽、固本培元。

✗ 冬蟲夏草不能和蘿蔔同食，否則會影響冬蟲夏草的吸收。

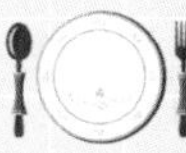

抗癌防癌常備菜食譜

蟲草湯

材料 冬蟲夏草 5 克、黃耆 12 克、紅棗 2 枚、豬肺 50 克。

做法
❶ 豬肺洗淨，切成薄片。
❷ 冬蟲夏草、黃耆、紅棗洗淨。
❸ 將上述食材一起加水燉爛即可。

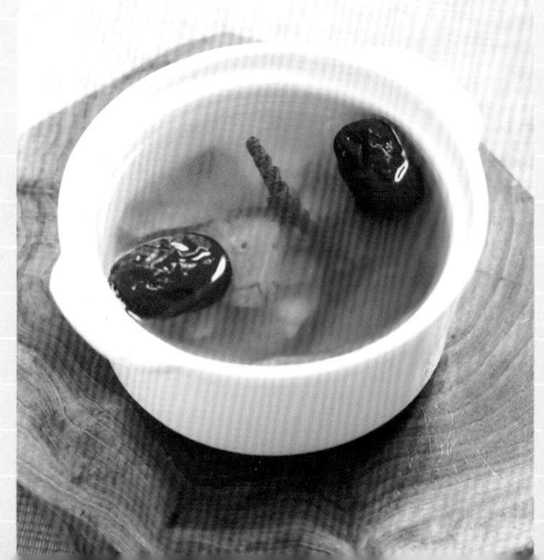

金銀花

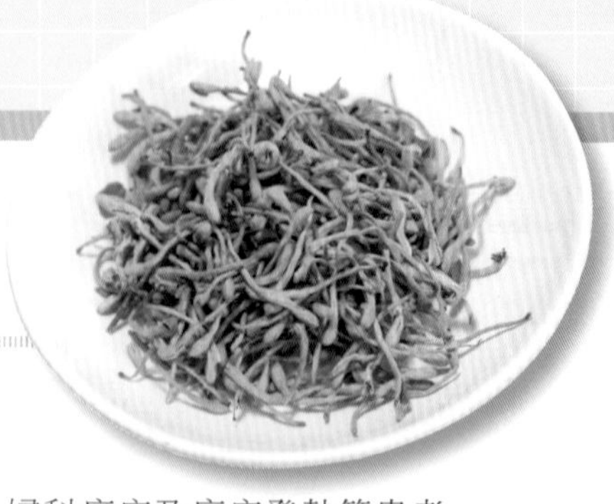

綠原酸有效抗腸癌、肝癌

性味：性寒，味甘。
適合人群：鼻咽癌、腮腺癌、肺癌、白血病、婦科癌症及癌症發熱等患者。

營養成分	對抗癌的益處
綠原酸。	**綠原酸：**可透過抑制活化酶來抑制致癌物黃麴黴素和苯並芘的變異原性；還可透過降低致癌物的利用率及其在肝臟中的運輸來達到防治癌症。

特別提示

❶ 金銀花抗癌以複方煎汁服用為主。常用劑量為乾品15～30克，鮮品加倍。
❷ 正品金銀花長2～3公分，表面呈黃白色或綠白色，氣清香，味淡、微苦。

搭配宜忌

✔ 金銀花適用於各種熱性病。

✘ 金銀花藥性偏寒，不適合長期飲用。綠原酸有效對抗大腸癌、肝癌等

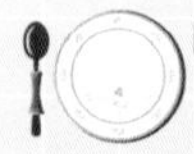

抗癌防癌常備菜食譜

金銀花茶

材料 金銀花 15 克、茉莉花 5 克。
調味料 冰糖 5 克。
做法
❶ 將金銀花、茉莉花一起放入杯中，倒入滾水，用蓋子悶泡 5 分鐘。
❷ 加入冰糖調味後即可飲用。

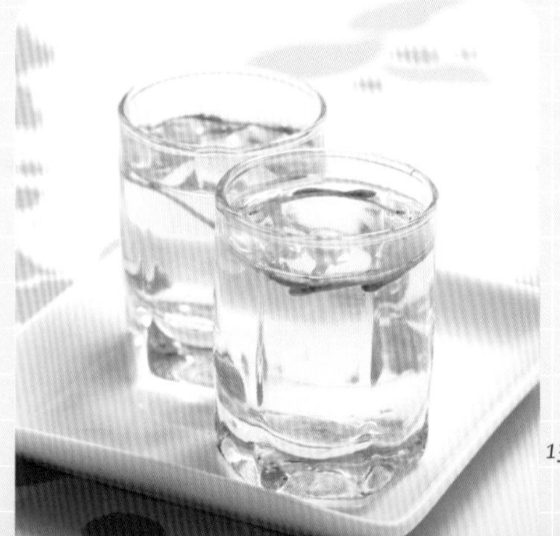

中藥類

百合

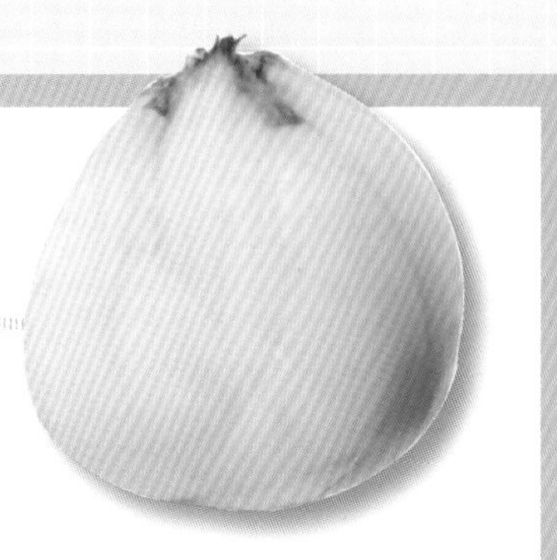

秋水仙鹼誘導癌細胞凋亡

性味：性平，味甘、微苦。
適合人群：白血病等患者。

營養成分	對抗癌的益處
秋水仙鹼。	**秋水仙鹼**：能抑制細胞分裂，干擾癌細胞的蛋白質代謝，抑制多聚酶活力和細胞膜類脂質的合成和胺基酸在細胞膜上的轉運，從而誘導癌細胞凋亡。

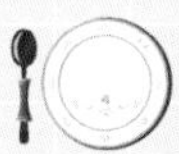

特別提示

❶ 用鮮百合煮湯飲用，或用百合同粳米煮粥，可以適量加糖或蜂蜜，常服用有潤肺生津之功效，並且有助於增強體質，抑制癌細胞的生長，緩解放療的副作用。

❷ 乾百合應該是質硬而脆，折斷後的斷面有角質樣，比較光滑為好。

搭配宜忌

- 常用於煮粥或涼拌，也可炒食。
- 鮮百合烹飪時，將鱗片剝下，撕去外層薄膜，洗淨後在滾水中浸泡一下，可除去苦澀味。
- 百合最適合在秋季食用，尤其以新鮮百合的食療效果更好。

抗癌防癌常備菜食譜

百合蜂蜜飲

材料 百合乾品 5 克。

調味料 冰糖 5 克。

做法

❶ 百合乾品洗淨。

❷ 倒入杯中，倒入滾水，以蓋子悶泡 10 分鐘，待溫熱後，調入蜂蜜飲用即可。

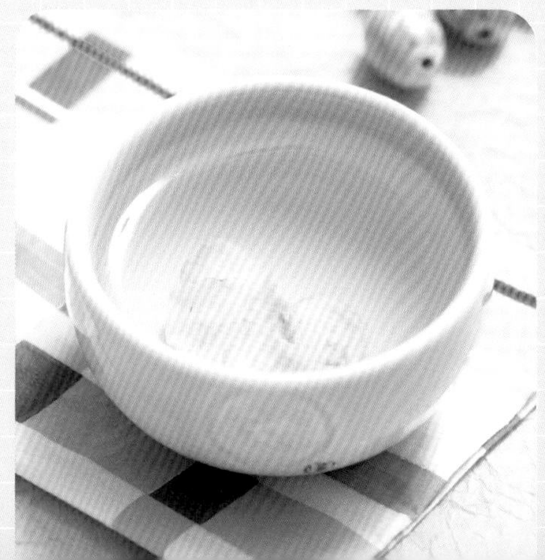

補骨脂

抑制癌細胞效果佳

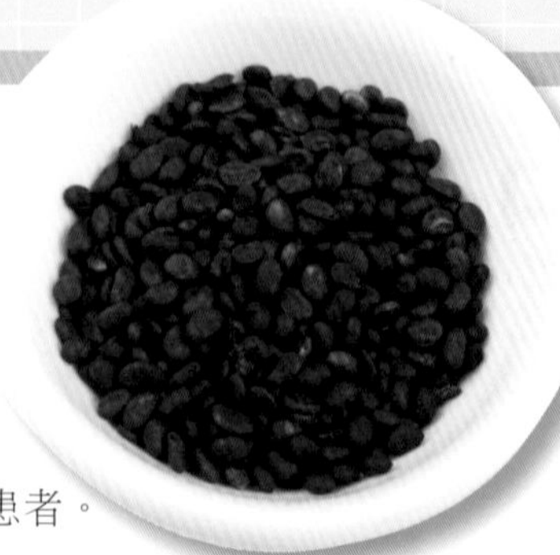

性味：性溫，味苦、辛。
適合人群：食道癌、腎癌、腸癌、甲狀腺癌等患者。

營養成分	對抗癌的益處
補骨脂素。	**補骨脂素**：刺激免疫系統去識別和攻擊癌細胞，阻止癌細胞的增殖和擴散，有利於防癌抗癌。

特別提示

❶ 研末或煮湯喝，防癌抗癌效果佳。
❷ 果實扁圓狀呈腎形，一端略尖為佳。

搭配宜忌

- ✕ 陰虛下陷，內熱煩渴，眩暈氣虛，懷孕者禁用。
- ✕ 凡病陰虛火動，夢遺，尿血，小便短澀及口苦舌幹，大便燥結，內熱作渴，目赤，易饑者，皆不宜服補骨脂。

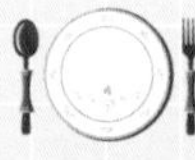

抗癌防癌常備菜食譜

補骨脂烏賊湯

材料 補骨脂9克、烏賊50克、紅棗2枚。
調味料 鹽2克、蔥花和薑末各5克、雞粉1克。

做法

❶ 將烏賊處理乾淨，切絲。
❷ 將補骨脂水煎取汁，去渣，放入烏賊、紅棗，煮至烏賊熟後，加鹽、雞粉、蔥花、薑末調勻即可。

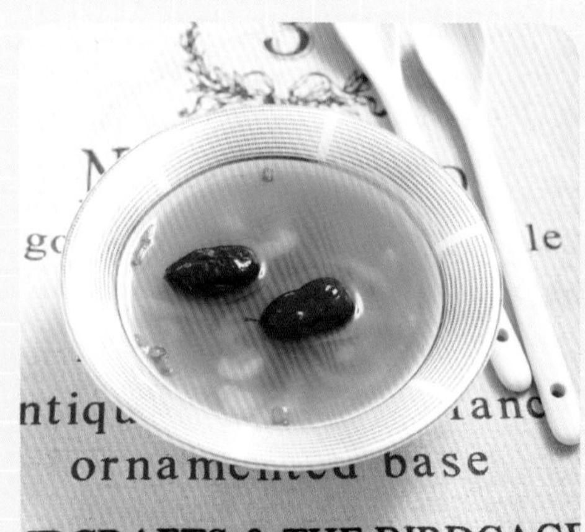

中藥類

白芷

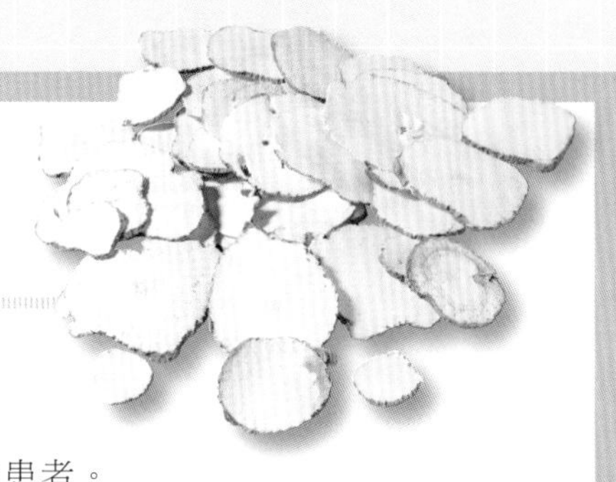

生物鹼抑制癌細胞的增殖

性味：性溫，味辛。
適合人群：鼻咽喉、乳腺癌、骨癌、子宮頸癌等患者。

營養成分	對抗癌的益處
生物鹼、異歐前胡素、自當歸素。	**生物鹼：**白芷中的生物鹼能抑制癌細胞的生成和增殖，能有效防癌抗癌。 異歐前胡素、自當歸素：異歐前胡素和自當歸素具有對癌細胞的抑制作用，對預防子宮頸癌有一定效果。

特別提示

❶ 白芷煮湯或者研為粉末服用，抗癌的作用較好。
❷ 大而色純白無黴跡的白芷為佳。

搭配宜忌

✗ 氣虛血熱、陰虛陽亢者禁服。

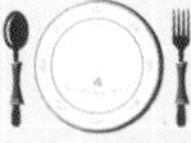

抗癌防癌常備菜食譜

白芷鮮藕湯

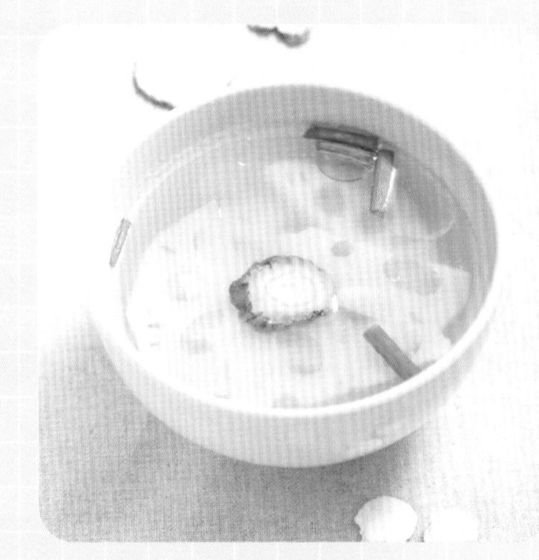

材料 白芷 15 克、鮮藕 300 克。
調味料 米酒和香油各 10 克、薑片、蔥段、鹽和雞粉各適量。

做法

❶ 將鮮藕去皮，洗淨，切薄片。
❷ 將鮮藕、白芷、薑片、蔥段、米酒一同放入鍋內，加水燉煮 35 分鐘，加鹽、雞粉、香油調味即可。

蒲公英

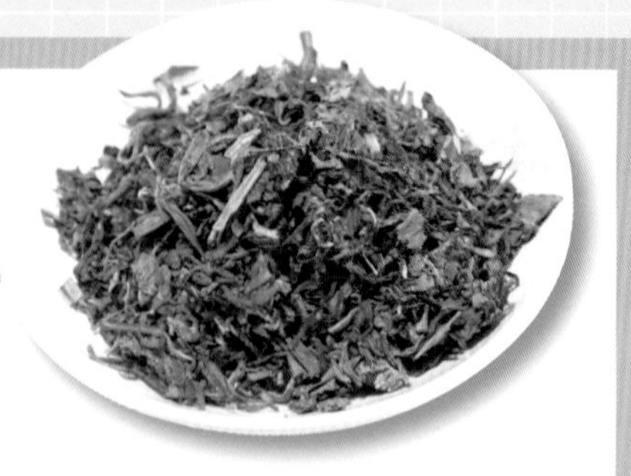

具有抑制癌細胞生長的作用

性味：性寒，味甘。
適合人群：乳腺癌、肺癌等患者。

營養成分	對抗癌的益處
蒲公英多醣。	**蒲公英多醣：**一種免疫促進劑，能抑制癌細胞增殖，誘導癌細胞死亡，進而降低癌症的發生概率。

特別提示

❶ 蒲公英可生吃、炒食、做湯、熗拌，風味獨特。
❷ 將蒲公英嫩莖葉洗淨，汆燙後，稍攥、剁碎，加佐料調成餡（也可加肉）包餃子或包子都行。
❸ 乾蒲公英易碎，選購乾燥但不易折斷有韌性者為佳。

中醫觀點

蒲公英具有清熱解毒，消腫散結的作用，常吃能保持身體強壯，預防癌症的發生。

搭配宜忌

- 陽虛外寒、脾胃虛弱者忌用。
- 服用蒲公英煎劑、蒲公英酒浸劑後，會出現蕁麻疹等過敏反應。蒲公英注射劑靜脈滴注後，亦偶有寒戰、面色蒼白、青紫或精神症狀，如出現上述情況，應及時停用，並去醫院就診。

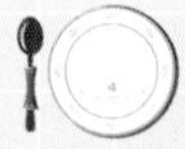

抗癌防癌常備菜食譜

蒲公英茶

材料 蒲公英乾品適量。
調味料 蜂蜜適量。
做法
將蒲公英放入杯子，倒入滾水，用蓋子悶泡約 10 分鐘，待茶水溫熱後調入蜂蜜即可。

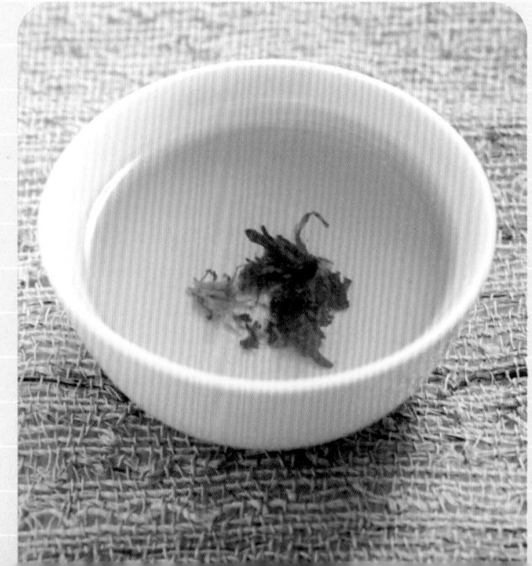

黃耆

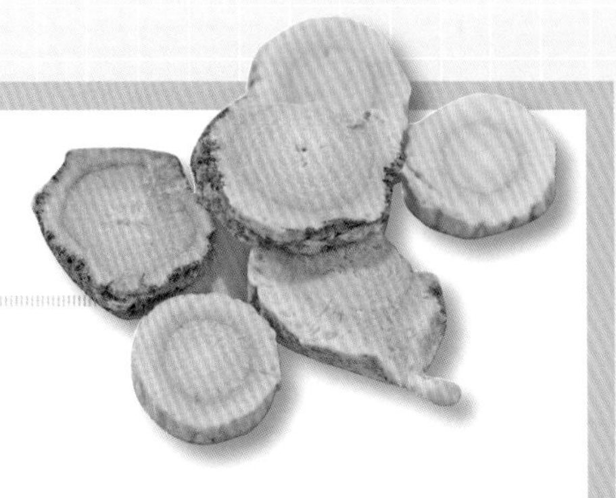

黃耆多醣具有抗癌功效

性味：性溫，味甘、苦。
適合人群：鼻咽癌、肺癌、子宮頸癌等患者。

營養成分	對抗癌的益處
黃耆多醣。	**黃耆多醣**：有廣泛的生物活性，在臨床治療癌方面可以提高機體免疫力，和其他化學藥物一起使用，可以降低化學治療藥物的毒副作用，並且能增強其抗癌的效果。

特別提示

❶ 以單味煎服或複方煎服為主，一般劑量為10～30克，研粉吞服量為每次3克，每日2次。

❷ 黃耆以圓柱形、極少分枝、上粗下細、表面灰黃色或淡褐色，有縱皺紋或溝紋，味微甜，嚼之微有豆腥味的為佳。

搭配宜忌

✔ 氣虛體弱者適合食用。

✘ 大量食用，會導致腹脹和食慾減退。

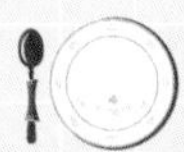

抗癌防癌常備菜食譜

黃耆紅棗茶

材料 黃耆 15 克、紅棗 3 枚。

做法

❶ 將紅棗泡發洗淨後去核。

❷ 將黃耆浸泡 25 分鐘。

❸ 把黃耆、紅棗放入鍋中，加適量水，煮滾後轉小火煮 20 分鐘。

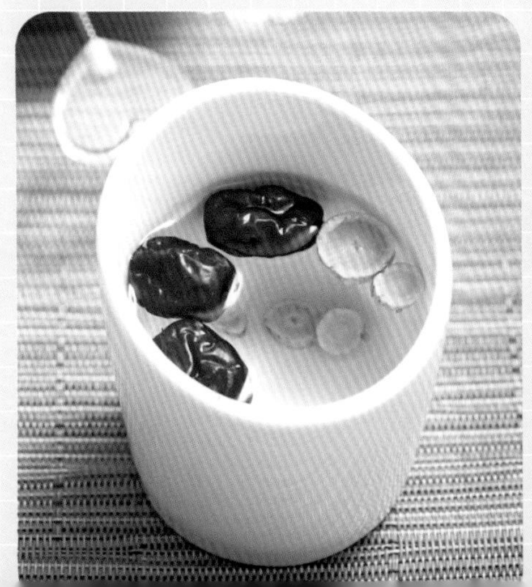

白朮

揮發油調節機體的抗癌力

性味：性溫，味苦。
適合人群：食道癌、胃癌、肝癌、胰腺癌、大腸癌等患者食用。

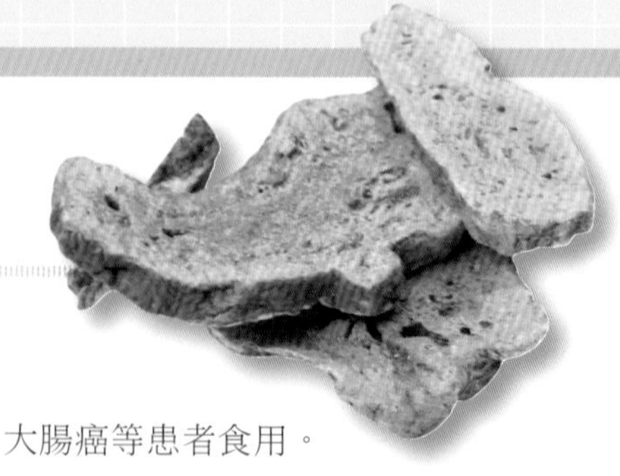

營養成分	對抗癌的益處
揮發油。	**揮發油：**降低癌細胞的增殖率，延緩癌組織的侵襲性，提高機體抗癌能力。另外，對於因化療或放療引起的白細胞下降，有改善的功效。

特別提示

❶ 白朮適量研成細末，以溫水服用，每次2～3 克，每日2次，可使機體肌力增強，抗癌效果更好。
❷ 白朮以個大、質堅實、斷面為黃白色，香氣濃者為佳。

中醫觀點

白朮能健脾益胃，促進消化能力，增強抗病能力。

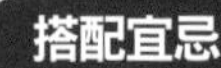

搭配宜忌

✗ 腹脹、氣滯飽悶等癌症患者不宜食用。

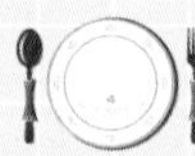

抗癌防癌常備菜食譜

白朮鯽魚湯

材料 白朮 10 克、鯽魚肉 30 ～ 60 克、白米 30 克。

調味料 鹽 2 克。

做法

❶ 白朮洗淨，用水煎汁 100 克。
❷ 將鯽魚肉和白米一同煮粥，煮好後倒入白朮汁混合，最後加適量鹽調味。

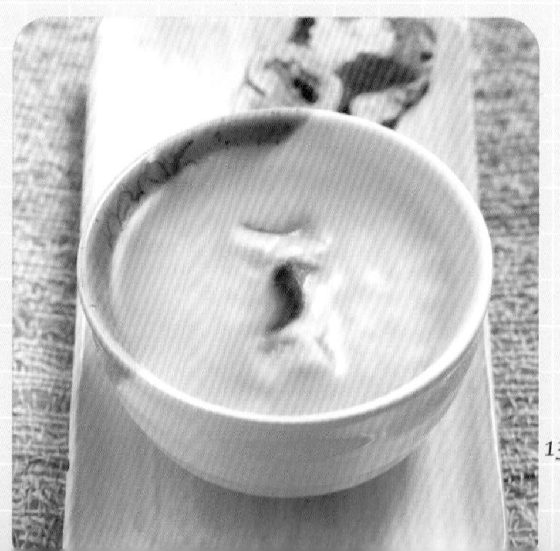

中藥類

PART 4

不同族群的防癌食療方

你吃對了嗎？
不同的族群，所適合的抗癌飲食方式有所不同，
因此本章節整理了預防的飲食方法，
可當作抗癌食療方之一！

Healthy Recipes

老人——以易吸收為準

隨著年齡的增長，抵禦疾病侵襲的能力逐漸下降，各種疾病也就跟著找上門來，其中不乏各種癌症，以下4種合理的飲食，是維持老人健康的基礎，有助於延緩老。

❶ 飲食以容易消化吸收為主，這是一般老年人的飲食原則，對於那些脾氣倔強的男性老年人，盡量讓其以易消化吸收的食物為主。

❷ 注意飲食平衡，食物要多樣化，注意葷素、粗細、乾稀、色澤的搭配，以清淡、新鮮、溫軟食物為主。

❸ 堅持「少食多餐」的飲食習慣，不要多吃少餐，這樣可以讓食物更容易被腸胃消化、讓氣血正常運化。

❹ 食物不宜過熱和過冷。過熱的食物會損傷消化道黏膜，長期食用恐導致消化道黏膜惡性病變；過冷食物能使消化道黏膜、血管痙攣，導致胃痛、腹瀉等病的發生。

抗癌防癌常備菜食譜

薏仁粥

材料 薏仁、白米各50克。

做法

❶ 薏仁洗淨，用水浸泡4小時；白米洗淨，用水浸泡30分鐘。

❷ 鍋置火上，倒入適量清水煮滾，倒入薏仁和白米，不斷攪動使米與水混合均勻，大火煮滾後改以小火熬煮至黏稠即可。

料理的效果

薏仁酯和多醣可以調節身體的免疫力。動物實驗證明，以上物質能延長動物帶瘤生存時間，有效抑制癌細胞的增殖。

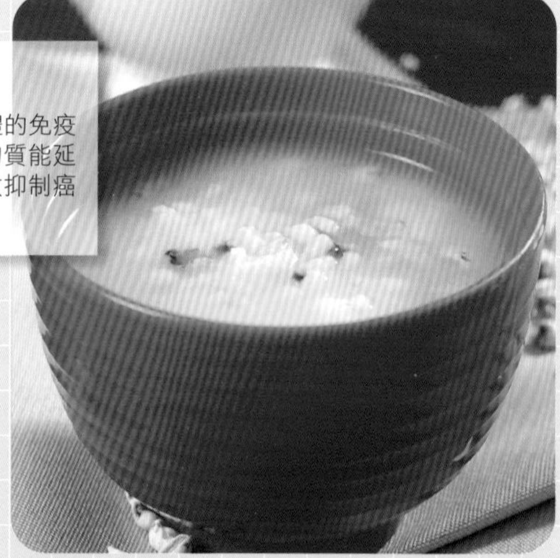

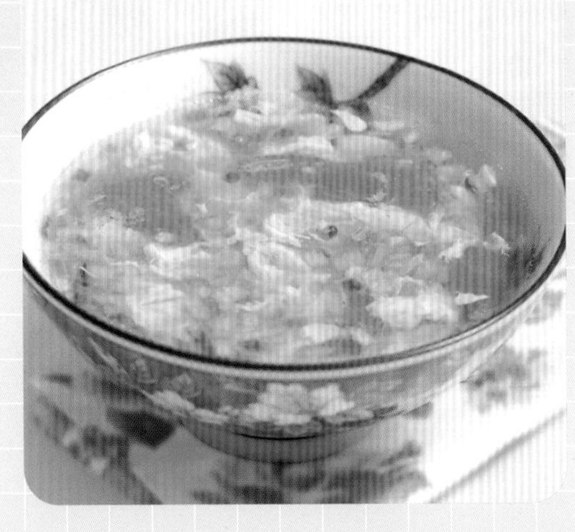

番茄洋蔥湯

材料 番茄和洋蔥各 50 克、雞蛋 1 個。

調味料 鹽、白糖各 3 克、番茄高湯適量。

做法

1. 將番茄洗淨，汆燙後去皮，切塊；洋蔥洗淨，切碎；雞蛋打散，攪拌均勻。
2. 鍋置火上，倒入番茄高湯大火煮滾，加入洋蔥、番茄，轉小火煮 2 分鐘。
3. 待湯煮滾後，加入雞蛋液，攪拌均勻，加鹽、白糖調味即可。

料理的效果

番茄中的番茄紅素可中和自由基，有助對抗乳腺癌和消化系統癌症；洋蔥含有的「檞皮黃素」，是有效的天然抗癌物，可以阻止細胞變異，搭配食用，有利於老年人防癌。

紅燒日本豆腐

材料 日本豆腐 300 克、青椒和紅椒各 25 克。

調味料 雞粉和太白粉各適量、蠔油、醬油各 10 克、蔥段 15 克。

做法

1. 豆腐洗淨，切塊；青椒、紅椒洗淨，去蒂去籽，切成小塊備用。
2. 將豆腐均勻裹上一層太白粉。
3. 熱鍋熱油，放入豆腐塊，以中火煎 2 分鐘至金黃色，撈出瀝油。
4. 鍋留底油，燒至七、八成熱，爆香蔥段，放入青椒、紅椒爆炒，倒入豆腐塊，加蠔油和醬油，用太白粉勾芡，加雞粉即可。

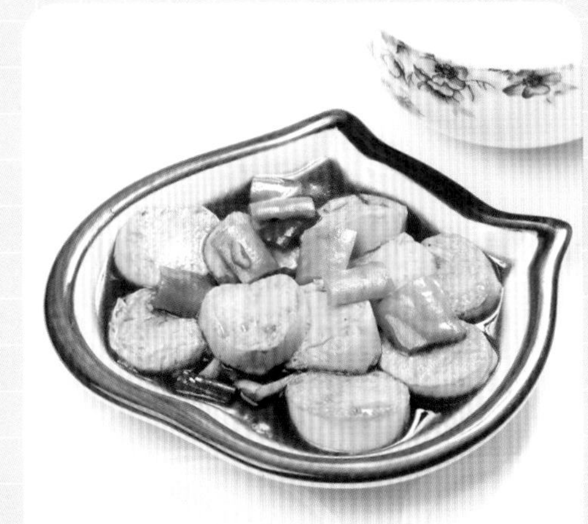

正常情況下，健康女性的體內激素水準是平衡的，這樣身體各機能、代謝會「運轉有序」。但女性體內的激素也很容易被破壞，例如不良的生活、飲食習慣等，都可能打亂女性體內的激素平衡，在這種情況下，乳腺癌、子宮頸癌、子宮內膜癌、卵巢癌等發病率就會增加，所以為了預防癌症的發生，女性可透過以下的飲食調理自己體內激素平衡。

❶ 多吃粗糧保持腸道清潔。粗糧富含豐富的膳食纖維，能加速腸胃蠕動，保持大便暢通，有利於體內毒素排出，保持腸道清潔，調節內分泌平衡。粗糧如糙米、燕麥、玉米、蕎麥等。

❷ 多吃黃色水果保持內分泌平衡。黃色水果可以緩解女性激素分泌衰弱，補充元氣，保持精力充沛。如生薑、芒果、香蕉等。

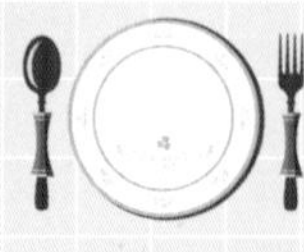

抗癌防癌常備菜食譜

生薑粥

材料 白米 100 克、生薑 25 克、枸杞子 10 克。

做法

❶ 生薑洗淨去皮，切末；白米清洗乾淨，浸泡 30 分鐘；枸杞子洗淨。

❷ 鍋置火上，倒入適量清水煮滾，放入白米、生薑末煮滾，轉小火煮 20 分鐘，再加入枸杞子，以小火熬煮 10 分鐘即可。

料理的效果

生薑的汁液有一定程度地抑制癌細胞的增殖和擴張，對預防乳腺癌、子宮頸癌等有良好的作用。

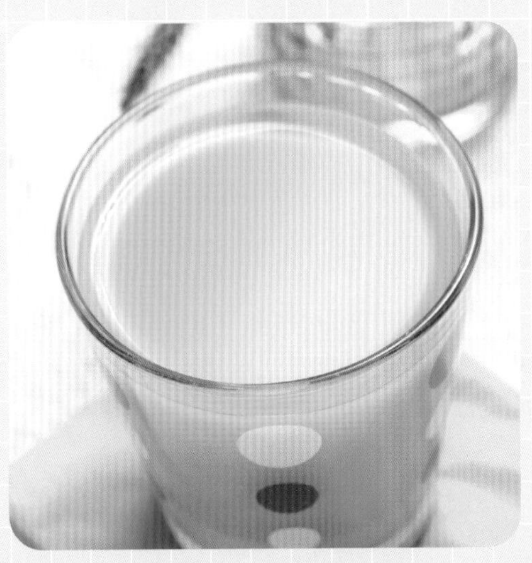

芒果檸檬汁

材料 芒果 100 克、檸檬 60 克、柳丁 150 克。

做法

1. 芒果去皮、核，切塊；檸檬、柳丁分別去皮、去籽，切塊。
2. 將上述食材全部倒入榨汁機中，加入少量白開水，攪打均勻後倒入杯中即可。

料理的效果

芒果含有的多酚是一種天然物質，能阻斷癌細胞分裂的週期，所以對預防結腸癌和乳腺癌有一定的效果。

蒜蓉花椰菜

材料 花椰菜 400 克、大蒜 20 克。

調味料 鹽 2 克。

做法

1. 花椰菜洗淨，掰成小朵，瀝乾；大蒜去皮，洗淨，剁成蒜蓉。
2. 鍋內倒油燒熱，爆香蒜蓉，放入花椰菜略炒，加鹽調味，放少許水，炒至變軟即可。

料理的效果

花椰菜含有維生素 C，具有降低人體內雌激素水準的作用，可預防乳腺癌的發生；大蒜能抑制胃液中硝酸鹽被還原為亞硝酸鹽，能阻斷亞硝胺的合成，減少乳腺、卵巢等多處器官癌變的發生率，搭配食用，有利預防乳腺癌、子宮頸癌的發生。

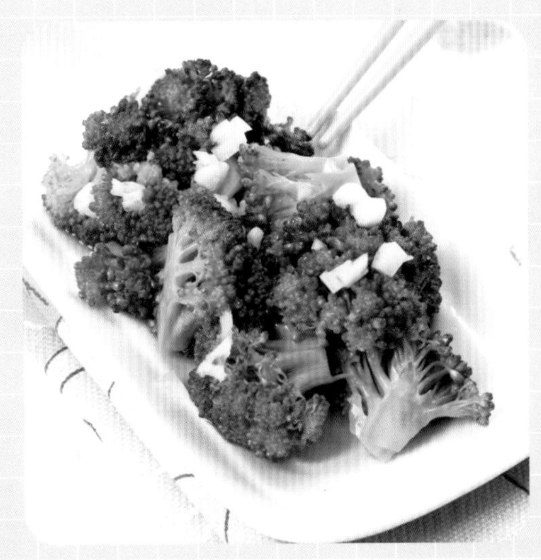

上班族——限制動物性食物

上班族往往應酬較多，相對的高蛋白、高脂肪食物也攝取過多，常因營養過剩導致肥胖、糖尿病、脂肪肝和癌症等疾病，且發病呈低齡化的趨勢。近20年來，幾乎所有的研究都認為肥胖是導致癌症的主要危險因素之一，且與乳腺癌、胰腺癌、子宮內膜癌、結腸癌等發病密切相關。

❶ 控制膳食中脂肪攝取在總能量的30%以下為首選。

❷ 多吃新鮮蔬菜和水果，它們是多種癌症的保護因素，包括消化系統、呼吸系統以及內分泌有關的癌症。

❸ 建議上班族適當吃素，但不主張偏食，要適度控制食物的攝取量。

❹ 不建議長期減食，或只吃素食等。

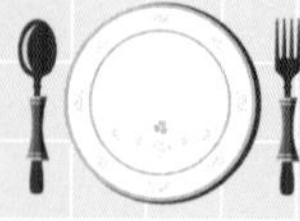

抗癌防癌常備菜食譜

銀耳菊花粥

材料 糯米100克、銀耳和菊花各10克。

調味料 蜂蜜10克。

做法

❶ 銀耳泡發後洗淨，撕成小朵；糯米洗淨，浸泡4小時。

❷ 取瓦煲，加適量清水，以中火煮滾，下糯米，用小火煲至糯米八成熟。

❸ 放入銀耳和菊花，用小火煲20分鐘，稍涼，加入蜂蜜即可。

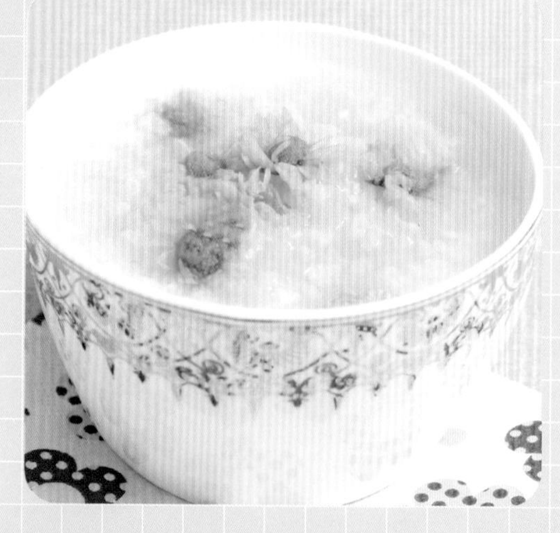

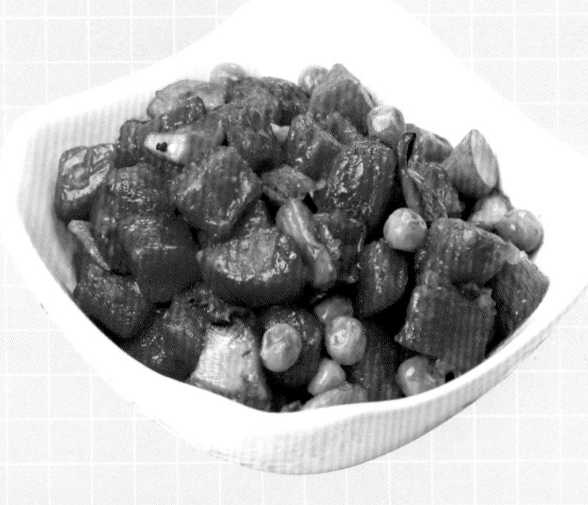

糖醋胡蘿蔔丁

材料 胡蘿蔔250克、香菇100克、豌豆20克。

調味料 醋20克、白糖和醬油各10克，太白粉適量、麵粉50克。

做法

❶ 胡蘿蔔洗淨切丁；香菇洗淨，去蒂，切塊；豌豆洗淨。

❷ 將胡蘿蔔丁燙熟，過涼撈出，加入麵粉、太白粉和水。

❸ 將醋、白糖、太白粉和醬油倒入碗中，調成糖醋汁即可。

❹ 熱鍋熱油，放入胡蘿蔔塊油炸至炸黃後，撈出瀝油。

❺ 鍋底留油燒熱，下香菇、豌豆煸炒，淋上糖醋汁，倒入胡蘿蔔塊炒勻，加太白粉勾芡即可。

絲瓜炒毛豆

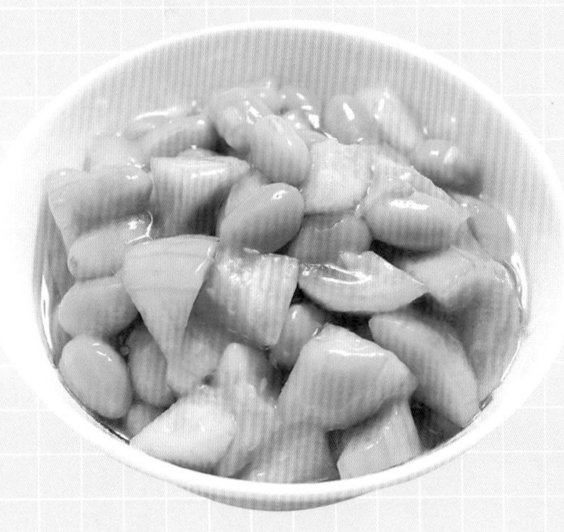

材料 絲瓜塊250克、毛豆粒100克。

調味料 蔥絲和薑末各5克、鹽2克、太白粉適量。

做法

❶ 毛豆粒洗淨，燙過後撈出瀝乾。

❷ 油鍋燒熱，煸香蔥絲、薑末，放入絲瓜炒軟，加入毛豆粒，煮10分鐘；加鹽，用太白粉勾芡即可。

料理的效果

苦瓜和毛豆富含維生素和膳食纖維，能促進腸道蠕動，加速毒素排出，保護女性身體健康，有利於調節內分泌正常。

兒童——確保營養

現在癌症的發病率不僅高，且趨向低齡化，兒童罹患癌症率有偏高的趨勢。其中白血病占大多數，主要與環境污染、生活方式、遺傳、缺乏運動、基因變化等有關係。

❶ 注意要有充足的營養，才能促進孩子的生長發育。如增加攝取豆製品、魚類、蛋類、肉類及牛奶等優質蛋白質的食物。

❷ 遠離速食類食物，這些往往脂肪含量多且高鹽，不利於營養的均衡，如漢堡、炸薯條、燒烤肉類等。

❸ 根據孩子的年齡、營養狀況及癌症類型，在確保營養的同時，注意攝取含抗氧化物質多的食物，如番茄等。

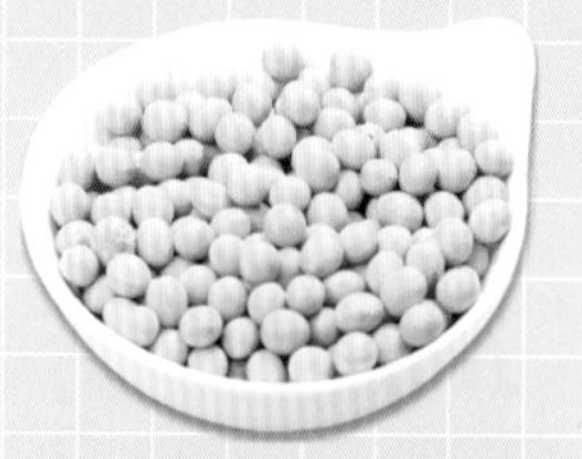

黃豆如果短期保存，最好選用乾爽潔淨的布袋，不要用塑膠袋。

抗癌防癌常備菜食譜

牛奶豆漿

材料 黃豆 80 克、牛奶 250 克。

調味料 白糖 15 克。

做法

❶ 黃豆用清水浸泡 10 ～ 12 小時，洗淨。

❷ 把浸泡好的黃豆倒入全自動豆漿機中，加水至上、下水位線之間，煮至豆漿機提示豆漿做好，依個人口味加白糖調味，待豆漿涼至溫熱，倒入牛奶攪拌均勻後飲用即可。

料理的效果

黃豆中富含豐富的蛋白質，牛奶中含鈣多，兩者搭配食用，不僅能為孩子提供鈣質，促進其生長發育，而且黃豆中的一種植物雌激素，對抑制癌細胞的生長也有良好的作用。

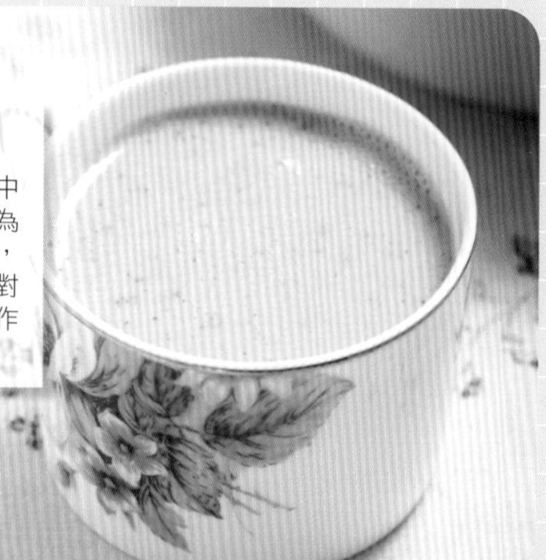

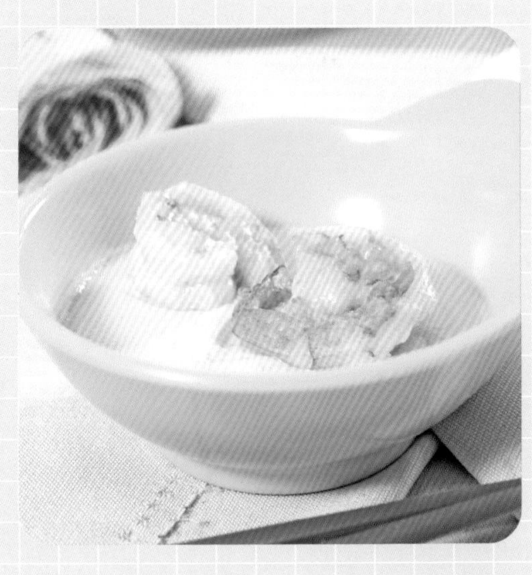

牛奶蒸蛋

材料 雞蛋 2 個（120 克）、脫脂牛奶 200 克、蝦仁 2 個。

調味料 香油 1 克、白糖 2 克。

做法

❶ 雞蛋打入碗中製成蛋液，加脫脂牛奶、白糖攪勻；蝦仁洗淨。

❷ 雞蛋液入蒸鍋，以大火蒸約 2 分鐘，此時蛋羹已略成形，將蝦仁擺放在上面，改中火再蒸 5 分鐘，出鍋前淋上香油即可。

小知識

蛋黃中含有豐富的卵磷脂、固醇類以及鈣、磷、鐵、維生素 A、維生素 D 及維生素 B 群。這些成分對增進神經系統的功能大有益處，雞蛋是較好的健腦食品。

紅燒白帶魚

材料 白帶魚 400 克、雞蛋 1 個。

調味料 蔥段、蒜瓣、醬油、白糖、醋和米酒各 10 克、鹽 3 克、太白粉適量。

做法

❶ 白帶魚洗淨，用米酒和鹽醃漬 20 分鐘。

❷ 雞蛋碗內打散，白帶魚放入碗內；醬油、白糖、米酒、鹽、醋、太白粉和水調成醬汁。

❸ 熱鍋熱油，將裹好的白帶魚煎至兩面金黃色後撈出。再爆香蒜瓣，倒醬汁，放白帶魚燒開，燉至湯汁濃稠，灑上蔥段即可。

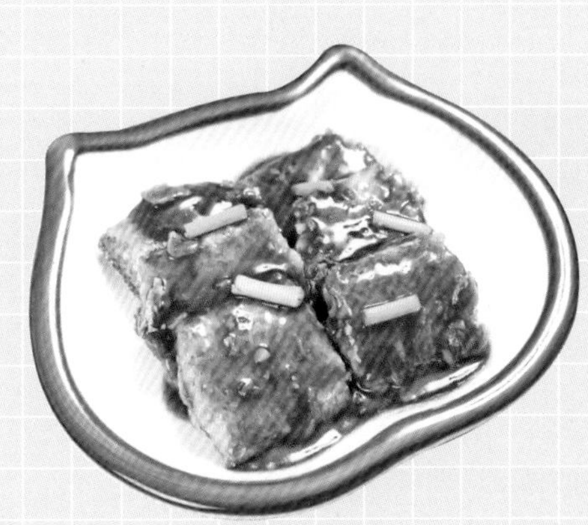

料理的效果

白帶魚的銀白色魚鱗中含有的 6- 硫代鳥嘌呤，對白血病及其他癌症有輔助治療的作用。

男性——多補鈣、補鋅

男性工作和生活都很大，身體往往被透支，這樣就會降低身體抵抗力，容易患前列腺癌、胃癌等，所以男性平時要多注意對自己身體的保健，注意合理飲食，遠離疾病，尤其是各種癌症。

❶ 適當攝取蛋白質。可選擇肉、奶、蛋、豆類及其製品，這些食物都是很好的蛋白質來源。

❷ 多吃蔬菜。蔬菜中含有豐富的維生素，對細胞的新陳代謝和身體健康極為重要。

❸ 適量補充鋅，可以增強男性的性功能，輔助治療陽痿。另外，它還有助於提高人體的抗病能力，預防前列腺癌等。富含鋅的食物有牡蠣、扇貝、動物肝臟、牛肉、雞肉、魚類、堅果等。

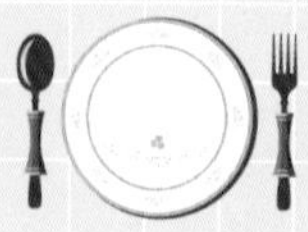

抗癌防癌常備菜食譜

牡蠣蒸飯

材料 牡蠣和白米各 100 克、芝麻 2 克。

調味料 醬油 2 克、蔥段、蒜蓉和鹽各 5 克、香油和胡椒粉各 1 克。

做法

❶ 將牡蠣用鹽水沖洗乾淨，瀝乾水分。

❷ 白米洗淨，放入電鍋中，加入牡蠣一起蒸熟。

❸ 熱鍋熱油，爆香蔥段、蒜蓉加適量水，放入香油、芝麻、胡椒粉和醬油調成汁。

❹ 食用前將汁澆在牡蠣飯上，拌勻即可。

料理的效果

牡蠣肉含有的特殊成分，能壞破癌細胞生存所需的營養物質，對一些癌症有抑制的作用。

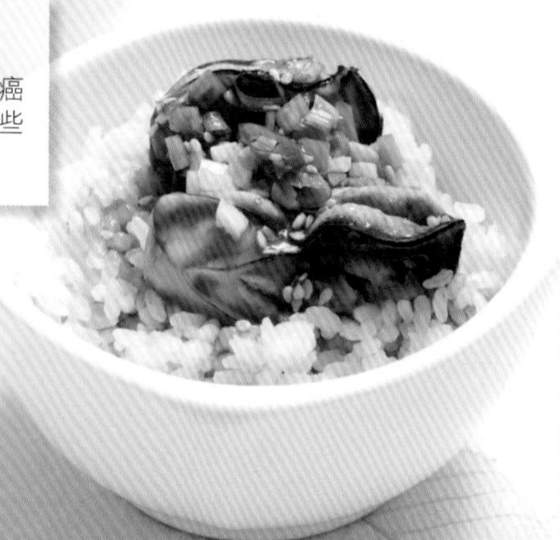

PART 5

癌症患者全方位對症飲食

針對治療癌症的4個階段：
化療前、化療後、手術前、手術後，
精心設計抗癌的對症飲食，
滿足不同階段的癌症患者飲食需求。

Healthy Recipes

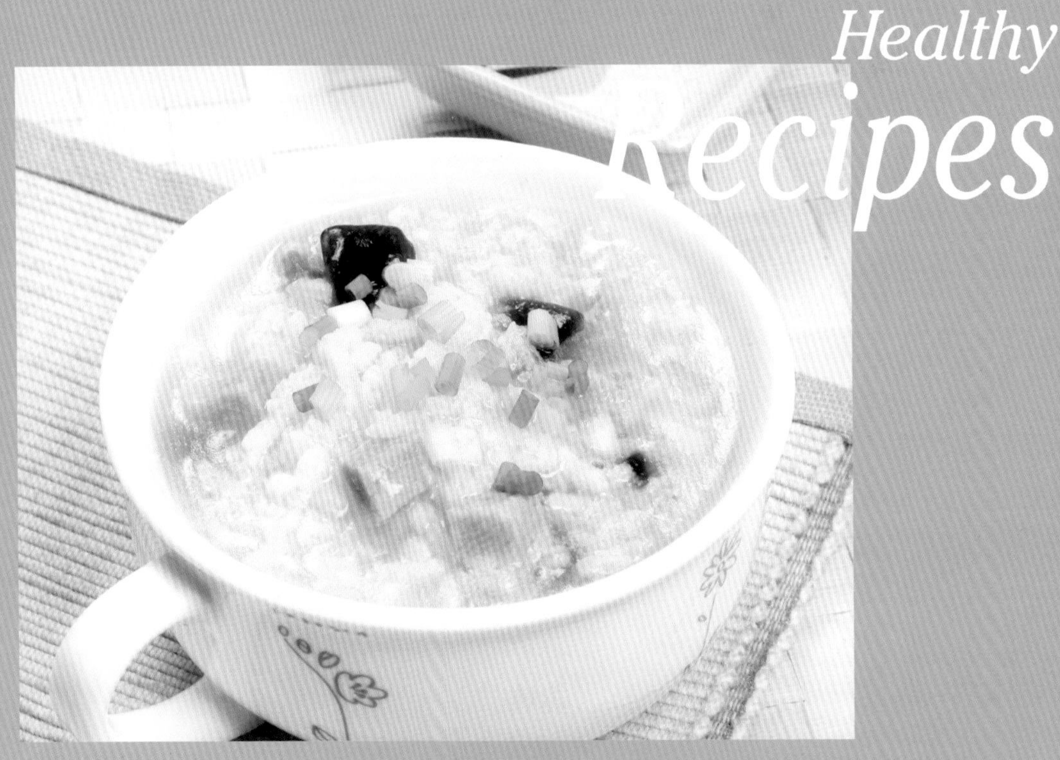

化療前——補益氣血強體質

進行化療前，是進行食療的好時機。在均衡膳食的基礎上，可以吃些補益氣血，增強體質的食物，因為生病後患者的免疫力低下，進行化療，不僅會傷害到患者的身體，還會降低化療的效果。所以在化療前盡量多攝取營養，提供給機體一個良好的營養儲備，增強療效。

多攝取蛋白質的食物，增強體質

蛋白質為身體提供能量，且構成抗體，增強機體的免疫力，所以患者化療前應多吃富含蛋白質的食物，如肉類、蛋類、魚類、奶類、豆類、堅果類等。

吃健脾補腎的食物，補益氣血

1. 化療時會產生很多有毒物質，保護腎臟尤為重要，可以吃些黑米、黑豆、黑芝麻、豬肝、枸杞子等。
2. 化療前吃些滋養脾胃的食物，如小米、小麥、白扁豆等，有利於增強體質。

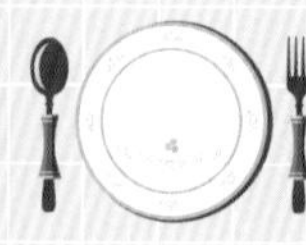

抗癌防癌常備菜食譜

醬爆肉丁

材料 豬瘦肉 250 克、胡蘿蔔 100 克、青椒 30 克。

調味料 甜麵醬 15 克、米酒 8 克、蔥末、薑末、蒜末和太白粉各 5 克、鹽 2 克。

做法

❶ 豬瘦肉洗淨，切丁，將肉丁用太白粉、米酒、蔥末、薑末、蒜末和鹽拌勻。

❷ 胡蘿蔔洗淨，切丁；青椒洗淨，去蒂及去籽，切丁。

❸ 熱鍋熱油，放入胡蘿蔔丁煸炒至軟，盛出。再放入肉丁炒至變色，加甜麵醬煸炒，放胡蘿蔔丁和青椒丁炒熟，放鹽調味即可。

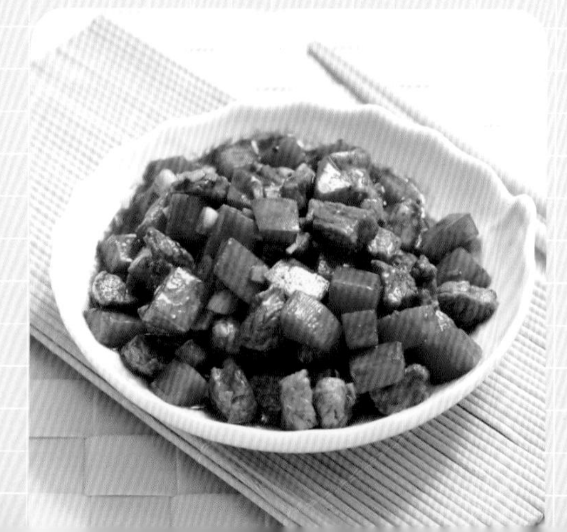

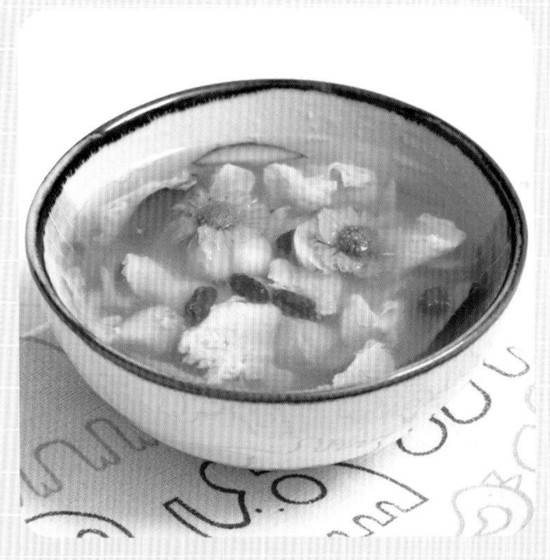

百合干貝蘑菇湯

材料 干貝50克、枸杞子5克、乾香菇3朵、雞蛋1個、乾百合、菊花各少許。

調味料 鹽2克，高湯和醬油各適量。

做法

❶ 干貝洗淨，浸泡5小時，變軟後取出，瀝乾；雞蛋打成蛋液；乾香菇泡發，洗淨，去蒂，切絲，瀝乾；乾百合和枸杞子洗淨，浸泡，變軟；菊花沖洗一下。

❷ 鍋置火上，加適量水和高湯，煮滾後加干貝、香菇絲、百合、枸杞子煮熟，將蛋液慢慢倒入鍋中打成蛋花，燒煮一回後放入醬油和鹽調味，灑上少許菊花即可。

馬鈴薯小米粥

材料 馬鈴薯100克、小米60克、白米20克。

調味料 蔥末、香菜末各5克、鹽2克、香油少許。

做法

❶ 將馬鈴薯去皮，洗淨，切小丁；小米和白米分別洗淨。

❷ 鍋中放入馬鈴薯丁、小米、白米和適量清水，大火燒開後，轉小火煮至米粒熟爛，加鹽調味，灑上蔥末、香菜末，淋上香油即可。

小知識

從西元前4000年起，印第安人世世代代在安第斯山海拔3000至4000米的高原上栽種、培育了約600個馬鈴薯品種：有紅、玫瑰紅、橘黃、黃等各種顏色，口味有甜的、苦的，有勁道或綿軟的……經受高原夜間霜凍的馬鈴薯能儲存更長的時間。

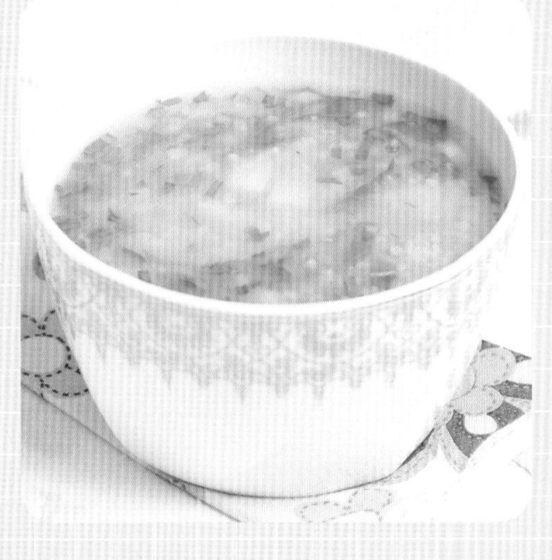

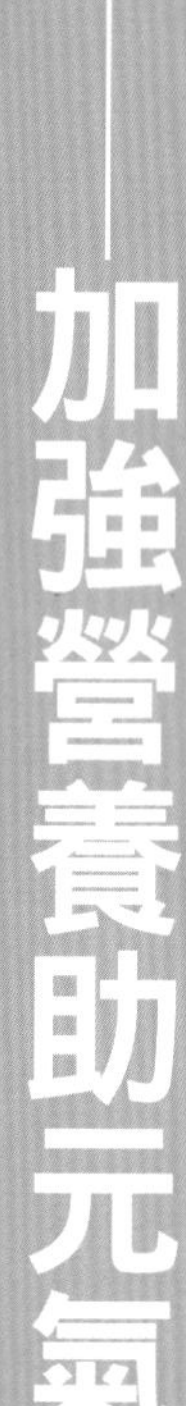

化療後，癌症患者身體虛弱，加強營養、補充元氣變得非常重要。

吃些補益類的食物

吃些補益類的食物，如紅棗、豬血、山藥、馬鈴薯、香菇等，有利於癌症化療後體質的恢復。

多吃些防癌抗癌的食物

化療後，除了保證各種營養的供給外，還要補充防癌抗癌的維生素和微量元素，調節身體的免疫力。如紅薯、山藥、薏仁、芹菜、牛蒡、大蒜、蘆筍、番茄、香菇、木耳等。

紅棗、枸杞子、人參等補血、補氣效果也不錯，適合癌症患者化療後食用。

抗癌防癌常備菜食譜

家常炒山藥

材料 山藥 250 克、水發木耳 50 克、胡蘿蔔 100 克。

調味料 白糖和醋各 10 克、蔥花和薑絲各 5 克；香菜段 15 克、鹽 2 克、香油適量。

做法

1. 山藥洗淨，去皮，切菱形片；胡蘿蔔洗淨，切片；水發木耳撕成小朵。
2. 將山藥片放入涼水鍋中，煮至微透明時撈起，瀝乾備用。
3. 鍋內倒油燒熱，爆香蔥花、薑絲，放入胡蘿蔔片、木耳煸炒，下山藥片，加鹽、醋、白糖炒勻。
4. 撒入香菜段，淋上香油，裝盤即可。

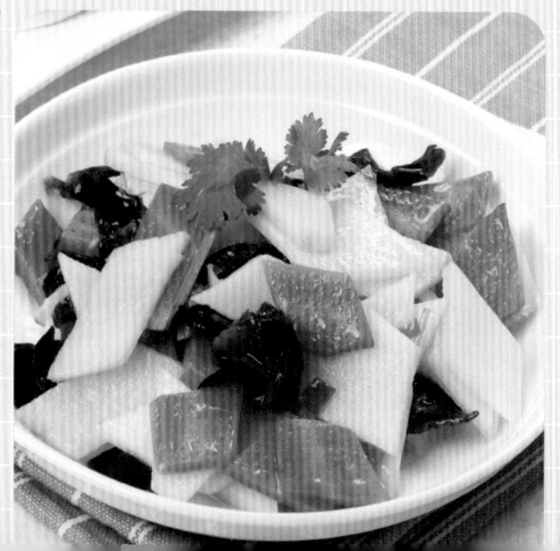

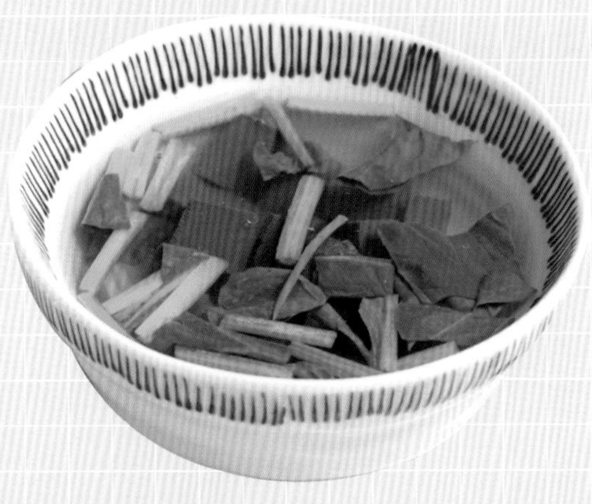

菠菜豬血湯

材料 菠菜 150 克、豬血 20 克。

調味料 鹽 2 克、香油 1 克。

做法

1. 將豬血洗淨，切塊；菠菜洗淨，燙水，切段。
2. 將豬血塊放入砂鍋，加適量清水，煮至熟透，再放入菠菜段略煮一下。
3. 加鹽調味，淋上香油即可。

料理的效果

豬血中的蛋白質經胃酸分解後，可產生一種消毒及潤腸的物質；菠菜養血止血、清熱、潤燥，豬血與菠菜配用對排毒清腸有好處。

小知識

乾隆微服私訪時，一位農婦給他做了這道菠菜熬豆腐。乾隆食後極是讚賞。乾隆問其菜名，農婦說：「金鑲白玉板，紅嘴綠鸚哥。」乾隆大喜，封農婦為皇姑，從此菠菜多了別名，叫鸚鵡菜。

草菇炒番茄

材料 番茄 200 克、草菇 150 克、青椒 50 克。

調味料 米酒、醬油和白糖各 10 克、太白粉 5 克、鹽和醋各 2 克、雞粉適量。

做法

1. 番茄洗淨，切塊；草菇洗淨，切半；青椒洗淨，去蒂切片。
2. 將草菇在滾水中燙熟。
3. 熱鍋熱油，放入草菇、米酒、醬油翻炒，加入番茄塊、青椒炒至熟，加白糖、鹽、醋、雞粉調味，用太白粉勾芡即可。

小知識

在炎炎夏日，人們往往食慾減退，吃些炒番茄、番茄蛋花湯，能夠消暑，增強食慾，幫助消化。

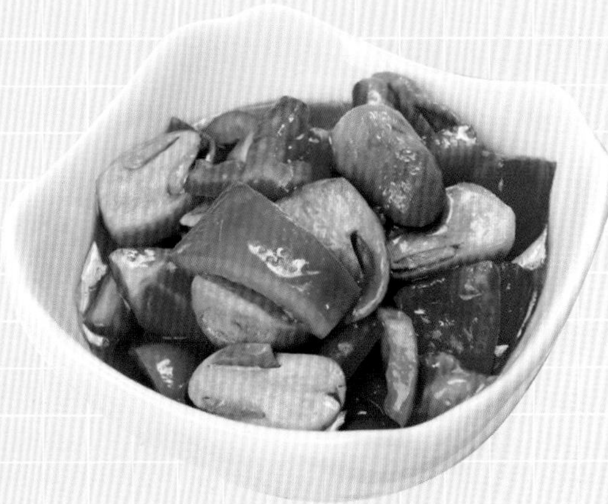

放療往往會損傷人體的津液，患者常伴有口燥咽乾、咳嗽少痰等症狀。

多吃清淡的食物

如果頸部或胸部癌症患者放療後，出現口乾、咽燥、味覺喪失等症狀，是因為放射線損傷唾液腺及黏膜引起的，這時應多吃滋味清淡的食物，如粥、湯等。

吃些易消化、少油膩的食物

如果患者出現噁心、嘔吐、腹瀉等情況，這是放射治療引起腸道反應。吃些易消化、少油膩的食物，如皮蛋瘦肉粥、綠豆冬瓜湯、銀耳蓮子羹、優酪乳等可以保護腸胃，促進營養消化吸收。

多飲水、多排尿

如果患者是膀胱癌、前列腺癌、子宮頸癌等盆腔部位的放射性治療，可以多飲水、多排尿，不要憋尿。飲食可以多喝些湯汁，如綠豆湯、薺菜湯、海帶湯等。

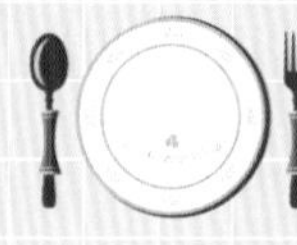

抗癌防癌常備菜食譜

皮蛋瘦肉粥

材料 白米 100 克、豬瘦肉 50 克、皮蛋 1 個。

調味料 蔥末 10 克、米酒 5 克、鹽 2 克、胡椒粉少許。

做法

❶ 白米洗淨，浸泡 30 分鐘；皮蛋去殼，切丁；豬瘦肉洗淨，入滾水，加米酒煮熟，切成丁。

❷ 鍋置火上，倒水煮滾，下入白米煮滾後改小火煮成粥，加鹽、皮蛋丁、熟豬肉丁拌勻煮滾。

❸ 食用時灑上胡椒粉、蔥末即可。

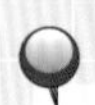

料理的效果

皮蛋可潤喉去熱、清熱消炎、滋補健身；豬瘦肉可補虛強身、滋陰潤燥、豐肌澤膚；白米有調補脾胃的作用。

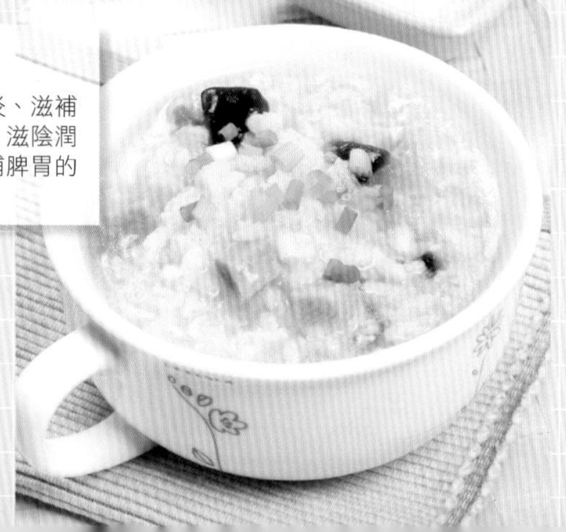

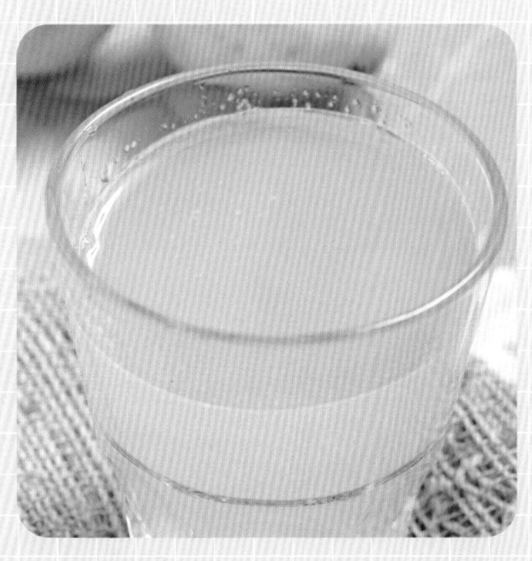

雪梨汁

材料 雪梨 300 克。

做法

❶ 雪梨洗淨，去核，切小丁。

❷ 將雪梨丁放入榨汁機，加入適量飲用水，攪打均勻即可。

料理的效果

雪梨汁水分充足，癌症患者放療期間容易出現口乾舌燥的情況，多喝些這款果汁，可以補充水分，還能補充放療時流失的維生素。

小知識

雪梨又稱玉乳，被認為「百果之宗」。中國已有三千多年栽培歷史，因其鮮嫩多汁，酸甜可口，有「天然礦泉水」的美稱。

綠豆冬瓜湯

材料 冬瓜 250 克、綠豆 50 克。

調味料 蔥段 10 克、薑片 5 克、鹽 2 克。

做法

❶ 冬瓜去皮、去瓤，洗淨切塊；綠豆洗淨，浸泡 4 小時。

❷ 鍋置火上，加入水煮滾，加入蔥段、薑片、綠豆煮開，轉小火煮約 30 分鐘。

❸ 放入冬瓜塊，燒至熟而不爛時，灑上鹽，起鍋即可。

料理的效果

冬瓜能清熱生津，消暑除煩；綠豆清熱解毒，祛濕利尿；搭配食用，可以促進放療沉積在體內的毒素排出。

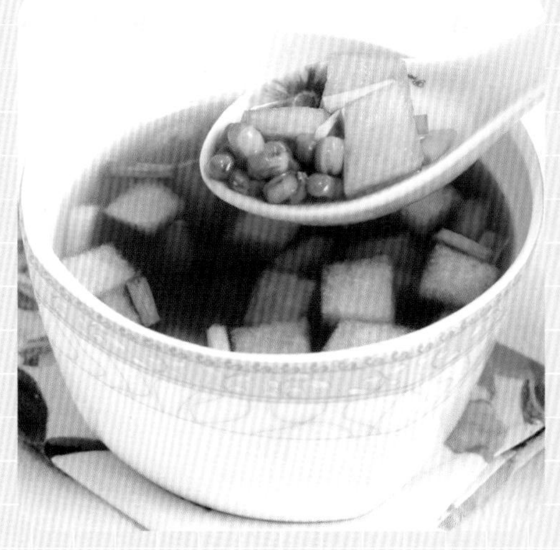

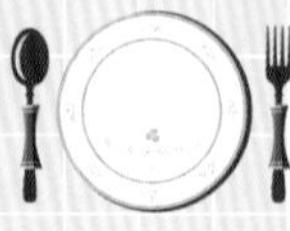

抗癌防癌常備菜食譜

綠豆粥

材料 白米 50 克、綠豆和薏仁各 30 克。

做法

1. 綠豆、薏仁分別洗淨，並浸泡 4 小時；白米洗淨，用水浸泡 30 分鐘。
2. 鍋置火上，倒入適量水大火燒開，加綠豆和薏仁煮滾，轉小火煮至六成熟時，放入白米，大火煮滾後轉小火熬煮至米爛粥稠即可。

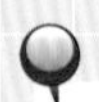

料理的效果

綠豆具有清暑生津、解毒消腫的功效；薏仁具有清熱排膿、排毒養顏、健脾利濕等功效。兩者和白米一起煮粥食用，具有促進排毒、利水濕的作用，適合放、化療患者排出殘留在體內的毒素。

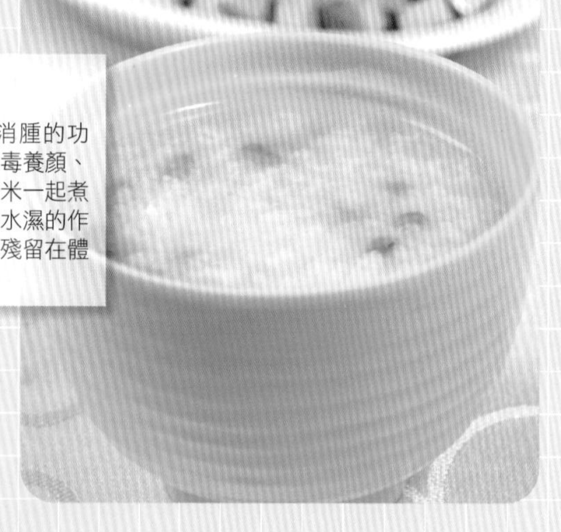

菊花陳皮茶

材料 菊花乾品、金盞花乾品各 3 朵、陳皮 4 克。

調味料 冰糖適量。

做法

1. 菊花乾品、金盞花乾品、陳皮用滾水迅速沖洗一下。
2. 再放入杯中，倒入滾水，以蓋子悶泡 5 分鐘後，加冰糖即可飲用。

料理的效果

菊花具有解毒消腫的功效，可以清除放、化療殘留體內的毒素；陳皮具有燥濕化痰的功效，能促進消化液的分泌，排出腸內積氣；金盞花具有解毒發汗的作用。這款茶飲具有排出體內毒素的功效。

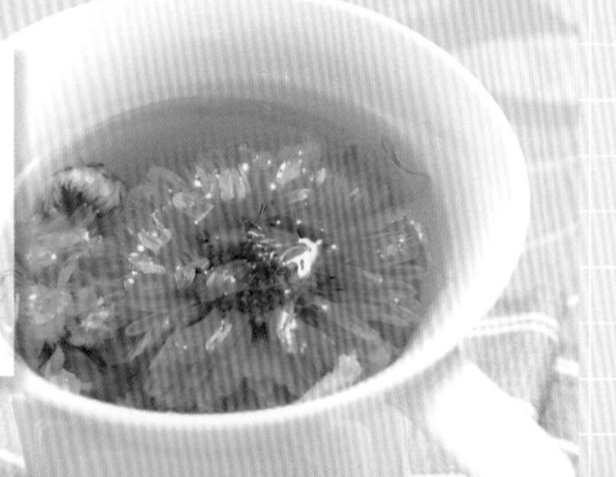

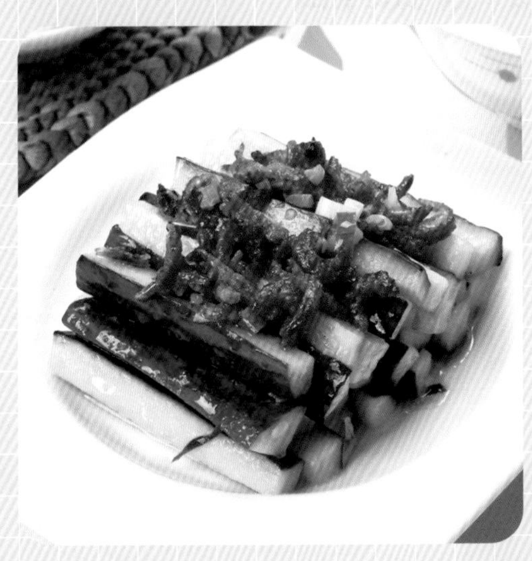

蝦米拌黃瓜

材料 黃瓜 300 克、蝦米 20 克。

調味料 蔥末、薑末各 5 克、鹽 1 克。

做法

1. 黃瓜洗淨，切成長條。
2. 蝦米用清水沖洗，放入溫水中泡軟。
3. 鍋置火上，放油燒至六成熱，下蔥末、薑末炒香，加蝦米略炒後，淋在加鹽的黃瓜上。

料理的效果

黃瓜具有清熱解毒，利水消腫的功效，適合做過放、化療的患者食用，可以清除體內殘留的毒素，還能增加治療的效果。

馬齒莧炒雞蛋

材料 鮮馬齒莧 50 克、雞蛋清 2 個。

調味料 鹽 2 克、米酒 5 克。

做法

1. 將馬齒莧擇洗乾淨，切成段；把雞蛋清打散，加入馬齒莧段調勻，加鹽、米酒調味。
2. 熱鍋熱油，將調好的佐料倒入鍋內，快速翻炒至熟即可。

料理的效果

馬齒莧具有清熱解毒、散血消腫的功效，放、化療患者常吃，可以幫助排出體內放、化療殘留的毒素，維持身體健康。

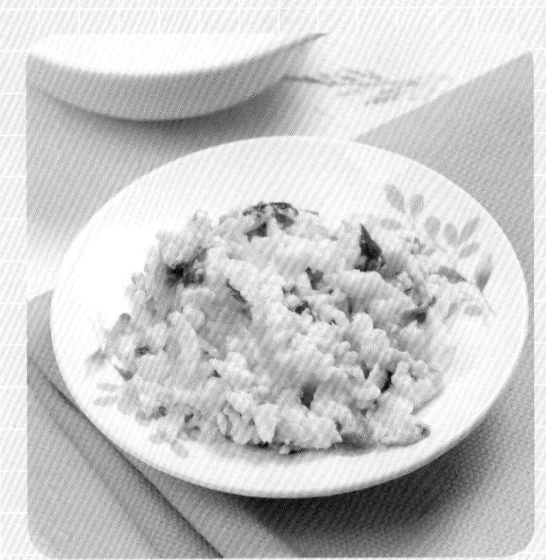

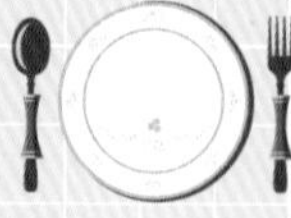 抗癌防癌常備菜食譜

西瓜黃瓜汁

材料 西瓜 300 克、黃瓜 150 克。

調味料 蜂蜜適量。

做法

❶ 西瓜去皮，去籽，切小塊；黃瓜洗淨，切小塊。

❷ 將上述食材倒入榨汁機中，拌勻後加蜂蜜調味即可。

料理的效果

西瓜味甘，性微寒，具有除煩止渴，利小便；黃瓜味甘，性涼，具有除煩止渴， 利水消腫的功效，搭配做成汁，放、化療後的患者常喝，可以補充放、化療失去的津液，促進身體的恢復。

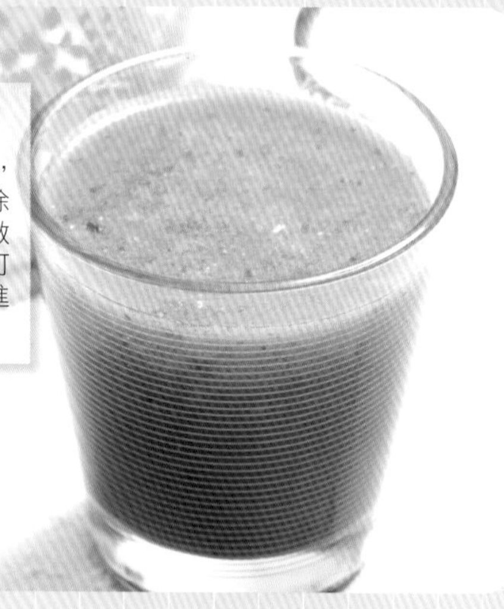

芹菜香菇粥

材料 白米 100 克、芹菜 50 克、水發香菇 5 朵、枸杞子 5 克 。

調味料 鹽 2 克。

做法

❶ 芹菜洗淨，切丁；水發香菇洗淨，去蒂，切丁；白米洗淨，浸泡 30 分鐘。

❷ 鍋內倒水燒開，倒入白米煮熟。

❸ 另取鍋置火上，倒油燒至六成熱，倒入芹菜丁、香菇丁翻炒，待出香味時，和枸杞子一起加入粥中煮熟，最後加鹽調味。

料理的效果

芹菜具有清熱平肝，利小便的功效；香菇具有補脾胃的功效；搭配白米煮粥，具有低能量、水分多的特點，還能增強體質，對放、化療後津傷、局部乾燥有一定療效。

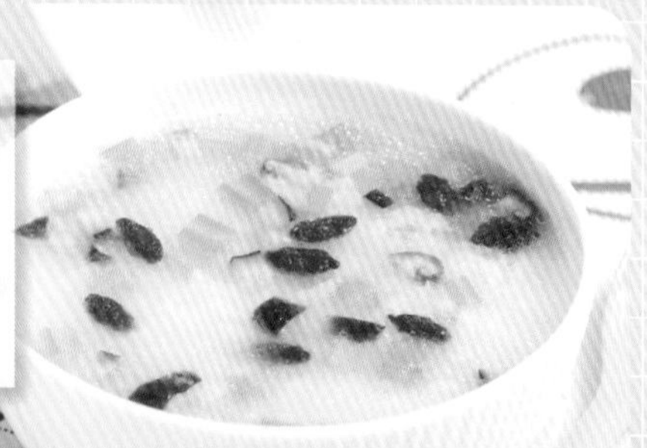

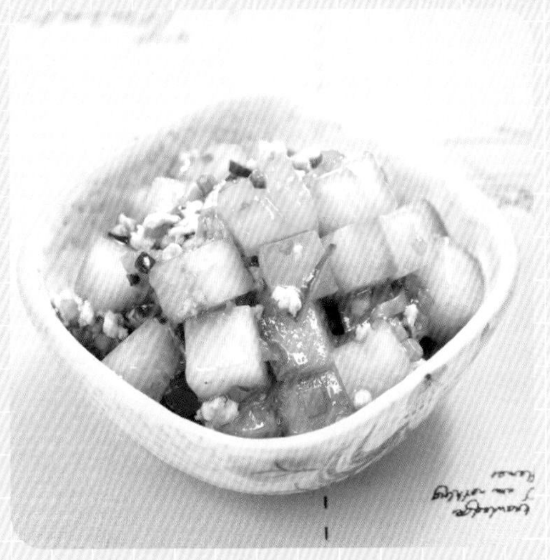

紅燒冬瓜

材料 冬瓜 300 克、肉末、泡發的香菇、青椒和紅椒各 20 克。

調味料 蔥花 5 克、醬油和蠔油各 8 克。

做法

❶ 冬瓜去皮，切成 3 ～ 4 公分的方塊，在上方割上十字花刀。

❷ 泡發的香菇沖洗，擠乾，去蒂，切粒；青椒、紅椒洗淨，去蒂及去籽，切粒。

❸ 熱鍋熱油，先放入冬瓜煎香再放香菇粒、青椒粒、紅椒粒炒香，加入沒超過冬瓜的水，倒入醬油燒開，待湯汁快收乾，加蠔油拌勻，灑上蔥花即可。

料理的效果

冬瓜具有除煩止咳的功效，放、化療患者常吃，可以緩解口乾舌燥的情況，促進身體恢復。

白米百合荸薺豆漿

材料 黃豆 40 克、白米 20 克、荸薺 50 克、百合 10 克。

做法

❶ 黃豆用清水浸泡 10 ～ 12 小時，洗淨；百合用清水泡發，洗淨，分瓣；白米洗淨；荸薺去皮，洗淨，切小丁。

❷ 將上述食材一同倒入全自動豆漿機中，加水至上、下水位線之間，煮至豆漿機提示豆漿做好即可。

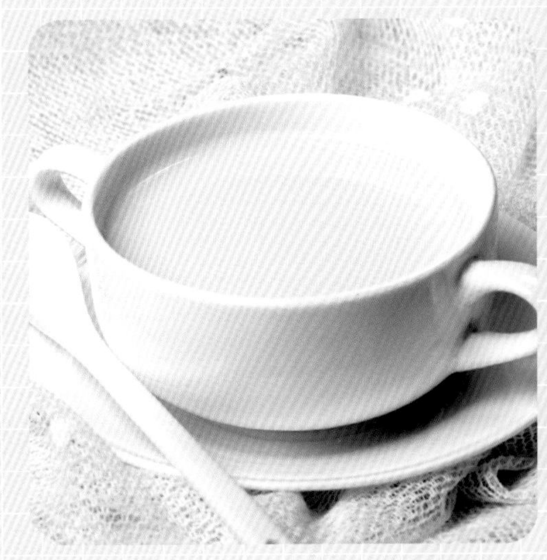

料理的效果

荸薺性寒，味甘，具有清熱解毒，消食止渴的功效，適合放、化療後津傷嚴重的癌症患者食用。

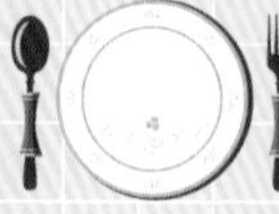

抗癌防癌常備菜食譜

香菇筍片湯

材料 竹筍 200 克、乾香菇 5 朵、青菜心 50 克。

調味料 鹽、雞粉各 2 克，香油適量。

做法

1. 將乾香菇泡發，去蒂，洗淨後一切 4 瓣；竹筍去殼切片；青菜心洗淨，切段。
2. 將香菇、筍片放入鍋中，加適量清水置火上燒開，出鍋前加入青菜心稍煮，加鹽、雞粉調味，淋上香油即可。

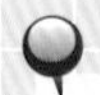

料理的效果

香菇有滋陰涼血、開胃健脾的功效；竹筍有補肝腎、健脾胃、益氣血的功效，搭配食用，對食慾缺乏的癌症患者有一定食療效果。

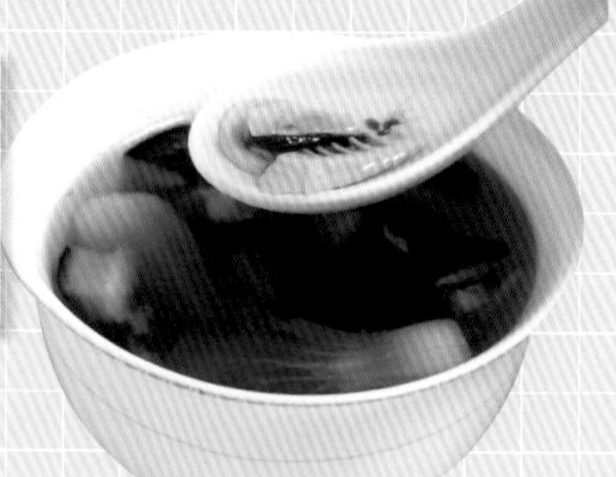

蘿蔔清胃湯

材料 白蘿蔔 300 克、鮮鴨胗 2 個、芹菜 100 克。

調味料 鹽 2 克、雞粉 3 克、蔥段和清湯各適量。

做法

1. 將白蘿蔔洗淨，去根須，切塊；芹菜擇洗乾淨，切段；鮮鴨胗洗淨，用溫水泡軟，切小丁備用。
2. 砂鍋內倒入清湯，放入白蘿蔔塊、鴨胗塊、蔥段，以大火煮滾轉小火煮 1 小時，放入芹菜段煮 10 分鐘，加鹽和雞粉調味。

小知識

中醫認為白蘿蔔味辛、甘，性涼，入肺、胃經，為食療佳品，可以輔助治療多種疾病，本草綱目稱之為「蔬中最有利者」。

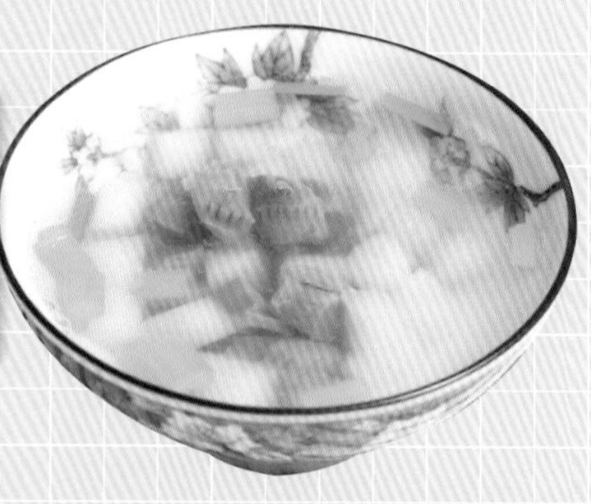

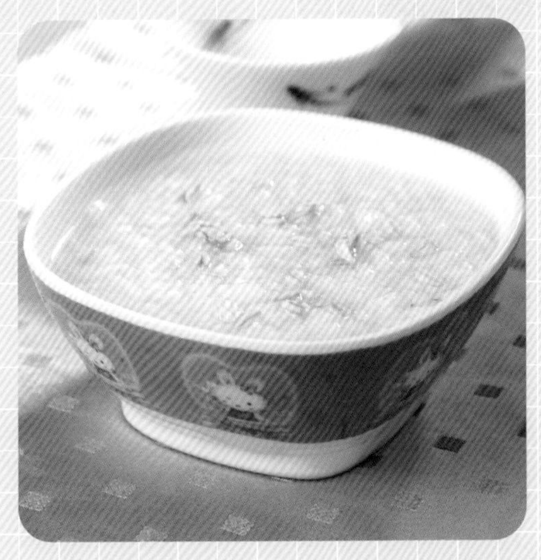

大麥米粥

材料 大麥、糯米各 50 克。

做法

❶ 糯米、大麥分別洗淨，糯米用水浸泡 4 小時，大麥用水浸泡 1 小時。

❷ 鍋置火上，倒入適量清水煮滾，放入糯米、大麥，大火煮滾後改用小火煮至粥成即可。

料理的效果

大麥富含碳水化合物、蛋白質、鈣、磷及 B 族維生素，有健脾消食、止渴利便的作用，適合胃氣虛弱、消化不良者食用；糯米含大量碳水化合物、鈣、磷、鐵、維生素 B_1、維生素 B_2 等營養素，可健脾養胃、補中益氣，對食慾缺乏、消化不良有一定緩解作用。兩者一起煮，具有很好的補氣、健脾、健胃功效，適合消化功能欠佳的癌症患者食用。

甜藕粥

材料 蓮藕 100 克、糯米 50 克。

調味料 冰糖 10 克。

做法

❶ 糯米洗淨，用水浸泡 4 小時；蓮藕洗淨，去節，切段，放入榨汁機中榨汁，去渣留汁。

❷ 鍋置火上，倒入藕汁和適量清水燒開，放入糯米以大火煮滾後轉小火熬煮成粥，加冰糖調味。

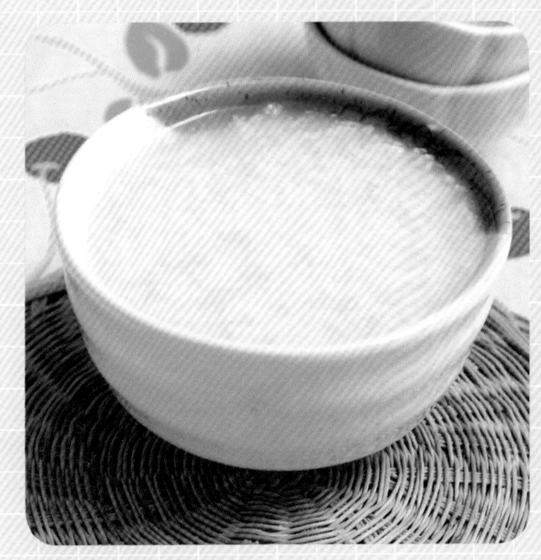

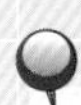

料理的效果

蓮藕熟食對脾胃有益，有養胃滋陰、補脾止瀉的功效；糯米可健脾養胃、補中益氣，對食慾缺乏、消化不良有一定緩解作用。兩者同煮，具有健脾止瀉、開胃助食、滋陰益血的功效，適合消化不良、食慾不佳癌症患者食用。

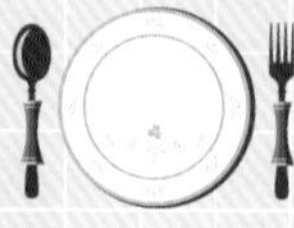

抗癌防癌常備菜食譜

百合粥

材料 糯米 80 克、蓮子 50 克、乾百合 10 克、白米 20 克。

調味料 白糖 5 克。

做法

1. 糯米洗淨，用水浸泡 4 小時；白米洗淨，浸泡 30 分鐘；乾百合洗淨，泡軟；蓮子洗淨，去心。
2. 鍋置火上，倒入清水燒開，放入糯米、白米煮滾，加蓮子熬煮至 30 分鐘，放入百合再煮約 10 分鐘，加白糖調味。

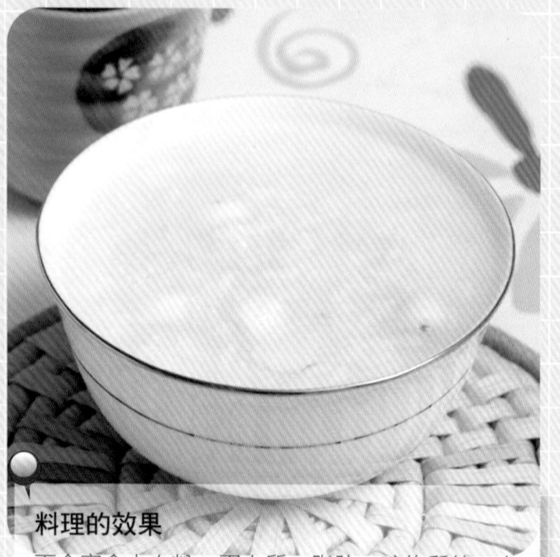

料理的效果

百合富含太白粉、蛋白質、脂肪、礦物質等，有潤肺止咳、寧心安神等作用；蓮子富含蛋白質、脂肪、太白粉等，有清熱除煩、養心安神等作用。兩者和糯米、白米同食，對緩解癌症患者咳嗽有一定的功效。

銀耳紅棗雪梨粥

材料 雪梨 200 克（約 1 個）、白米 50 克、去核紅棗 20 克、泡發銀耳 10 克。

調味料 冰糖 20 克。

做法

1. 將泡發銀耳撕成小塊。
2. 雪梨清洗乾淨，連皮切塊；白米洗淨，浸泡 30 分鐘；紅棗洗淨。
3. 鍋中倒適量清水燒開，加白米、銀耳、紅棗煮滾，轉小火煮 25 分鐘，再加梨塊煮 5 分鐘，加冰糖煮至化開即可。

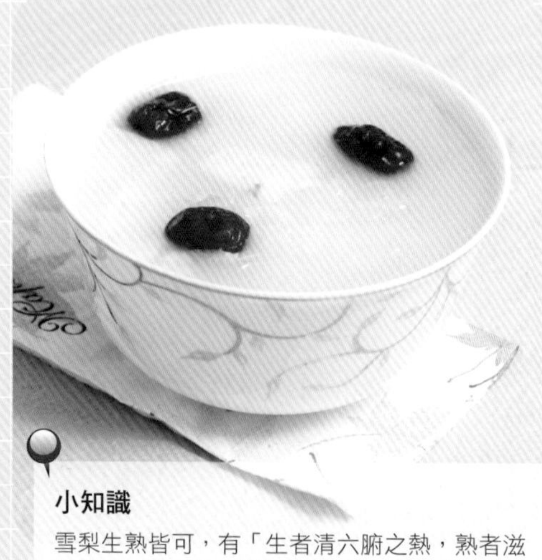

小知識

雪梨生熟皆可，有「生者清六腑之熱，熟者滋五臟之」的說法，即生食去實火，熟食去虛火，因此生吃梨能明顯解除上呼吸道感染患者所出現的咽喉乾、癢、痛、喑啞、便祕、尿赤等情況。

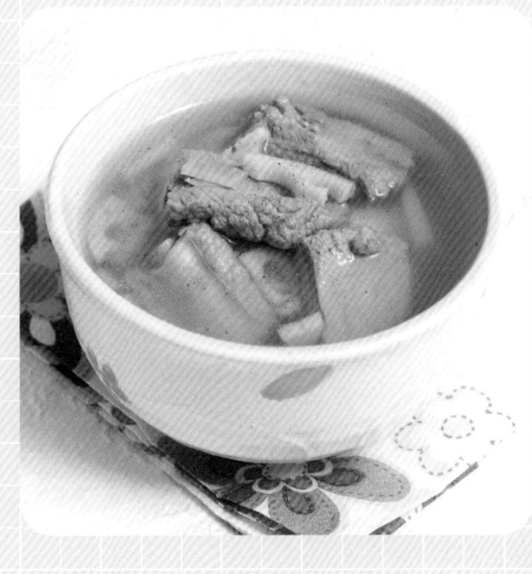

蓮藕排骨湯

材料 豬排骨 300 克、蓮藕 200 克。

調味料 鹽 3 克、蔥段、薑片、米酒和胡椒粉各適量。

做法

❶ 豬排骨洗淨，剁塊；蓮藕去皮，洗淨切塊。

❷ 鍋內加水煮滾，放入蔥段、米酒、豬排骨塊及部分薑片，汆燙去血水，撈出。

❸ 煲鍋置火上，倒入適量清水，放入豬排骨塊、藕塊及剩餘薑片煮滾後，轉小火煲約 1.5 小時，加鹽、胡椒粉調味。

料理的效果

豬排骨有滋陰潤燥、補中益氣的作用；蓮藕能增進食慾、促進消化，增強體力，搭配食用，可以緩解癌症患者體質虛弱的情況。

百合鯽魚湯

材料 鯽魚 500 克、乾百合 10 克。

調味料 鹽、胡椒粉各 3 克。

做法

❶ 將乾百合去掉雜質，在清水中浸泡半小時。

❷ 鯽魚去鱗、鰓、內臟，放入熱油鍋中稍煎，加滾水煮開，湯濾清。

❸ 將鯽魚、百合、魚湯一同放入砂鍋中共煮至熟，灑上鹽、胡椒粉調味。

料理的效果

百合有滋陰潤肺的作用；鯽魚含優質蛋白質，易消化吸收，經常食用可補充營養，增強抗病能力；搭配食用，可以改善癌症患者咳嗽的症狀。

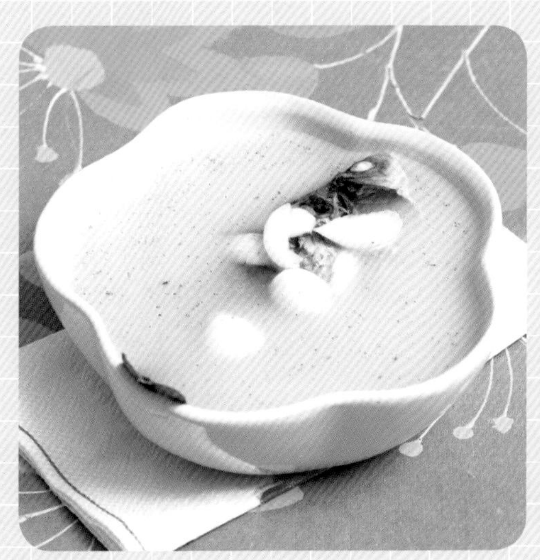

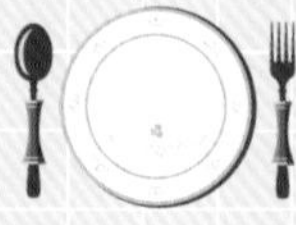

抗癌防癌常備菜食譜

薏仁米糊

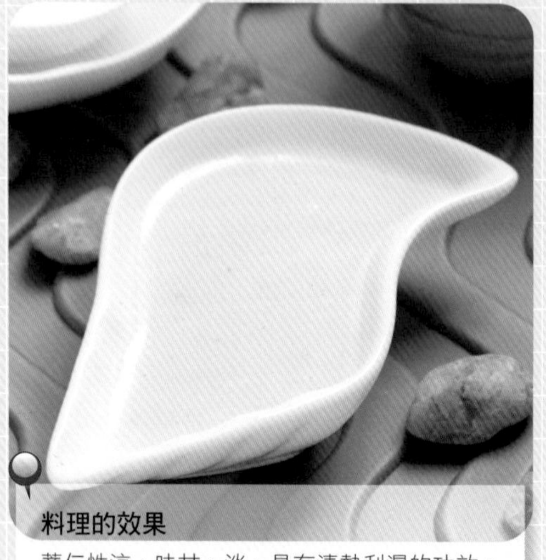

材料 白米50克、薏仁30克、熟花生仁20克。

調味料 冰糖10克。

做法

❶ 白米、薏仁洗淨，用清水浸泡2小時。

❷ 將白米、薏仁、熟花生仁倒入全自動豆漿機中，加水至上、下水位線之間，按下「米糊鍵」，煮至豆漿機提示米糊做好，加入冰糖攪至化開即可。

料理的效果

薏仁性涼，味甘、淡，具有清熱利濕的功效，對伴有水腫的癌症患者有一定的輔助治療功效。

豆漿鯽魚湯

材料 豆漿500克、鯽魚1條。

調味料 蔥段和薑片各10克、鹽2克、米酒少許。

做法

❶ 鯽魚去鱗，除鰓和內臟，洗淨。

❷ 鍋置火上，倒油燒至六成熱，放入鯽魚兩面煎至微黃，下蔥段和薑片，淋上米酒，加蓋燜一回，倒入豆漿，加蓋煮滾後轉小火煮30分鐘，加鹽調味。

料理的效果

鯽魚性平，味甘，具有健脾利濕的功效，常食用對癌症患者胸腹部積水有一定的輔助治療作用。

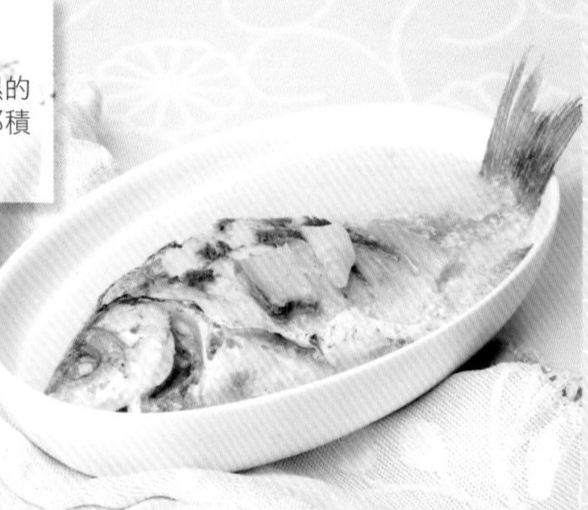

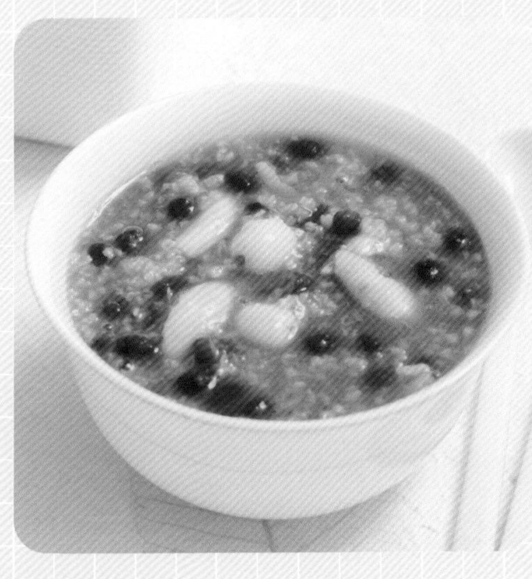

百合蓮子紅豆粥

材料 糯米、紅豆各 70 克、去心蓮子 50 克、泡發百合 15 克。

調味料 白糖 5 克。

做法

❶ 糯米洗淨，用水浸泡 4 小時；紅豆洗淨，用水浸泡 4 小時；蓮子洗淨。

❷ 鍋置火上，加適量清水煮滾，放入紅豆煮至七成熟，再把糯米、蓮子放入鍋中，煮滾，轉用小火熬 40 分鐘，放入百合煮至米爛粥稠，再加入白糖調味。

料理的效果

紅豆含有豐富的葉酸，具有利水消腫的作用，癌症患者腹水、腹脹的情況，可以多吃些紅豆，對緩解病情有好處。

小知識

紅豆被人們稱為「飯豆」，它具有「津液、利小便、消脹、除腫、止吐」的功能，被李時珍稱為「心之穀」，是一種高營養、多功能的雜糧。

雞蓉冬瓜羹

材料 冬瓜、雞胸肉各 200 克、熟火腿 20 克。

調味料 鹽 2 克、米酒、高湯、蛋清、蔥絲、薑絲和香油各適量。

做法

❶ 冬瓜洗淨，去皮和瓤，切成細絲；雞胸肉洗淨，剁成細泥，加鹽和蛋清，攪拌均勻即成雞蓉；熟火腿剁末。

❷ 湯鍋加油燒熱，爆香蔥絲、薑絲後撈出後不用，放入冬瓜絲，加米酒翻炒，倒入高湯以大火煮至冬瓜熟透。

❸ 轉小火，將雞蓉慢慢倒入，邊倒邊攪拌，雞蓉倒完即停火，盛入湯碗後，灑上火腿末和鹽，淋上香油即可。

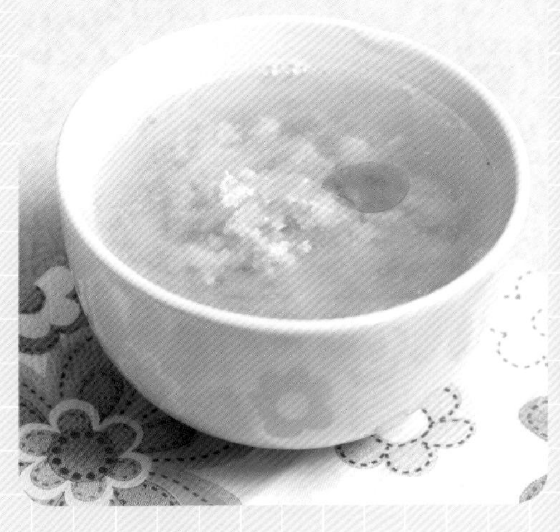

手術前——儲備營養做準備

手術對患者的身體有一定的損害，術前維持患者的良好營養，提供營養儲備，確保患者平穩度過手術期。因此手術前，加強營養是必需的。

適量攝取碳水化合物

碳水化合物是機體重要構成成分，當供應充足時，機體就不需動用蛋白質來供應，這樣能節約蛋白質，適合癌症患者手術前食用富含碳水化合物食物，如穀類、豆類、薯類、水果、堅果等。

補充優質蛋白質

及時補充魚類、肉類、蛋類、豆類等富含優質蛋白質的食物，可以為身體提供足夠的能量，增強身體的免疫力。

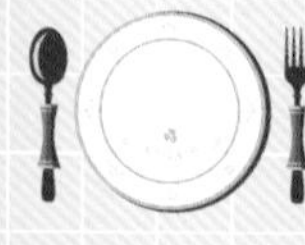

抗癌防癌常備菜食譜

蝦仁山藥

材料 山藥 200 克、蝦仁 100 克、玉蘭片、白果和水發木耳各 30 克。

調味料 蔥花和薑絲各 5 克、米酒 10 克、太白粉 8 克、鹽 2 克。

做法

❶ 山藥洗淨，去皮切丁；玉蘭片切丁；蝦仁洗淨；水發木耳撕成小朵；白果過水。

❷ 鍋內倒油燒熱，爆香薑絲、蔥花，放入玉蘭片、白果、木耳和山藥丁，加鹽、米酒略炒，放蝦仁，用太白粉勾芡即可。

料理的效果

蝦仁富含豐富的蛋白質，常吃可以為身體提供足夠的能量，增強身體的抵抗力；山藥中的薯蕷皂素，可以滋陰補陽、促進新陳代謝的作用，搭配食用，有利於提高身體素質。

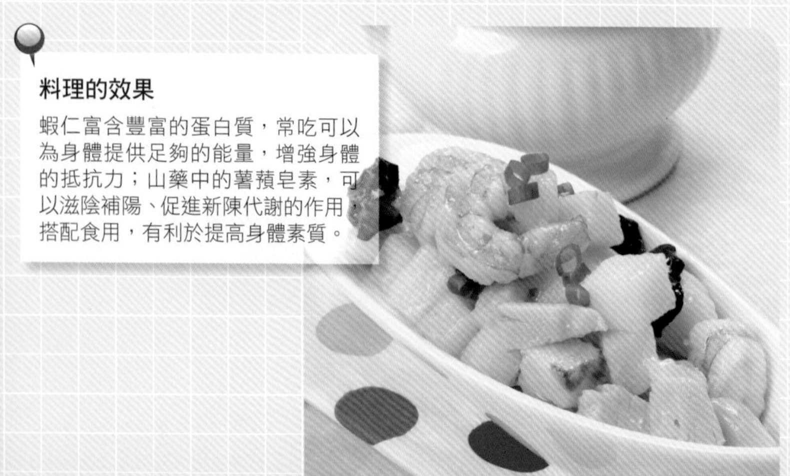

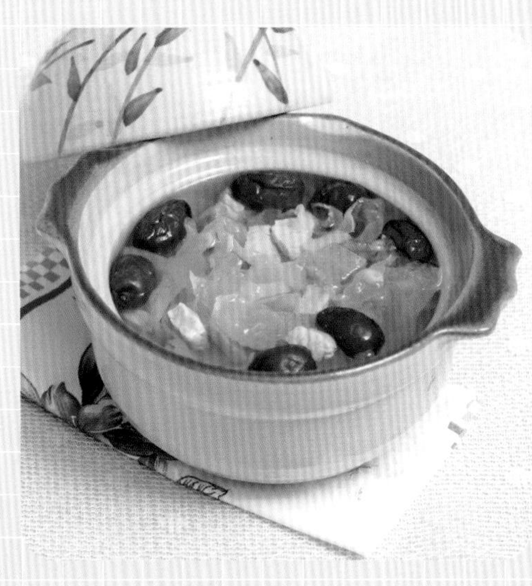

銀耳紅棗牛肉湯

材料 牛肉 200 克、紅棗 7 枚、乾銀耳 5 克，胡蘿蔔 50 克。

調味料 鹽 3 克、薑片和米酒各適量。

做法

1. 牛肉洗淨，切小塊；紅棗洗淨，泡一下；乾銀耳泡發，洗淨，去黃蒂，撕成小朵；胡蘿蔔洗淨，切片。
2. 將牛肉塊、紅棗放入砂鍋中，加水煮滾後轉小火慢燉煮 1 小時，再放米酒、薑片、銀耳、胡蘿蔔片燉至牛肉熟爛，加鹽調味即可。

料理的效果

紅棗能提高人體免疫力，抑制癌細胞擴散；牛肉蛋白質含量高，脂肪含量低，所以享有「肉中驕子」的美稱，常吃可增強體質。

煎地瓜餅

材料 地瓜 50 克、麵粉 100 克。

調味料 白糖 10 克。

做法

1. 地瓜洗淨，切片，放入蒸鍋中，以大火蒸 20 分鐘至熟，取出，趁熱用湯匙壓成泥，放入麵粉、白糖和水，充分揉勻。
2. 取適量薯泥，以雙手先搓成丸子，再用雙掌拍打成餅狀。
3. 鍋置火上，倒油燒至八成熱，放入紅薯餅，以中火炸 8 分鐘，熄火後用鏟子將每個餅在鍋邊處壓出油分，裝盤。

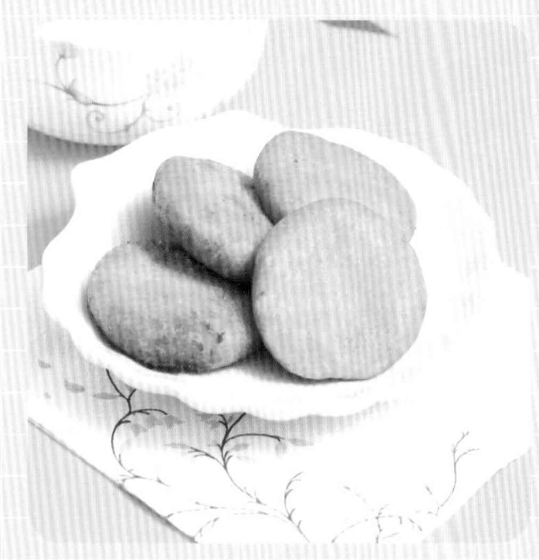

小知識

地瓜與馬鈴薯、山藥一樣，食用部分都是生於地下，它們介於糧食和蔬菜之間，既可做主食，也可作菜食用。

手術後癌症患者身體虛弱，應及時適量補充營養，以滿足手術對身體的消耗和組織修復所需營養。

應補充易消化的高熱量食物

手術後癌症患者的消化吸收能力較弱，應依據患者的手術部位和病情安排膳食，膳食一般多從流食開始，逐漸改為半流食、軟飯，並要少食多餐，宜先選擇蛋類、奶類、粥類、肉湯類、豆製品等。

及時補充維生素

維生素可以維持身體生長和正常的生命活動。手術後，患者需要及時補充維生素，促進傷口的癒合，增強身體的免疫力。宜選穀類、肝臟、奶類、蛋黃、蔬果、魚類等。

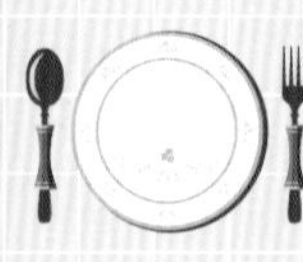

抗癌防癌常備菜食譜

滑蛋牛肉粥

材料 牛里肌肉 50 克、白米 100 克、雞蛋 1 個。

調味料 薑末、蔥末、香菜末各 5 克，鹽 2 克。

做法

1. 牛里肌肉洗淨，切絲，加 1 克鹽醃漬 30 分鐘；白米洗淨，用水浸泡 30 分鐘。
2. 鍋置火上，加適量清水煮開，放入白米煮至快熟時，下肉絲煮至變色，雞蛋打入鍋中攪拌，粥熟後加剩下的鹽、蔥末、薑末、香菜末即可。

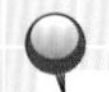

料理的效果

牛肉對於平衡身體免疫力、術後的調養以及修復人體組織方面有一定的功效；白米能調節人體腸胃功能。兩者搭配，可補脾胃、強筋骨。

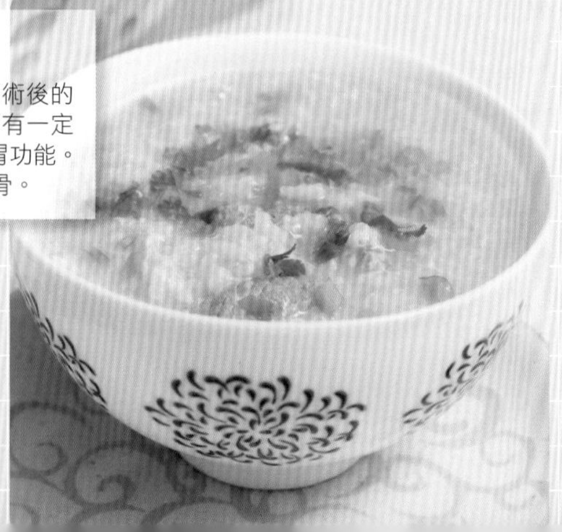

COLUMN

癌症患者特效食譜

補益、補心、開胃

荸薺豆腐湯

材料 荸薺 10 個、豆腐 100 克、紫菜 5 克。

調味料 鹽 2 克、蔥花和薑片各適量。

做法

❶ 將荸薺洗淨，去皮，切塊；豆腐洗淨，切丁；紫菜沖洗一下，撕成小塊。

❷ 鍋中倒適量清水，以大火燒開，放入薑片、荸薺塊、豆腐丁，大火煮開後轉小火煮 15 分鐘，加紫菜、蔥花、鹽攪勻即可。

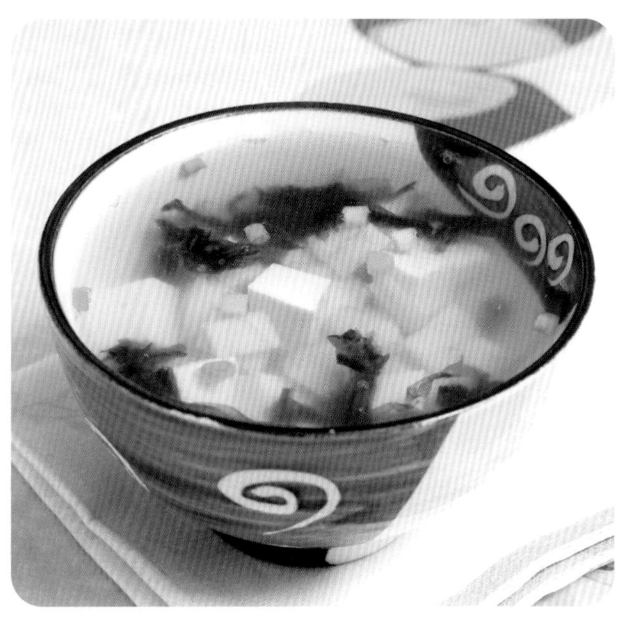

料理的效果

荸薺對癌症伴有尿血、小便不利、舌苔黃膩等症狀的患者有良好的輔助治療作用，加上富含蛋白質的豆腐，能為身體提供能量，更好地對抗癌症。

鮮藕汁豆渣蛋餅

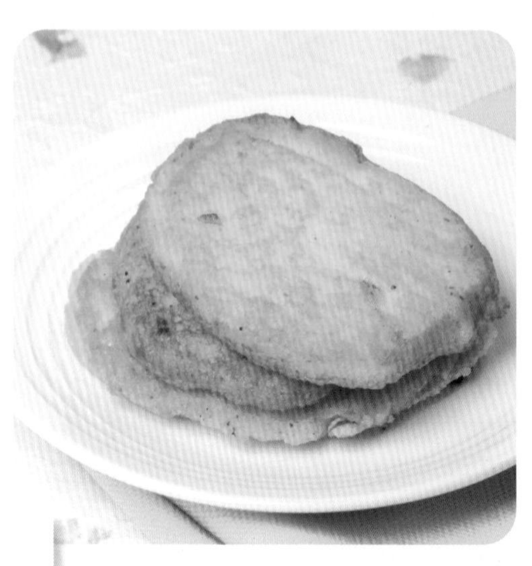

材料 豆渣 100 克、麵粉 50 克、雞蛋 3 個。

調味料 蔥末 15 克、鹽 2 克。

做法

❶ 雞蛋打散，加入豆渣、麵粉、蔥末、鹽攪拌均勻呈糊狀。

❷ 平底鍋置火上，倒油燒至六成熱，用大湯匙取一匙豆渣糊倒入平底鍋中，攤成圓餅狀，以中小火煎至兩面呈金黃色且熟透即可。

料理的效果

豆渣對癌症便血者有良好的輔治效果，加上雞蛋的優質蛋白質，可以增強體力。

鮮藕汁

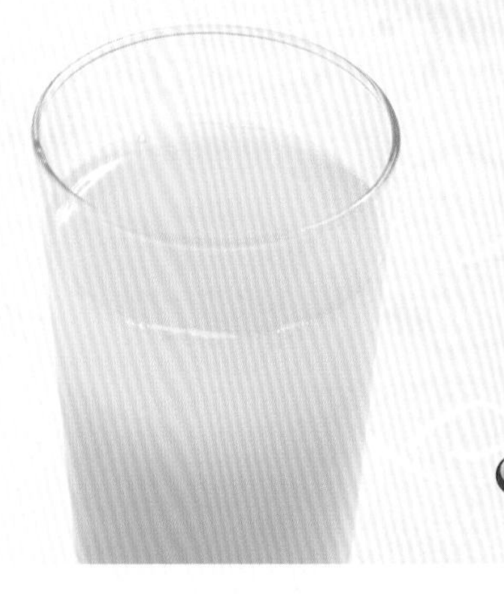

材料 新鮮嫩藕 200 克。

做法

❶ 將鮮藕洗淨，切成薄片。

❷ 搗爛如泥，用潔淨紗布絞取鮮汁，每日喝 1～2 次，每次 1 小杯即可。

料理的效果

藕汁具有止血散瘀的作用，所以伴有各種出血症狀的患者可以多喝這款飲品。

COLUMN

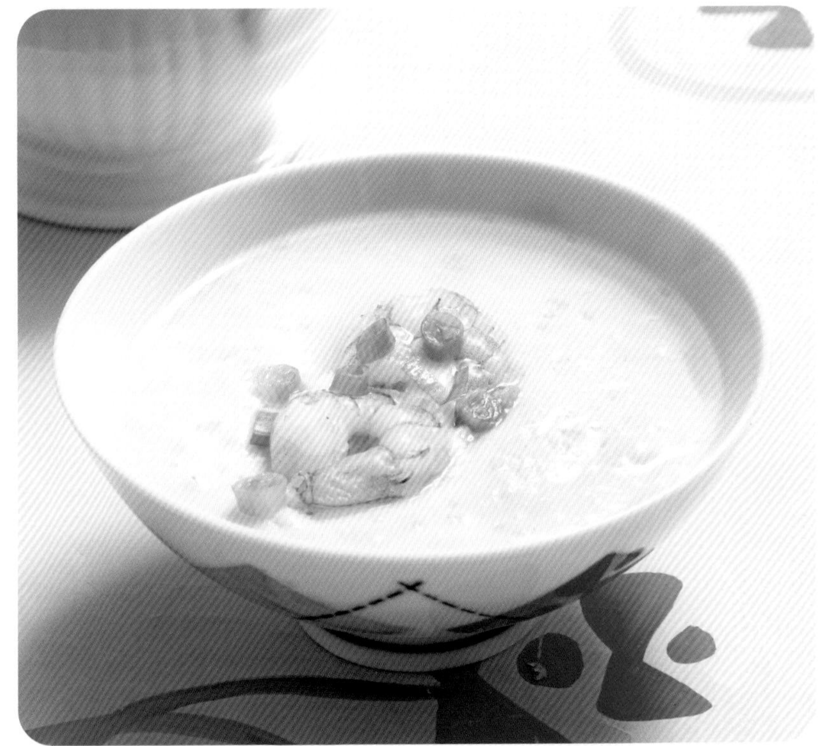

鮮蝦蒸蛋

材料 雞蛋 2 個、鮮蝦 6 隻。

調味料 鹽 3 克、蔥末 5 克、香油適量。

做法

❶ 將鮮蝦處理乾淨，只取蝦仁；雞蛋打散，加入少量的鹽調味，加溫水（約 30℃），朝一個方向攪拌均勻。

❷ 先在容器的內壁抹上一層香油，把蛋液倒入容器中，放到鍋中隔水蒸熟，蒸至七、八成熟時，加蝦仁、蔥末一起蒸，再蒸 5 ～ 6 分鐘出鍋，滴香油即可。

小知識

在英國，每逢到節日盛宴，人們喜歡把雞蛋打破，滴入清水中，以其形狀來占卜日後的生活是否美滿。然後，再拌入白糖蒸熟，意味著生活美滿、和諧。

COLUMN

清熱、止痛、消腫

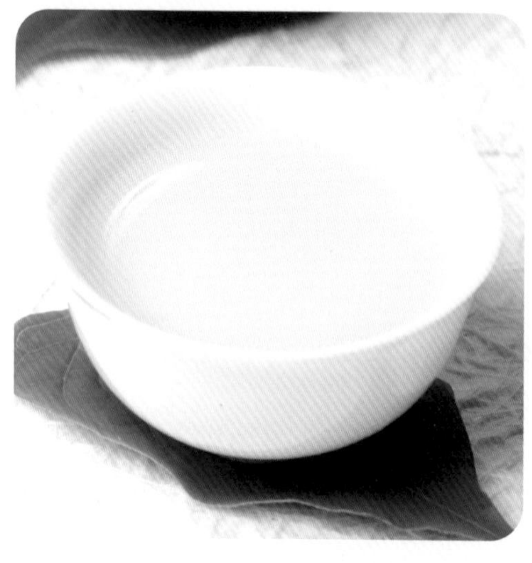

荷葉豆漿

材料 黃豆 50 克、鮮荷葉 30 克。

調味料 冰糖 10 克。

做法

❶ 黃豆用清水浸泡 10～12 小時，洗淨；鮮荷葉洗淨，切絲。

❷ 將黃豆和鮮荷葉絲倒入全自動豆漿機中，加水至上、下水位線之間，煮至豆漿機提示豆漿做好，過濾後加冰糖攪拌至化開即可。

料理的效果

荷葉性平，味苦、澀，具有清暑利濕的功效，癌症患者常吃可以排出體內濕氣、消腫。

生薑黑糖水

材料 鮮薑 20 克、紅棗 4 枚。

調味料 黑糖 15 克。

做法

❶ 紅棗洗淨；鮮薑切片。

❷ 鍋置火上，放入黑糖、薑片、紅棗和適量清水，大火燒開後轉小火煎 15～20 分鐘，離火，趁熱飲用即可。

小知識

黑糖保留了較多的甘蔗營養成分，且含有 95% 左右的蔗糖，更容易被人體消化吸收，因此能快速補充體力、增加活力，所以又被稱為「東方的巧克力」。其中不僅含有可提供熱能的碳水化合物，還含有人體生長發育不可缺少的蘋果酸、維生素 B_2、胡蘿蔔素、煙酸和微量元素錳、鋅、鉻等。

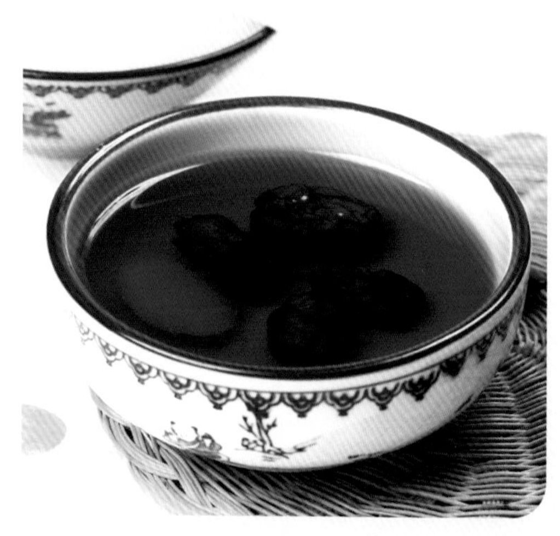

PART 6

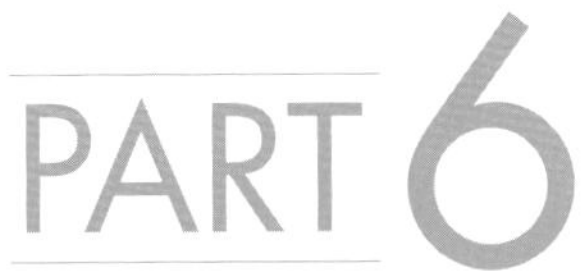

最易誘發的 16 種癌症就要這樣吃

癌症稱為惡性腫瘤，
隨著病情的惡化，除了自己痛苦之外，花費也不貲。
此時如何有效對抗常見的癌症就要靠正確飲食！

Healthy

ipes

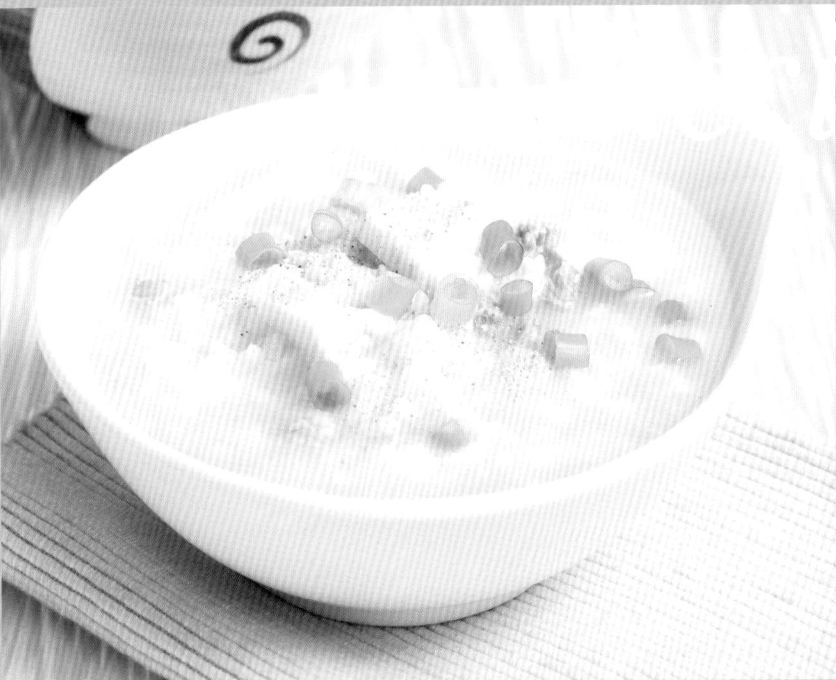

胃癌——清淡少鹽，細嚼慢嚥

根據WHO癌症報告顯示，全球胃癌死亡人數位居第3名。現代研究認為，胃癌的發生與嗜菸、嗜酒及高鹽飲食等生活習慣有密切的關係。

胃癌調養有方法

❶ 多吃新鮮的水果、蔬菜，尤其是綠、黃色等有色蔬果，如菠菜、芹菜、油菜、胡蘿蔔、奇異果、香蕉、芒果等。

❷ 飲食宜清淡少鹽，忌乾硬、發霉以及醃漬的食物。

❸ 多吃富含抗氧化的維生素E的蔬果，如胡蘿蔔、綠色蔬菜、地瓜、柿子等。

❹ 出血者，可適當多吃蓮藕、白花椰、烏梅、紅豆、扁豆等食物。

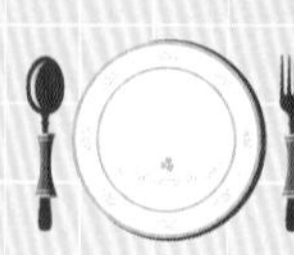

抗癌防癌常備菜食譜

小米紅豆粥

材料 紅豆和小米各 50 克、白米 30 克。

做法

❶ 紅豆洗淨，用清水泡 4 小時，再蒸 1 小時至紅豆酥爛；小米、白米分別洗淨，白米用水浸泡 30 分鐘。

❷ 鍋置火上，倒入適量清水大火燒開，加小米和白米煮滾，轉小火熬煮 25 分鐘成稠粥。

❸ 將酥爛的紅豆倒入稠粥中煮滾，攪拌均勻即可。

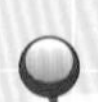

料理的效果

這道小米紅豆粥有健胃消食、清熱利濕、消腫解毒、清心除煩、補血安神的功效，還可輔助治療胃癌晚期食慾不佳等症。

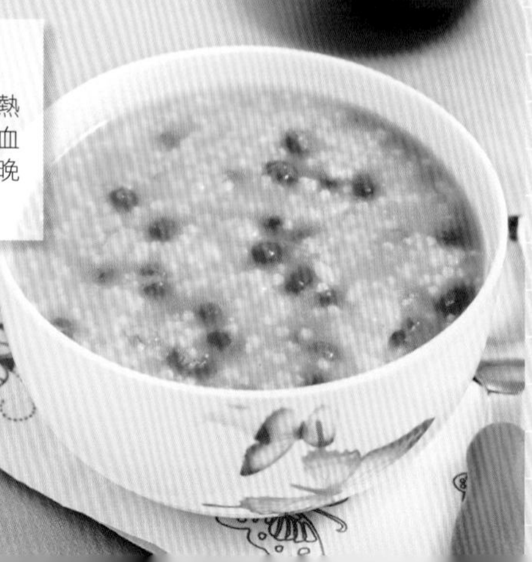

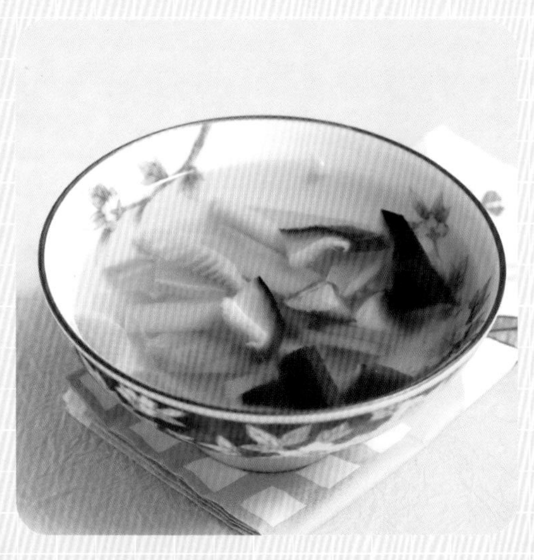

竹筍香菇蘿蔔湯

材料 胡蘿蔔 200 克、竹筍 80 克、香菇 4 朵。

調味料 鹽 2 克、薑片和香油各適量。

做法

❶ 竹筍洗淨，切條；香菇洗淨，去蒂，切塊；胡蘿蔔去皮洗淨，切塊。

❷ 鍋內倒入水煮滾，放入竹筍條、香菇塊、胡蘿蔔塊和薑片，以大火煮滾後轉小火燉至熟，加鹽調味，淋上香油即可。

料理的效果

竹筍有開胃健脾、通腸排便，調節免疫力的功效；胡蘿蔔具有清熱解毒、健胃消食、化痰止咳、順氣利便、生津止渴、補中安髒等功效。常食用，可開胃健脾、調節免疫力，更好地輔助治療癌症。

扁豆白米粥

材料 白扁豆 75 克、白米 100 克。

調味料 黑糖適量。

做法

❶ 白扁豆用溫水浸泡一夜；白米洗淨，用水浸泡 30 分鐘。

❷ 鍋置火上，倒適量清水，以大火燒開，將白米、白扁豆放入鍋中，煮滾後轉小火熬煮至米爛粥稠，最後加入黑糖拌勻即可。

小知識

「一庭春雨瓢兒菜；滿架秋風扁豆花。」鄭板橋有一副對聯把農家風情表現得淋漓盡致。扁豆花開，紅、白、紫燦爛一片，但人們絕不會感到豔麗，即便是那紅色，也彷彿是沉浸在悠遠歲月裡的那種沉澱的美麗，不時地透露出些許的惆悵。

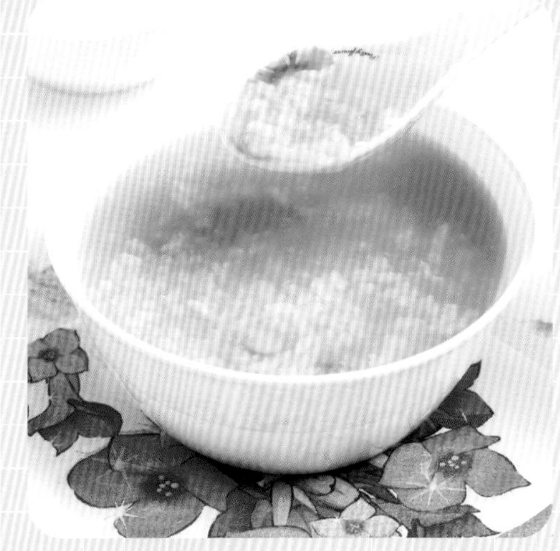

肝癌——補氣養血，清淡爽口

據研究發現，病毒性肝炎、黃麴黴素、長期飲用被汙染的水、酗酒、吸煙、工作壓力大等是肝癌的主要發病誘因。

中醫認為，此病多是因為肝氣不暢、氣血瘀滯、濕鬱化熱等形成的熱毒積塊而成肝癌。

肝癌調養有方法

❶ 注意多吃疏肝理氣的食物，如枸杞子、陳皮、佛手、菊花、茼蒿等，多吃五穀類、果蔬類食物。

❷ 對於食積不消者，可用蘿蔔、山楂、麥芽等煎水服用。

❸ 伴有腹水時，應堅持無鹽飲食，控制進水量，多吃利水的食物，如玉米須、冬瓜皮、葫蘆、紅豆、薏仁、鯽魚等。

❹ 忌菸酒、霉變的食物。

抗癌防癌常備菜食譜

南瓜薏仁飯

材料 薏仁 50 克、南瓜 200 克、白米 100 克。

做法

❶ 南瓜洗淨，去皮、去瓤，切成顆粒；薏仁洗淨，去除雜質，浸泡 3 小時；白米洗淨，浸泡 30 分鐘。

❷ 將白米、薏仁、南瓜粒和適量清水放入電鍋中，按下煮飯鍵，蒸至電鍋提示米飯蒸好即可。

料理的效果

薏仁具有利濕、健胃的作用；南瓜具有疏肝理氣的作用，常吃可以疏導肝氣，有利於緩解癌細胞的惡化。

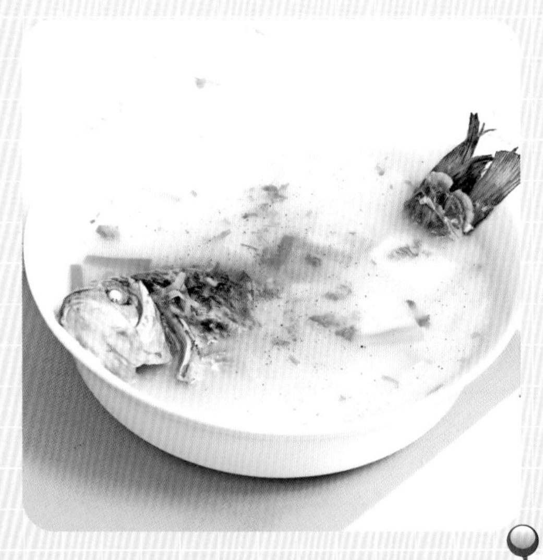

鯽魚冬瓜湯

材料 鯽魚 1 條、冬瓜 300 克。

調味料 鹽、胡椒粉各 3 克、蔥段、薑片、清湯和米酒各適量、香菜末少許。

做法

❶ 將鯽魚刮鱗、除鰓、去內臟，洗淨瀝乾；冬瓜去皮、去瓤，切成大片。

❷ 鍋置火上，放油燒至六成熱，放入鯽魚煎至兩面金黃出鍋。

❸ 鍋內倒油燒熱，放薑片、蔥段煸香，放鯽魚、米酒，倒入適量清湯大火燒開，開鍋後改小火燜煮 3 分鐘，加冬瓜煮熟後，加鹽、胡椒粉、香菜末即可。

料理的效果

冬瓜富含膳食纖維和多種礦物質，且鉀含量高，鈉含量低，對於肝癌出現水腫、腹脹等症狀有良好的輔助食療作用。

陳皮柚子汁

材料 柚子 1 個、陳皮 9 克。

做法

❶ 柚子去皮，切塊，放入榨汁機中，去渣取汁。

❷ 陳皮洗淨，放入柚子汁中煮滾即可。

料理的效果

這款茶飲能理氣消食，活血化瘀。適用於肝硬化患者有脘悶痞滿、食少口臭等症狀。

小知識

陳皮味甘苦，但有橘子的清香，是橘子的果皮經乾燥處理後而製成的乾性果皮，這種果皮如在保持乾燥的條件下，可長久放置儲藏，故稱陳皮。

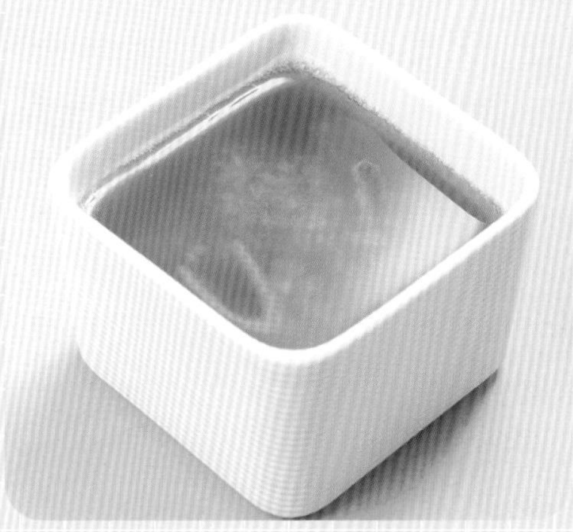

肺癌──努力預防營養不良

根據衛福部國健署的癌症登記報告，肺癌排在十大癌症發生人數第2名，平均全臺每5人就有1人死於肺癌。而且肺癌不易發現，應該定期肺部篩檢，早期發現及早治療。

肺癌調養有方法

❶ 肺癌患者經過手術、放療後，肺功能減弱，常會感到呼吸困難，出現乾咳、咳泡沫痰或者痰中帶血等症狀，應多吃化痰止咳的食物，如雪梨、蓮子、百合、白蘿蔔、松子等。

❷ 放療後，肺癌患者津液大傷，還應該多吃清熱潤肺生津的食物，如蓮藕、百合、銀耳、蓮子、茼蒿、冬瓜、魚腥草、梨等食物。

❸ 多吃富含維生素C的食物，如南瓜、番茄、紅棗等，保持腸道暢通，並防止感冒。

❹ 戒菸酒、辛辣食物和高脂肪、高蛋白的食物。

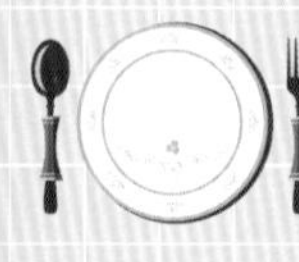

抗癌防癌常備菜食譜

百合南瓜粥

材料 南瓜 250 克、糯米 100 克、鮮百合 20 克。

調味料 冰糖 10 克。

做法

❶ 鮮百合洗淨，剝成小瓣；南瓜洗淨，去皮和瓤，切塊；糯米洗淨，用研磨機打成粉。

❷ 鍋置火上，倒入適量清水，以大火燒開，加糯米粉、南瓜塊大火煮滾，再轉小火熬煮至蓉狀，加入鮮百合和冰糖，煮至冰糖全部化開即可。

料理的效果

百合能潤燥清熱、潤肺止咳；南瓜可潤肺益氣、止咳平喘。兩者和糯米同食，潤肺止咳、滋陰清熱的功效甚佳，適合肺癌患者經常食用。

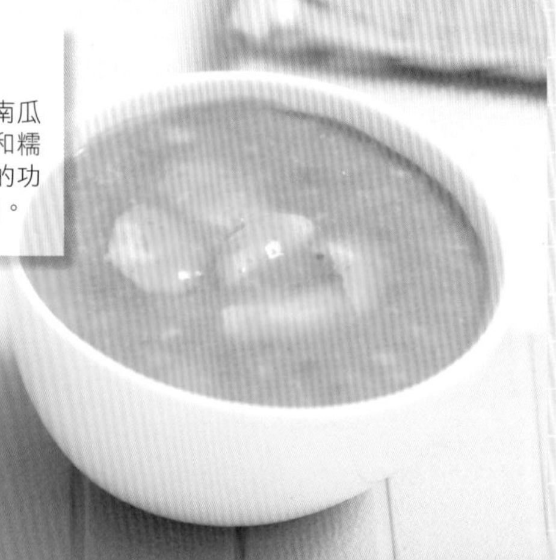

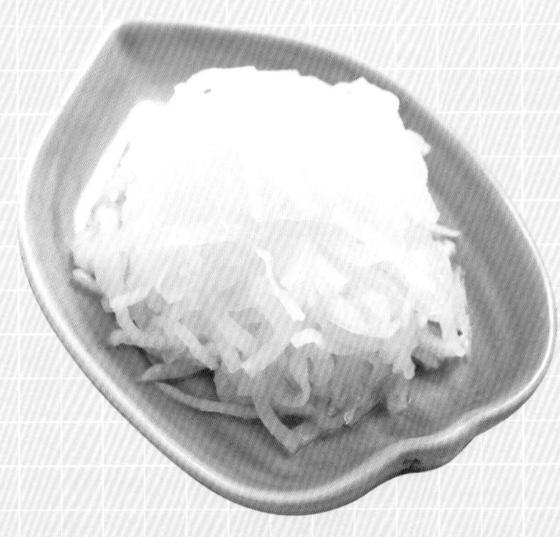

蔥油蘿蔔絲

材料 白蘿蔔 300 克、大蔥 20 克。

調味料 鹽 3 克。

做法

❶ 白蘿蔔洗淨，切絲，用鹽醃漬，瀝水，擠乾；大蔥切絲。

❷ 鍋置火上，倒油燒至六成熱，下蔥絲炸出香味，放入白蘿蔔絲炒勻即可。

料理的效果

白蘿蔔具有化痰止咳的作用，適合肺癌患者食用。

胡蘿蔔雪梨燉瘦肉

材料 豬瘦肉 100 克、雪梨 2 個、胡蘿蔔 1 根。

調味料 薑片 5 克，鹽 2 克。

做法

❶ 豬瘦肉洗淨，切成小塊；雪梨洗淨去核，切小塊；胡蘿蔔洗淨切片。

❷ 鍋中加入冷水，然後把豬瘦肉、雪梨、胡蘿蔔、薑片放入鍋內，大火燒開，再用小火慢燉 30 分鐘，最後加鹽調味。

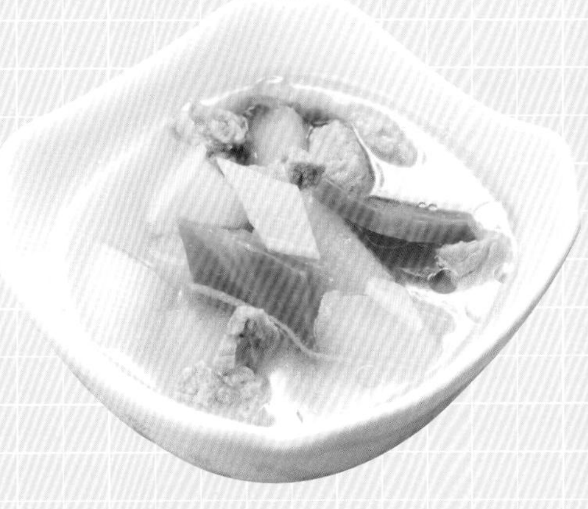

料理的效果

雪梨是潤肺食物，胡蘿蔔可提高人體免疫力，豬瘦肉可滋陰、提高免疫力。此湯可以達到潤肺的作用之外，還有很好的補益效果。

小知識

常吃雪梨，可降壓、清熱，患高血壓、心臟病、肝炎、肝硬化的患者，經常吃梨大有益處。

腸癌——避免高脂肪飲食

結腸癌與直腸癌可統稱為腸癌。在臺灣地區，腸癌發生率和死亡人數，每年劇速增加，可能與飲食多是高脂食物、運動不足有關，造成腸道蠕動緩慢，致癌物沉積，進而腸癌發病率高。

腸癌調養有方法

❶ 可多吃抗癌、調節免疫力的食物，如薏仁、玉米、地瓜、蘆筍、胡蘿蔔、番茄、扁豆、白花椰、圓白菜、洋蔥、香菇、刀豆、木耳、大蒜、無花果、黃魚、海參等。

❷ 伴有便祕者，宜多飲水和食用潤腸通便的食物，如葉類蔬菜、香蕉、蜂蜜、地瓜、芝麻、核桃、杏仁等。

❸ 可以適量吃些減輕化療副作用的食物，如綠豆、紅豆、薏仁、絲瓜、香菇、蘋果、奇異果等。

❹ 忌吃辛辣助燥熱的食物，如花椒、胡椒、桂皮等。

❺ 忌菸酒及醃漬、油炸食物等。

抗癌防癌常備菜食譜

玉米子粥

材料 玉米 75 克。

做法

❶ 玉米洗淨，用水浸泡 4 小時。

❷ 鍋置火上，倒入適量清水燒開，放入玉米以大火煮滾，轉小火熬煮至粥稠即可。

小知識

玉米中大量的膳食纖維能刺激胃腸蠕動，縮短食物殘渣在腸內的停留時間，加速糞便排泄並把致癌物排出體外，能夠防治腸癌。

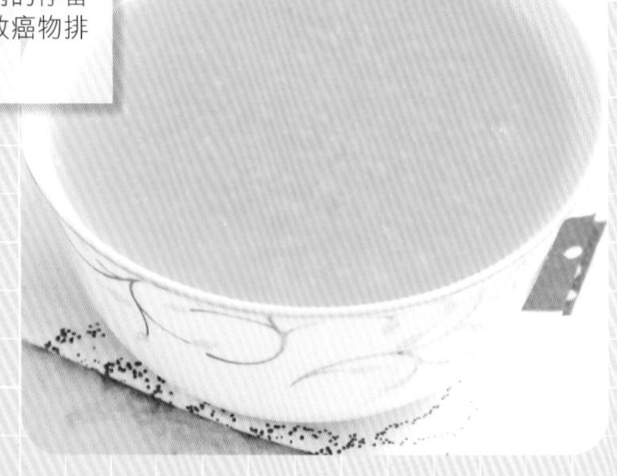

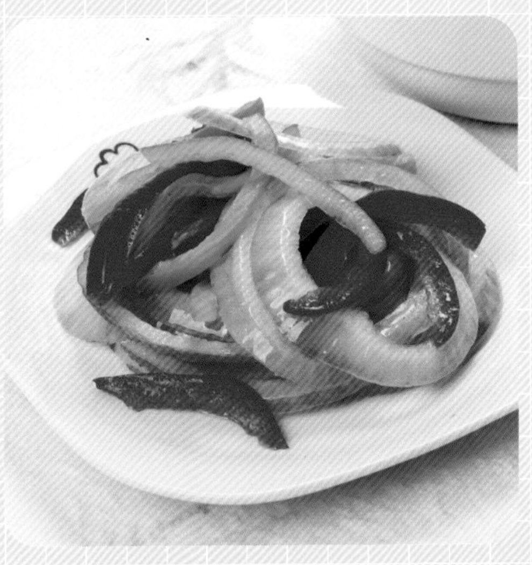

翠絲同心圈

材料 洋蔥 300 克、青椒和紅椒各 30 克。

調味料 鹽 2 克。

做法

❶ 洋蔥洗淨，切成圓環狀；青椒、紅椒分別洗淨，去蒂和去籽，切絲。

❷ 鍋置火上，放油燒至五成熱，放入青椒絲、紅椒絲。

❸ 翻炒片刻放入洋蔥圈、鹽炒勻，待洋蔥稍微變色即可。

料理的效果

洋蔥中的硒在體內合成穀胱甘肽過氧化物酶，可抑制癌物的活力。研究證實，多吃洋蔥，其中的這種氧化酶可以輔助治療結腸癌、胃癌等多種癌症。

木耳絲瓜湯

材料 嫩絲瓜 400 克、水發木耳 10 克、水發蝦米適量。

調味料 鹽 2 克、蔬菜高湯、蔥絲、薑絲和香油各適量。

做法

❶ 將絲瓜刮去外皮，切去蒂尖，洗淨，剖為兩半，斜切成厚片；木耳撕成小朵。

❷ 炒鍋置大火上，加入油燒至五成熱，放入蔥絲、薑絲熗鍋，隨即放入絲瓜略炒。

❸ 倒蔬菜高湯，放木耳、蝦米，大火煮滾，撈除浮沫，改小火燉約 10 分鐘，加鹽，淋香油即可。

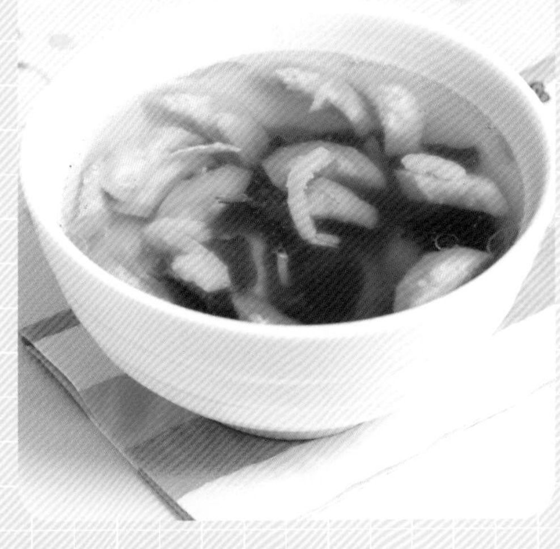

料理的效果

木耳中含有豐富的膳食纖維和植物膠原，能夠促進胃腸蠕動，促進身體中有毒物質及時被清除和排出，對於輔助治療直腸癌有很好的效果。

子宮頸癌——補益氣血，生精益腎

子宮頸癌是一種婦科癌症。據國際癌症研究機構調查發現，子宮頸癌已經成為危險女性生命的第4大癌症（僅次於乳腺癌、大腸癌和肺癌），每年全球新增50萬例患者。

子宮頸癌調養有方法

❶ 吃有調節免疫功能作用的食物，有助於抑制子宮頸癌發生，如山藥、海參、牡蠣、香瓜等。

❷ 如果患者有出血傾向，可以吃些具有凝血功能的食物，如芥菜、木耳、香菇、蘑菇、藕粉、海參、蠶豆等。

❸ 下肢有水腫的患者，可以吃些利尿祛濕的食物，如紅豆、玉米鬚、鴨肉、泥鰍、鯽魚等。

抗癌防癌常備菜食譜

木瓜排骨粥

材料 排骨、木瓜各200克，白米、香米各50克。

調味料 薑片、米酒各10克，鹽2克。

做法

❶ 木瓜洗淨，去皮、去籽，切小塊；排骨洗淨，切塊，焯燙；白米和香米分別洗淨。

❷ 鍋置火上，放排骨塊、薑片、米酒和清水，大火煮30分鐘，加白米和香米，熬煮至粥九成熟時加木瓜塊，小火煮10分鐘，加鹽調味即可。

料理的效果

木瓜中的木瓜酵素等可以抑制或殺死體內多種癌細胞，包括乳腺癌、胰腺癌、子宮頸癌等細胞，且不會傷害體內細胞，適合患者食用。

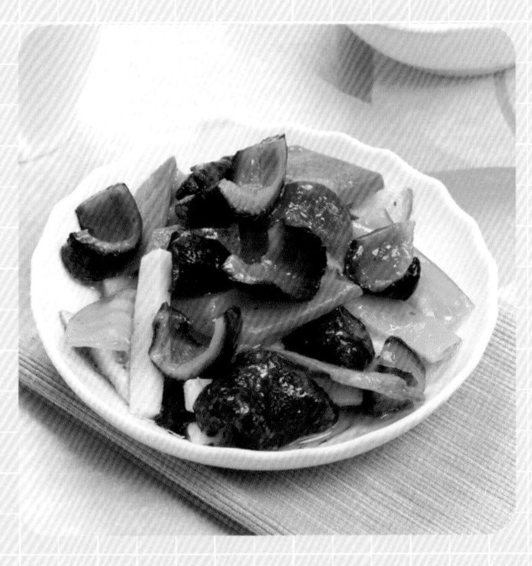

五色燴海參

材料 水發海參 300 克、香菇、玉米筍、荷蘭豆和胡蘿蔔各 30 克。

調味料 蔥花、薑片、醋和米酒各 5 克、高湯 40 克、胡椒粉 2 克、鹽 3 克、香油適量、太白粉 20 克。

做法

❶ 香菇洗淨去蒂，對切；荷蘭豆去老筋，洗淨對半切開；玉米筍洗淨，切段；胡蘿蔔洗淨，切菱形片；水發海參去除內臟，洗淨，斜切片。

❷ 鍋置火上，加水燒開，放入海參片、蔥花、薑片、米酒、部分高湯煮 3 分鐘，撈出。

❸ 熱鍋熱油，放入胡蘿蔔片、香菇、玉米筍及荷蘭豆拌炒，加海參片及鹽、醋、香油、胡椒粉炒勻，加高湯煮滾，最後用太白粉勾芡即可。

百合紅豆湯

材料 紅豆 50 克、蓮子 30 克、百合 5 克、陳皮 2 克。

調味料 冰糖 10 克。

做法

❶ 紅豆和蓮子分別洗淨，浸泡 2 小時，蓮子去心；百合泡發，洗淨；陳皮洗淨。

❷ 鍋中倒水，放入紅豆大火煮滾轉小火煮約 30 鐘，放入蓮子、陳皮煮約 40 分鐘，加百合繼續煮約 10 分鐘，加冰糖煮至化開，攪勻即可。

料理的效果

紅豆富含維生素 B_1、維生素 B_2、蛋白質及多種礦物質，有補血、利尿、消腫、祛濕等功效，可以緩解下肢水腫的情況。

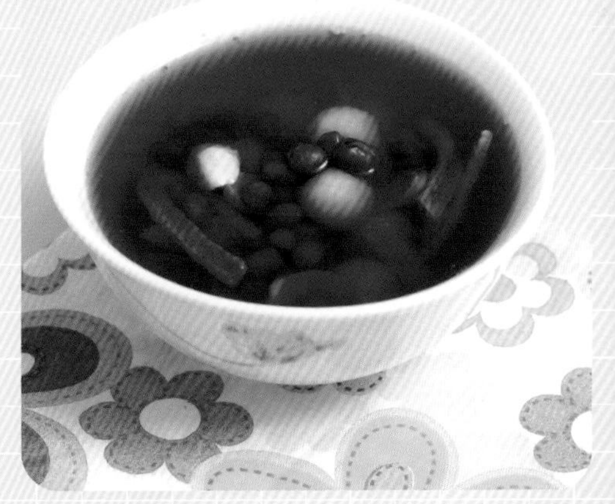

乳腺癌——適量補充維生素D和硒

據國際癌症研究機構公布的全球最新癌症資料顯示，2012年全球乳腺癌發病率比2008年增加20%以上，乳腺癌死亡率增加14%，儼然成為女性最致命的「健康殺手」。這與女性工作壓力大、生活不規律、晚婚晚育、內分泌失調、缺乏鍛鍊等有密切的關係。

乳腺癌調養有方法

❶ 吃些調節身體免疫力的食物，如香菇、蘆筍、奇異果、紅棗、蝦皮等。

❷ 適量補充含維生素D的食物，如海魚等。

❸ 補充含硒的食物，如魚類、大蒜、馬鈴薯、洋蔥、番茄、南瓜等。

❹ 忌菸酒及霉變、油炸、辛辣等刺激性食物。

抗癌防癌常備菜食譜

生絲瓜汁

材料 生絲瓜（以新摘的為最佳）50克。

調味料 白糖5克。

做法

❶ 將新鮮絲瓜洗淨切成片。

❷ 放入大碗中搗爛取汁，加入白糖調味即可。

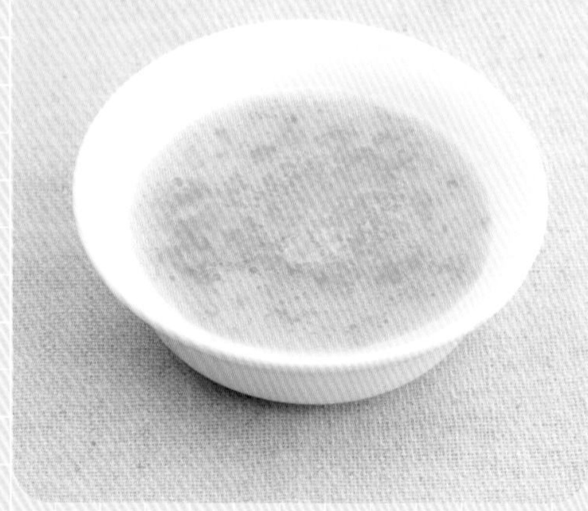

小知識

食用絲瓜時應去皮，可涼拌、炒食、燒食、做湯食或榨汁用以食療。絲瓜洗淨切片經水燙後，拌以香油、醬油、醋等可做成涼拌絲瓜。

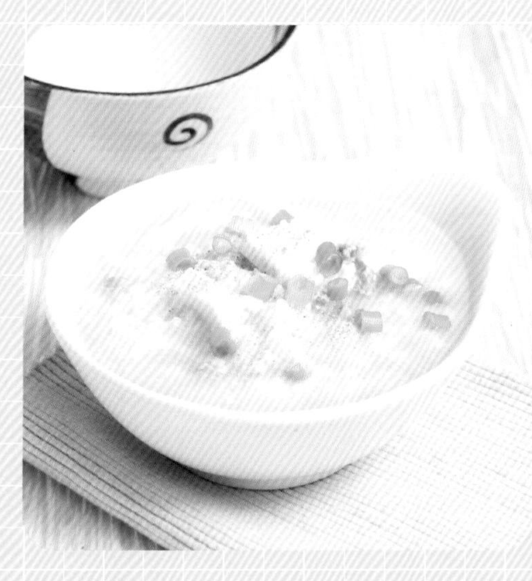

芋頭香粥

材料 白米、芋頭、豬瘦肉各 50 克。

調味料 蔥末和米酒各 5 克、鹽 2 克、香油、胡椒粉各適量。

做法

1. 芋頭去皮，洗淨，過水，撈出切塊；豬瘦肉洗淨，切小丁；白米洗淨，放入滾水中煮成稀粥。
2. 鍋置火上，倒入香油燒熱，放入豬瘦肉丁炒熟，調入米酒。
3. 將豬瘦肉丁放入粥鍋中，加入芋頭塊熬煮，待米粥黏稠，加鹽，灑上蔥末、胡椒粉即可。

料理的效果

芋頭有抗癌抑癌的作用，乳腺癌患者在術後做放療和化療時，可以多吃芋頭，達到輔助調理的作用。

香菇滑雞粥

材料 白米和雞胸肉各 100 克、香菇 80 克、生菜 20 克、蛋清 50 克。

調味料 鹽 2 克、香油、米酒和太白粉各 5 克。

做法

1. 白米洗淨，放入鍋中，加植物油和適量水，大火燒開，加蓋小火煮20分鐘，再燜5分鐘。
2. 雞胸肉和香菇分別洗淨，香菇切片，雞胸肉切絲；生菜洗淨，切絲。
3. 將雞胸肉絲加蛋清、太白粉、米酒抓勻，醃漬 5 分鐘。
4. 將香菇、雞胸肉絲放入粥內滑散，煮 3 分鐘，放生菜絲，然後加鹽、香油調味。

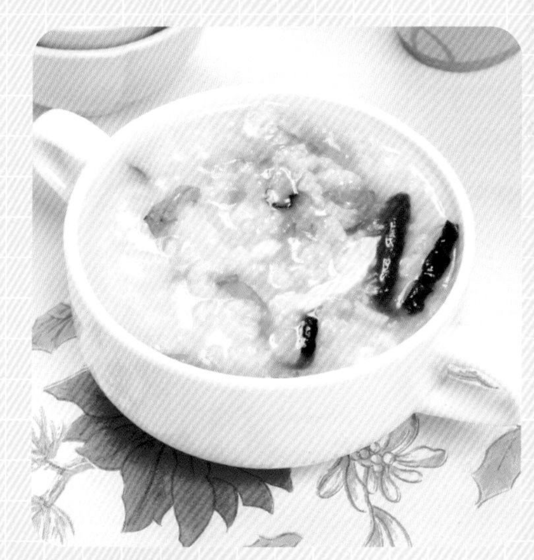

卵巢癌——低熱量低脂肪，多補鈣

卵巢癌是女性生殖系統癌症之一，女性任何年齡都可能發生，早期無症狀，且癌細胞擴散迅速，有70％患者發現時為晚期，其死亡率居女性癌症首。物理、化學、生物等致癌因子、內分泌、遺傳、精神、飲食結構都有密切的關係。

卵巢癌調養有方法

❶ 宜清淡飲食，減少動物脂肪的攝取。

❷ 多吃富含膳食纖維的食物，如黃豆、新鮮的蔬菜，海帶、紫菜等。

❸ 忌吃煙燻、霉變、含有亞硝酸鹽的食物。

❹ 少吃油炸、辛辣、醃漬的食物，如炸雞腿、八角、花椒、辣椒、泡菜等。

❺ 忌菸酒，不暴飲暴食。

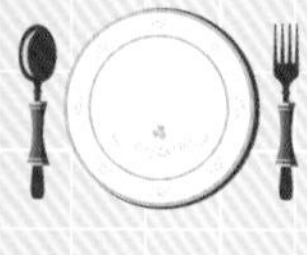

抗癌防癌常備菜食譜

香菇胡蘿蔔麵

材料 麵條 150 克、香菇和胡蘿蔔各 20 克、菜心 100 克。

調味料 蒜片 10 克、鹽 2 克。

做法

❶ 菜心洗淨，切段；香菇、胡蘿蔔均洗淨，切片。

❷ 鍋內倒油燒熱，爆香蒜片，放入胡蘿蔔片、香菇片、菜心段略炒，加水燒開。

❸ 將買回來的麵條用水沖洗，去掉外面那層防粘太白粉，以保持湯汁清澈。

❹ 洗好的麵條放入做法 3 的鍋中煮熟，加鹽調味。

料理的效果

香菇和胡蘿蔔都富含豐富的膳食纖維，常吃可以抑制卵巢癌細胞的擴散，延緩卵巢癌的惡化。

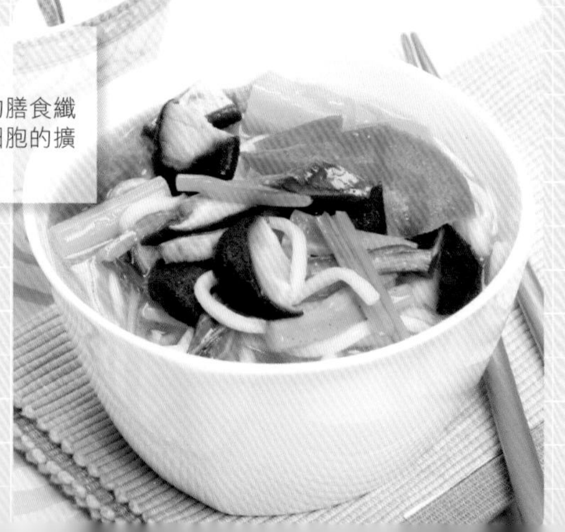

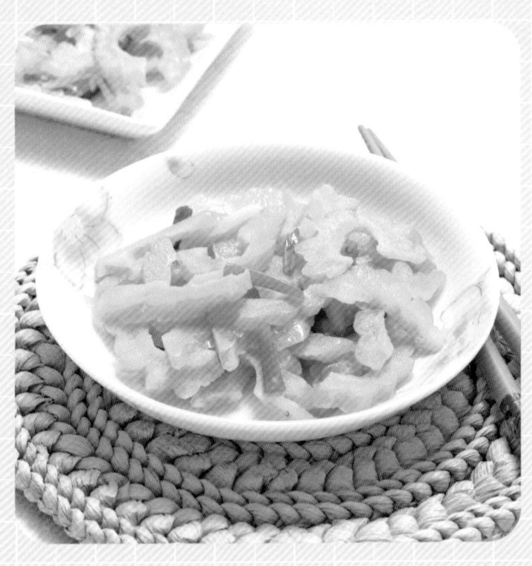

清炒苦瓜

材料 苦瓜 300 克。

調味料 鹽 2 克、白糖、香油、蔥段各適量。

做法

1. 苦瓜洗淨，剖開，斜切成片。
2. 炒鍋置火上，倒油燒熱，放入苦瓜、蔥段快炒，然後調入鹽、白糖，繼續翻炒。
3. 炒至苦瓜熟時，淋香油即可。

小知識

苦瓜具有清熱消毒的作用，對小兒出痱子、鵝口瘡都有很好的效果。苦瓜汁的具體做法是：苦瓜榨成的原汁 60 克，冰糖適量。將苦瓜汁放進砂鍋內煮開，加入適量冰糖化開，放至常溫即可服用。

海帶冬瓜湯

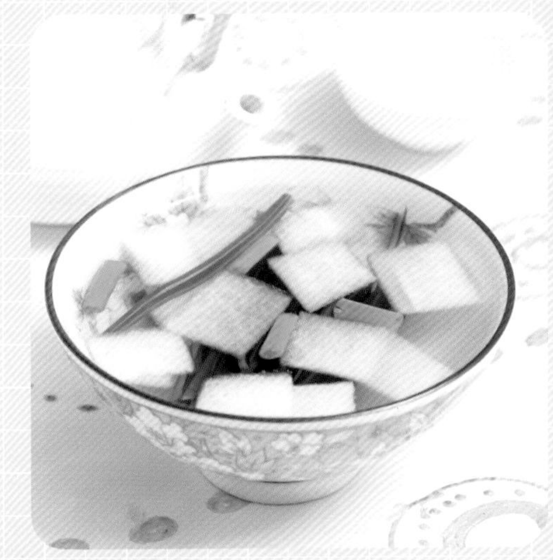

材料 冬瓜 200 克、乾海帶 30 克。

調味料 鹽 3 克、蔥段 10 克、香油適量。

做法

1. 將冬瓜洗淨，去皮去瓤，切片；乾海帶泡軟洗淨，切絲。
2. 鍋置火上，倒適量清水，放入冬瓜片、海帶絲煮熟，出鍋前灑上蔥段，加少許鹽調味，淋上香油即可。

小知識

海帶具有消痰軟堅抗卵巢癌的作用，適合卵巢癌患者常吃。

鼻咽癌——多吃養肺潤肺的食物

鼻咽癌是臺灣男性常見的癌症之一，發病年齡在40～50歲的壯年時間，早期症狀不明顯，若長期出現耳鳴、鼻塞、流鼻水等，並且家族有病史，應盡早就醫檢查。

鼻咽癌調養有方法

❶ 對因放療造成津液大量損失，導致皮膚乾燥、口鼻乾、內熱明顯的患者，可以多吃些清潤的食物，如胡蘿蔔、冬瓜、香蕉、西瓜、奇異果、甘蔗等。

❷ 患者味覺和嗅覺會逐漸減退，盡量吃些色、香、味俱全的食物，可以緩解放療的副作用。

❸ 多吃養肺潤肺的食物，如雪梨、銀耳、白蘿蔔、山藥、芝麻、百合、鴨肉等。

❹ 忌吃辛辣刺激性的食物，如八角、辣椒等，還要禁菸酒。

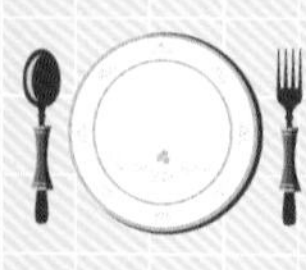

抗癌防癌常備菜食譜

雪梨白米粥

材料 雪梨200克、白米100克。

調味料 冰糖10克。

做法

❶ 白米洗淨，用水浸泡30分鐘；雪梨洗淨，去皮和核，切成薄片。

❷ 鍋置火上，放入雪梨片及適量清水，小火煮滾後撈濾除雜質，取雪梨汁。

❸ 鍋置火上，加入雪梨汁和適量清水大火燒開，再加白米熬煮，撈去浮沫，轉小火煮至米粥完成，加冰糖略煮一下即可。

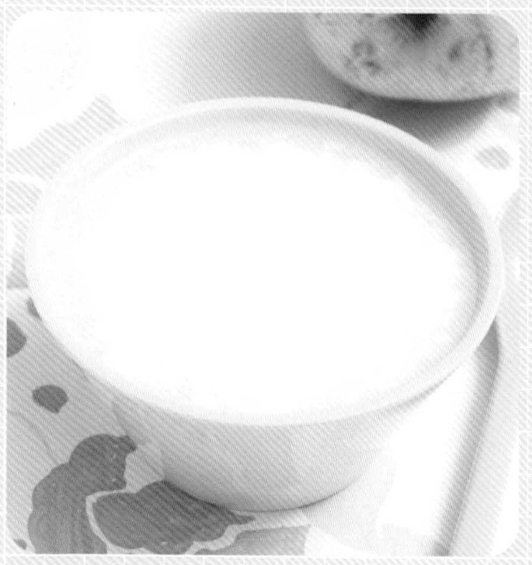

料理的效果

雪梨具有滋陰潤肺的作用，有利於氣道通暢，對緩解鼻咽癌的不適有很好的效果。

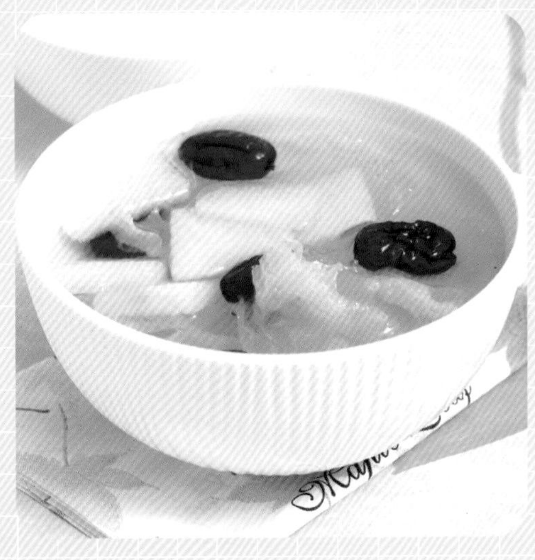

銀耳紅棗燉雪梨

材料 雪梨1～2個、銀耳15克、紅棗6個。

調味料 冰糖適量。

做法

❶ 雪梨去皮，去核，切片；銀耳泡發，洗淨，撕成小朵；紅棗洗淨。

❷ 鍋中倒水煮開，放入銀耳、紅棗小火煮約20分鐘，再放入梨片煮5分鐘，加入冰糖煮至化開即可。

小知識

銀耳多醣具有抗癌、平衡免疫力的作用；紅棗中的多醣也能調節機體免疫力；雪梨中的多酚能抗癌，三者搭配食用，能調節機體免疫力，預防鼻咽癌的發生。

銀耳白米粥

材料 白米100克、乾百合5克、銀耳15克。

調味料 冰糖10克。

做法

❶ 白米洗淨，用水浸泡30分鐘；銀耳洗淨泡發，撕成小朵；乾百合洗淨泡發。

❷ 鍋置火上，加適量水煮滾，將白米、百合、銀耳一同下鍋，煮至黏稠，加入冰糖調味即可。

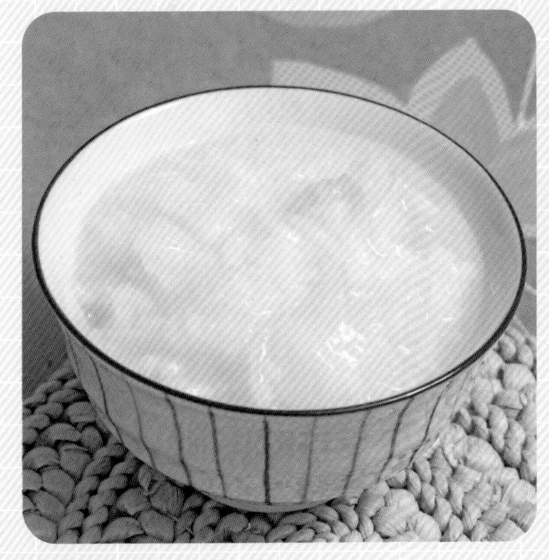

小知識

銀耳富含天然植物性膠質，可滋陰養顏、清腸和胃、養肺止咳，長期服用可緩解鼻咽部的不適。

白血病——多吃富含鐵的食物

白血病是造血系統的惡性疾病，主要表現為貧血、出血、感染發熱及肝脾腫大和骨骼痛或關節疼痛等。

白血病調養有方法

❶ 多吃些富含鐵的食物，如動物血、動物肝臟、紅棗、桂圓、花生、黑糖等。

❷ 常吃防癌抗癌的食物，如南瓜、苦瓜、刀豆、銀耳、蘆薈等。

❸ 戒菸，不吃或盡量少吃燻、烤、炸的食物。

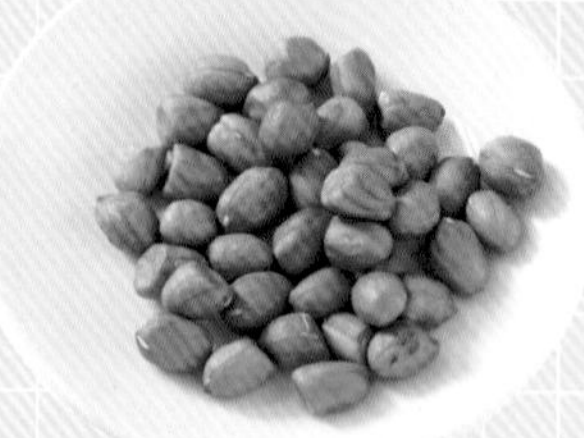

花生紅外衣含鐵也很豐富，所以食用花生時，宜帶皮一起食用，補鐵補血效果佳。

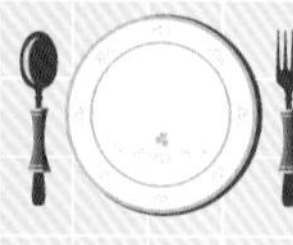

抗癌防癌常備菜食譜

糯米阿膠粥

材料 糯米 60 克、白米和阿膠各 30 克。

調味料 黑糖 5 克。

做法

❶ 糯米、白米分別洗淨，放入鍋中，加適量清水煮至粥熟。

❷ 粥熟後，放入阿膠和黑糖，邊煮邊攪勻，煮至黑糖和阿膠化開即可。

料理的效果

阿膠具有養血補血的功效，糯米也有補血的作用，搭配熬粥吃，可改善人體血液循環，是白血病患者的調養良方。

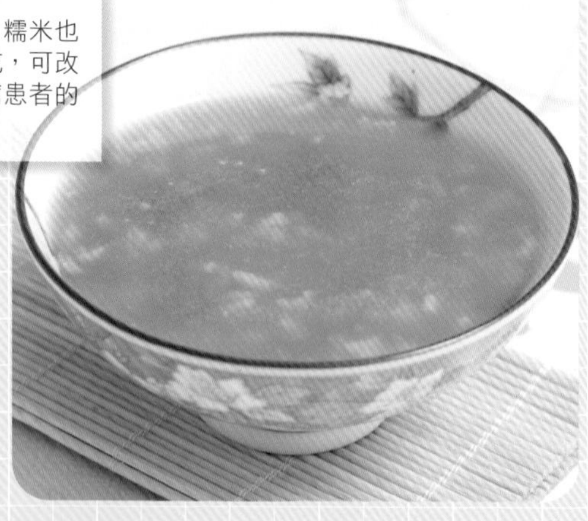

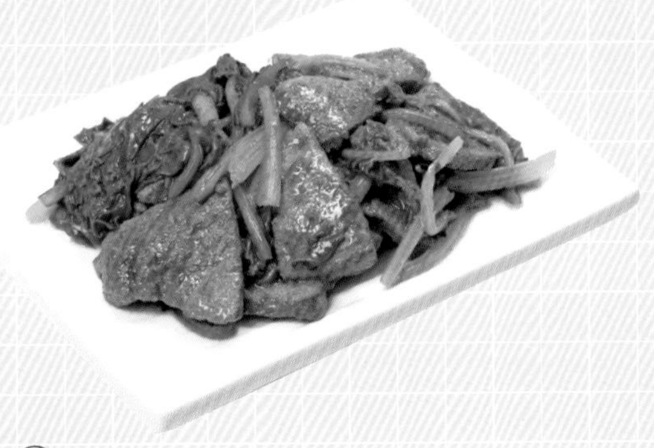

菠菜炒豬肝

材料 豬肝 250 克、菠菜 150 克。

調味料 薑末、醬油、米酒和太白粉各 5 克、白糖 8 克、鹽 2 克。

做法

1. 豬肝放入水中泡 30 分鐘，去除血水，撈出，切片。
2. 豬肝放入碗中，加入薑末、醬油、米酒和太白粉拌勻，醃漬 10 分鐘。
3. 菠菜洗淨，放入滾水中燙一下，撈出，瀝水，切段。
4. 鍋內倒油燒熱，放入豬肝大火炒至變色，放入菠菜段稍炒，加鹽、白糖炒勻即可。

小知識

豬肝中的鐵是以血紅素鐵的形式存在，容易被人體吸收利用，適合白血病患者補血食用。

黑糖小米粥

材料 小米、白米各 50 克。

調味料 黑糖 5 克。

做法

1. 將小米、白米洗淨。
2. 鍋置火上，加入適量清水煮滾，倒入小米、白米，大火煮滾後轉小火熬煮至米粒熟爛，加入黑糖拌勻即可。

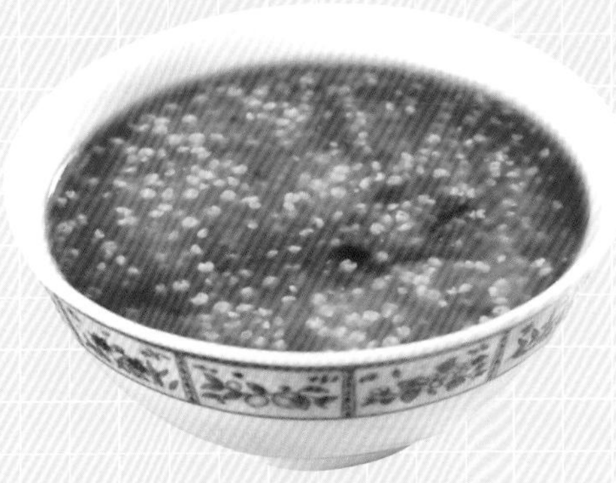

料理的效果

黑糖含有豐富的鐵，是補血的佳品，適合白血病患者常吃。

膀胱癌——多吃利尿、清熱的食物

膀胱癌是泌尿系統最為常見的癌症，發病原因可能與職業、化學物質、藥物、菸酒、長期受慢性刺激等因素有關。

膀胱癌調養有方法

❶ 多吃些新鮮的蔬菜、水果及其他有助於抗癌的食物，如海帶、海藻、洋蔥、大蒜、蘑菇、蘆筍等。

❷ 多吃利尿食物，如紅豆、鮮藕、芥菜、冬瓜、蓮子等。

❸ 多吃有清熱作用的食物，如竹筍、番茄、苦瓜、海帶、綠豆、香蕉等。

❹ 喝些清熱止血的蔬果汁，如藕汁、絲瓜汁等。

❺ 忌菸酒，少食辛辣助熱的食物。

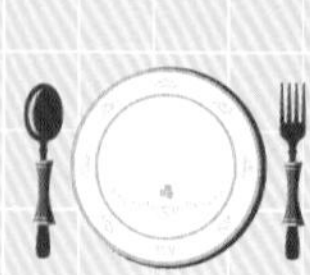

抗癌防癌常備菜食譜

薺菜豆腐羹

材料 薺菜 75 克、豆腐 200 克、乾香菇 25 克、竹筍 25 克。

調味料 鹽 2 克、香油 1 克、太白粉適量。

做法

❶ 薺菜洗淨，切成碎末；豆腐切小丁；乾香菇洗淨泡發後切小丁；竹筍燙熟後，切小丁。

❷ 鍋內倒油，燒至七成熱，加水、豆腐丁、香菇丁、筍丁、薺菜末，燒開；用太白粉勾芡，加鹽，出鍋前淋上香油即成。

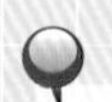

料理的效果

薺菜中含有的橙皮苷能夠抗菌消炎、抗病毒，對於膀胱癌等有很好的食療作用，所以膀胱癌患者可以經常食用。絲瓜富含 B 族維生素、多種胺基酸，常喝絲瓜汁有利於利尿、清熱。

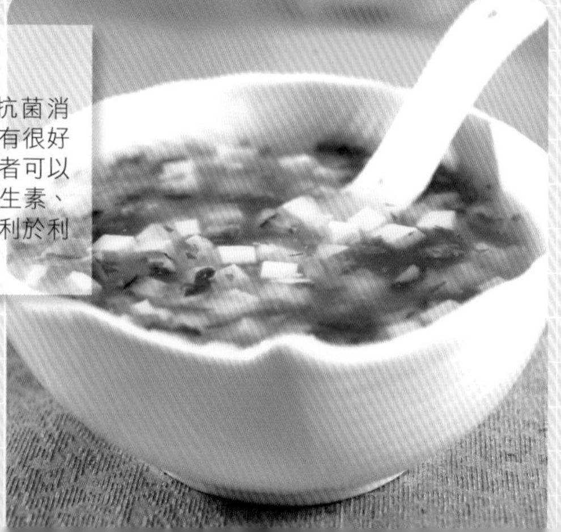

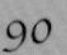

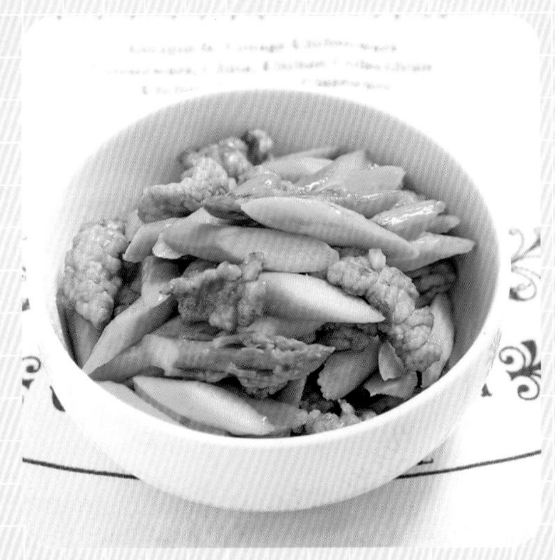

肉炒蘆筍

材料 蘆筍 200 克、豬里肌肉 100 克。

調味料 蔥末、薑末和醬油各 5 克、鹽 2 克、太白粉適量。

做法

1. 蘆筍洗淨，去掉根部硬的地方，去皮，切斷，燙熟，撈出。
2. 豬里肌肉洗淨，切片，用鹽、醬油和太白粉醃漬到變色盛出。
3. 熱鍋熱油，爆香蔥末、薑末，下蘆筍段煸炒，加醬油、鹽，倒入肉片翻勻即可。

料理的效果

蘆筍性涼、苦，可刺激機體免疫功能，提高對癌的抵抗力，有效地控制癌細胞的生長，特別對膀胱癌、肺癌、皮膚癌等癌症有食療療效。

清蒸冬瓜球

材料 冬瓜 400 克、胡蘿蔔 150 克。

調味料 鹽 3 克、薑絲 5 克、香油、高湯和太白粉各適量。

做法

1. 冬瓜去皮、瓤，再用挖球器挖出呈球狀；胡蘿蔔洗淨，切薄圓片；將鹽、高湯、太白粉調製成調味汁拌勻備用。
2. 將冬瓜球、薑絲和胡蘿蔔片一起放入碗中，加調味汁拌勻，再放入蒸鍋，蒸 10 分鐘。
3. 將湯汁倒出，淋上數滴香油即可。

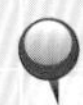

小知識

冬瓜水分多且熱量低，又富含維生素 C，有利尿作用，胡蘿蔔具有清熱解毒的作用，兩者搭配食用，對小便不利的膀胱癌患者有清熱利尿的作用。

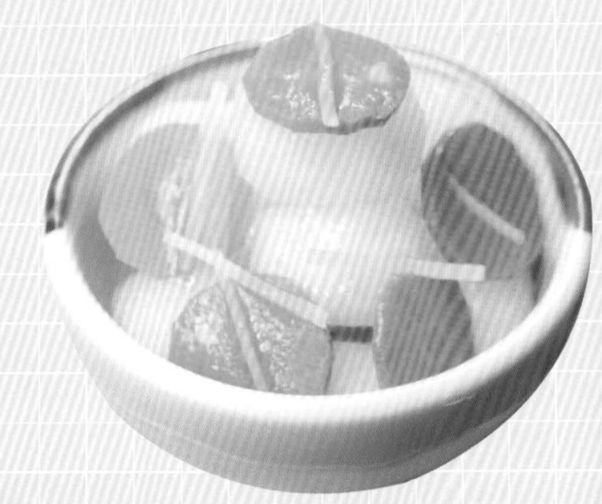

喉癌——康復靠食療

喉癌男性的發病率比女性高3倍。現代研究發現，喉癌與經常食用高溫食物、喝高度酒、咀嚼檳榔等因素有密切的關係。

喉癌調養有方法

❶ 多吃新鮮的蔬菜和水果，尤其是富含維生素C的食物，如苦瓜、柑橘、柚子、紅棗、草莓、奇異果等。

❷ 喉癌放療後要注意喉部的保護，避免過燙食物，以免損傷口腔黏膜。

❸ 患者會因為放療導致津液損傷，出現唾液分泌減少，可多吃多汁的食物，如西瓜汁、蒸蛋、青菜湯、肉湯、酸梅湯等。

❹ 忌吃辛辣刺激的食物，避免堅硬、粗糙食物，如酒、八角、辣椒等。

❺ 忌吃油炸、醃漬食物，忌吃檳榔。

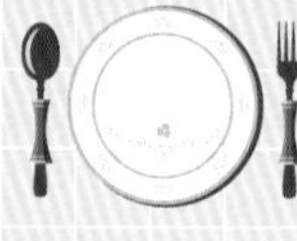

抗癌防癌常備菜食譜

西瓜西谷米粥

材料 西瓜 500 克、西谷米 100 克。

調味料 冰糖 10 克。

做法

❶ 西瓜去皮、去籽，切塊；西谷米洗淨，用水浸泡 1 小時。

❷ 鍋置火上，倒清水大火燒開，加西谷米煮至全部透明，撈出，用清水洗 3 次，將膠質洗淨，然後放入鍋中煮至粥爛，加入西瓜塊、冰糖，小火再煮 3 分鐘即可。

料理的效果

西瓜味甘，性寒，歸胃、心、膀胱經，有除煩止渴的功效，能緩解放療所導致津液缺失的症狀。

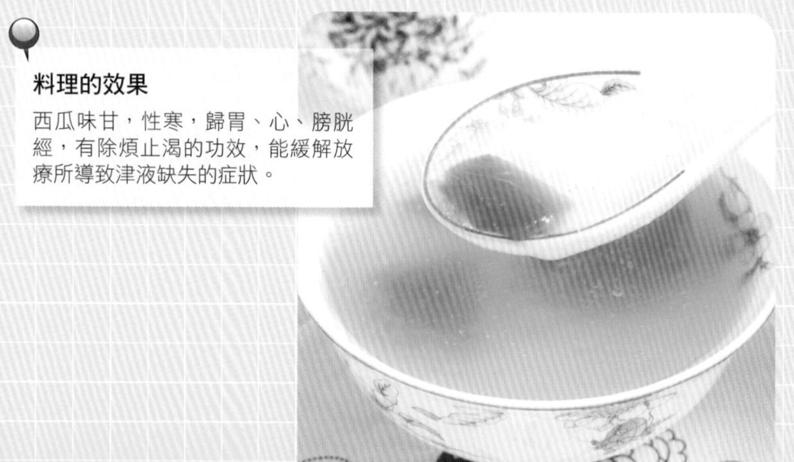

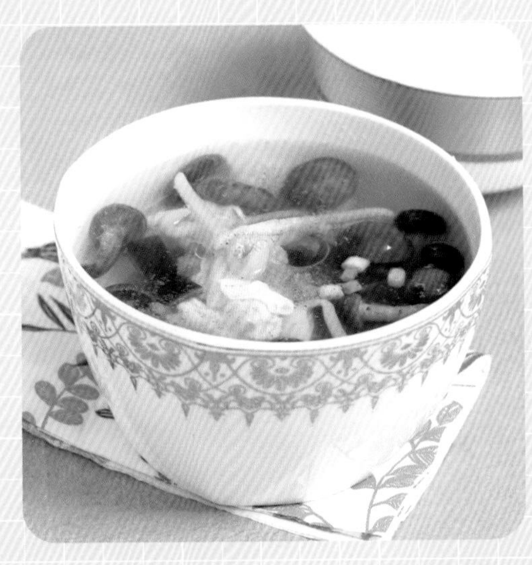

海帶時蔬湯

材料 海帶 100 克、鴻喜菇和豆芽各 5 克、雞蛋 1 個、番茄 80 克。

調味料 鹽 3 克、香油、蔥末和胡椒粉各適量。

做法

❶ 番茄洗淨，汆燙後去皮、蒂，切塊；雞蛋打散；豆芽洗淨；海帶洗淨，泡發剪段；鴻喜菇洗淨。

❷ 鍋內加水煮滾，放入海帶段、鴻喜菇、番茄塊，以大火燉 5 分鐘，放豆芽煮熟後倒入雞蛋液，撒蔥末、胡椒粉，加鹽調味，淋上香油即可。

小知識

鴻喜菇、豆芽、番茄中含有豐富的維生素 C，且能促進唾液的分泌，有利於補充放療後身體流失的津液，適合放療後喉癌患者食用。

苦瓜煎蛋

材料 雞蛋 3 個、苦瓜 100 克。

調味料 蔥末 5 克、鹽 2 克、米酒適量。

做法

❶ 苦瓜洗淨，切丁；雞蛋打散，將兩者混勻，加蔥末、鹽和米酒調勻。

❷ 鍋置火上，倒入油燒至六成熱，倒入蛋液，煎至兩面金黃即可。

料理的效果

苦瓜味苦，性寒，歸胃、心、肝經，對化療後引起的口感舌燥情況有一定的緩解作用。

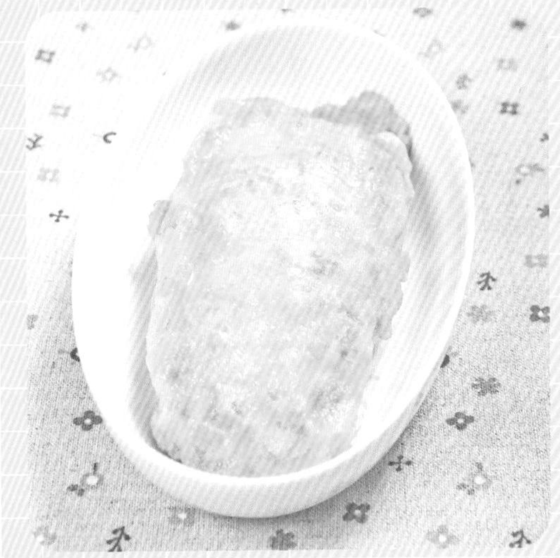

腎癌——多吃補腎的食物

腎癌在歐美國家的發病率明顯高於亞洲國家，此病常見於40歲以後，發病高峰年齡為50～70歲。

腎癌調養有方法

❶ 多吃清熱利尿的食物，如冬瓜、黃瓜、番茄、芹菜、海帶、鯽魚等。

❷ 宜常吃具有分解致癌物——亞硝胺作用的食物，如胡蘿蔔、南瓜、豆芽菜等。

❸ 多吃能抗腎癌的食物，如黑米、黃瓜、荸薺、木瓜、柚子、無花果、枸杞子、豬腎、羊肉、海蜇、海參等。

❹ 多吃有增強體質、調節身體免疫力作用的食物，如蓮子、芡實、核桃、蘋果、奇異果、芝麻、青魚等。

❺ 控制高蛋白、高嘌呤的食物攝取，如動物內臟、豆製品等。

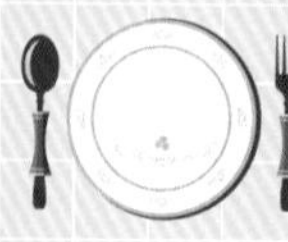

抗癌防癌常備菜食譜

黑米紅棗粥

材料 黑米 80 克、紅棗 8 枚、白米 20 克、枸杞子 5 克。

調味料 白糖 5 克。

做法

❶ 黑米洗淨，浸泡 4 小時；白米洗淨，浸泡 30 分鐘；紅棗洗淨，去核；枸杞子洗淨。

❷ 鍋置火上，倒適量清水大火燒開，再加黑米、白米和紅棗煮滾，轉用小火熬煮成粥，加入枸杞子煮 5 分鐘，用白糖調味即可。

小知識

黑米是一種食藥兩用的白米，是中國古老而名貴的水稻品種，黑米外表墨黑，營養豐富，有「黑珍珠」和「世界米中之王」的美譽。

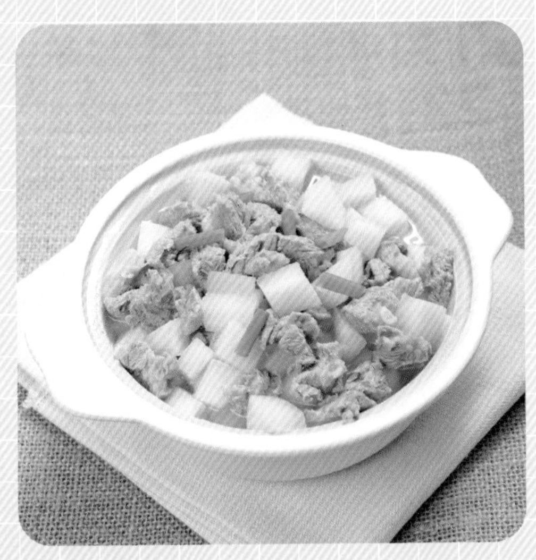

清燉羊肉

材料 羊肉 300 克、白蘿蔔 150 克。

調味料 蔥段和薑片各 15 克、鹽 2 克、香油 1 克。

做法

❶ 羊肉和白蘿蔔分別洗淨，切塊。

❷ 鍋置火上，加水燒開，放入羊肉汆燙，撈除浮沫後洗淨。

❸ 砂鍋加水置於火上，將羊肉、白蘿蔔塊、蔥段、薑片放砂鍋中，煮滾後改為小火慢燉至肉酥爛，加鹽、香油調味即可。

料理的效果

羊肉性溫，可增加人體熱量，抵禦寒冷，幫助脾胃消化，加上其營養豐富，可達到補腎壯陽，增強體質的作用。

蝦仁冬瓜粥

材料 冬瓜 150 克、蝦仁 50 克、白米 100 克、蘑菇 20 克。

調味料 雞湯 1000 克、鹽和胡椒粉各 2 克。

做法

❶ 冬瓜洗淨，去瓤和籽，保留瓜皮，切丁，焯透；白米洗淨浸泡 30 分鐘；蘑菇洗淨，切粒；蝦仁煮熟，撈出。

❷ 鍋內加雞湯和清水煮滾，放白米燒開後轉小火熬 20 分鐘，加冬瓜丁、蘑菇粒煮至粥熟，加蝦仁略煮，灑上胡椒粉即可。

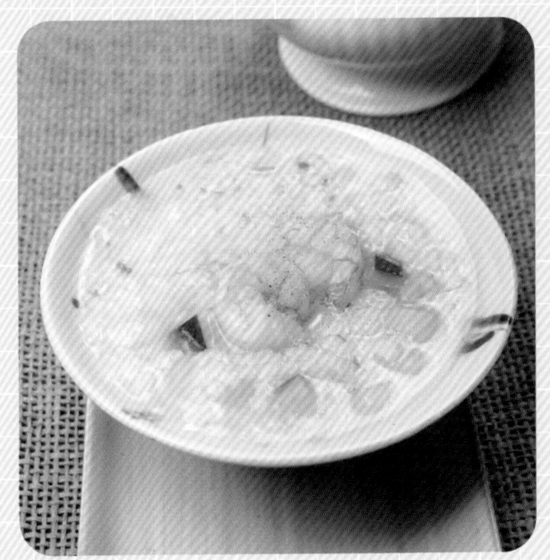

料理的效果

冬瓜能分解亞硝胺等致癌物；蝦仁能補腎壯陽，搭配食用，對於輔助治療腎癌有一定的效果。

前列腺癌——多飲水、多排尿

前列腺癌是男性生殖系統中最為誘發的癌症。近幾年來，罹患前列腺癌的比例明顯上升，60歲以上是發病的高危險群。

前列腺癌調養有方法

❶ 多飲水、多排尿、不憋尿。多吃海魚、豆類、綠茶、蓮藕、豆漿、玉米、番茄、南瓜等。據研究證實，多吃番茄對前列腺癌、膀胱癌等有積極的預防作用。

❷ 小便不通，宜多吃鯉魚、芹菜、萵筍、冬瓜、海帶等。

❸ 忌吃壯陽和辛辣的食物，如羊肉、動物腎臟、鹿茸、花椒、辣椒等。

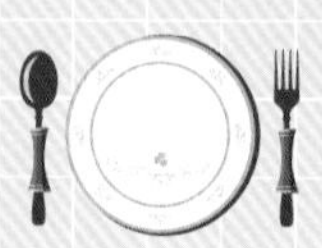

抗癌防癌常備菜食譜

玉米粥

材料 白米 100 克、嫩玉米粒 50 克。

做法

❶ 白米洗淨，加入嫩玉米粒拌勻，加水浸泡 30 分鐘後撈出。

❷ 鍋置火上，倒入適量清水大火燒開，放入白米和嫩玉米粒煮滾後，改小火熬煮至米粒軟爛即可。

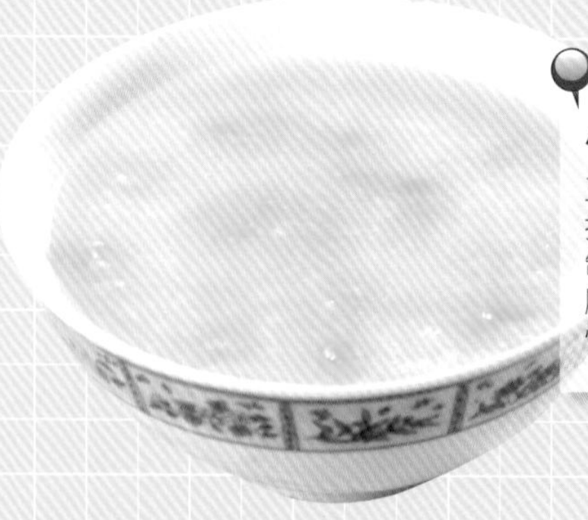

小知識

玉米中含有大量的賴胺酸，不僅可抑制癌細胞的生長，還能減輕和抑制抗癌藥物的毒副作用，所以前列腺癌患者常吃這款粥有利於控制病情的惡化。

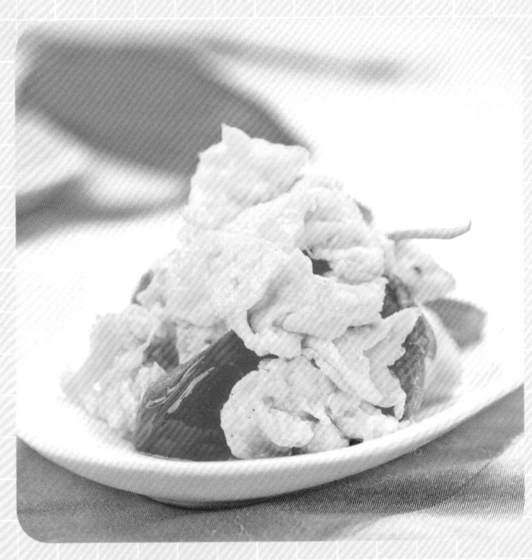

番茄炒蛋

材料 番茄 250 克、雞蛋 2 個。

調味料 蔥花和白糖各 5 克、鹽 2 克。

做法

1. 將雞蛋洗淨，打散；番茄洗淨，切塊。
2. 熱鍋熱油，倒下蛋液炒至表面焦黃，撈出。
3. 鍋中再次放油燒熱，爆香蔥花，放入番茄塊翻炒，待番茄出沙，放白糖、鹽和炒好的雞蛋，翻炒均勻即可。

小知識

生吃番茄可更好吸收維生素 C，熟吃則可使人體更好吸收番茄紅素，因為番茄中的番茄紅素是脂溶性的，經油炒後能更好地被吸收利用。

南瓜綠豆湯

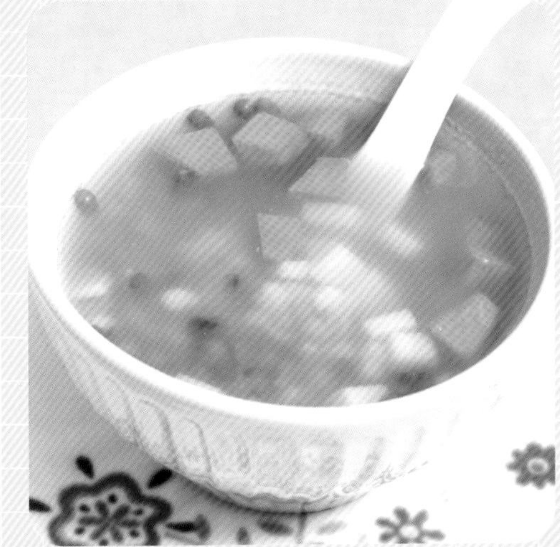

材料 南瓜 250 克、山藥 50 克、薏仁和綠豆各 30 克。

調味料 冰糖適量。

做法

1. 將南瓜洗淨，去皮、瓤，切丁；山藥洗淨去皮，切丁；綠豆、薏仁分別洗淨，入清水中浸泡 2 小時。
2. 鍋置火上，倒水以大火煮滾，放薏仁、綠豆大火燒開，轉小火煮 30 分鐘，加南瓜丁、山藥丁煮至綠豆開花，加冰糖煮至化開即可。

料理的效果

南瓜被稱為前列腺疾病的剋星，對預防前列腺癌有很好的效果，綠豆有清熱利濕的作用，兩者搭配食用，有輔助治療前列腺癌的作用。

胰腺癌——多採用清蒸的方法

胰腺癌是消化系統癌中預後最不樂觀的，占常見癌症的1%～2%，其發病率有明顯的地區差異，發達國家比非洲及亞洲等國家發病率高很多。

胰腺癌調養有方法

❶ 多採用清蒸、涼拌、清燉等烹調方法，忌用油炸、煎、烤等烹調方式。

❷ 適當食用瘦肉、鴨肉、魚肉等食物，忌吃肥甘油膩食物。

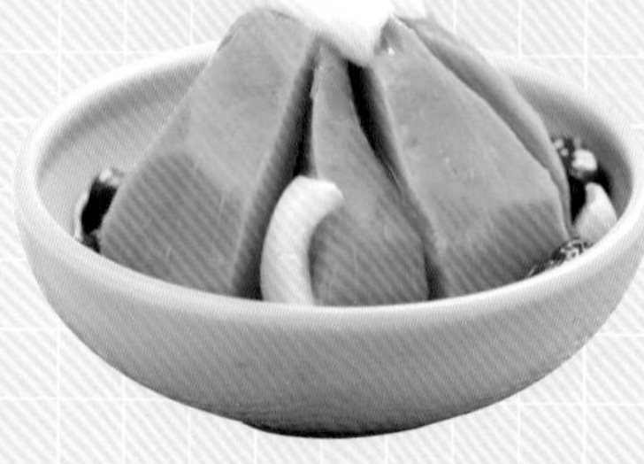

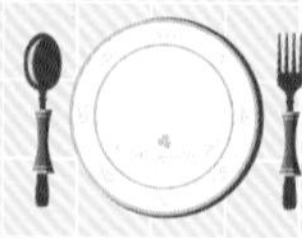

抗癌防癌常備菜食譜

蓑衣黃瓜

材料 黃瓜 300 克、熟白芝麻 5 克。

調味料 鹽 2 克、醋 3 克、白糖 15 克、香油適量。

做法

❶ 黃瓜洗淨，去頭尾，從一端開始朝同一方向切斜刀至黃瓜橫截面 2／3 的地方，每刀間隔2毫米但不切段，一直切到另一端；將黃瓜反轉180度，再用同樣的方法，從一端斜切至另一端。

❷ 在蓑衣黃瓜中調入醋、白糖、鹽、香油，放入冰箱醃漬 1 小時，取出，灑上白芝麻即可。

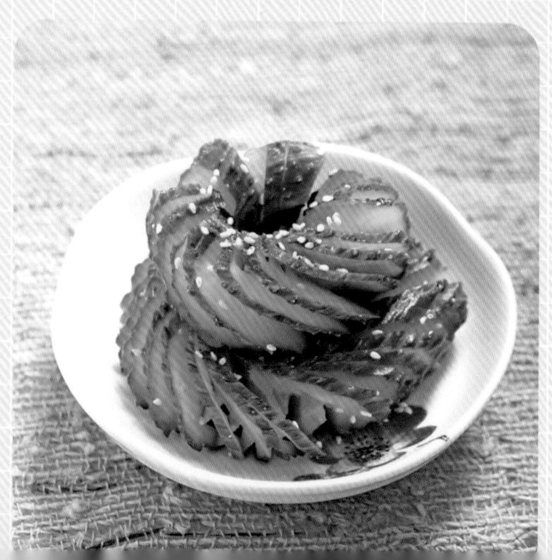

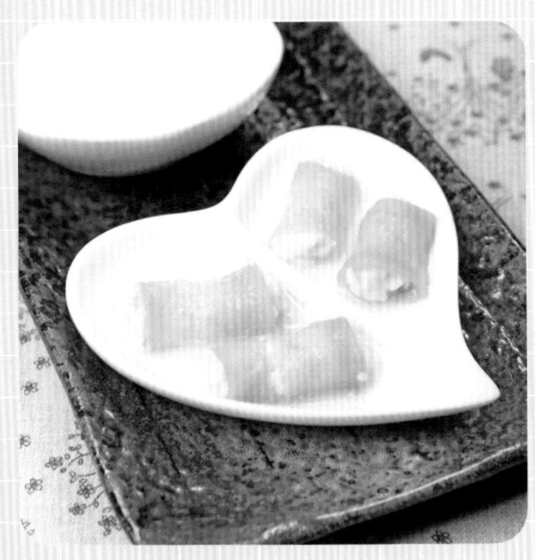

翡翠絲瓜捲

材料 絲瓜、黑魚各 300 克、雞蛋清 100 克、太白粉 50 克。

調味料 薑末和蔥花各 5 克、鹽 2 克。

做法

❶ 絲瓜去皮，洗淨，切大片；黑魚處理乾淨，取淨魚肉，剁成蓉，加入薑末、蔥花、鹽調勻。

❷ 絲瓜片入滾水鍋，過水至半生後放涼，抹上雞蛋清、太白粉，放魚蓉，捲成絲瓜捲。

❸ 將絲瓜捲放入蒸籠中，蒸 10 分鐘至熟。

山楂雞內金粥

材料 生山楂10個、雞內金10克、粳米50克。

調味料 白糖 5 克。

做法

❶ 山楂洗淨，去核，切片。

❷ 雞內金研為粉末。

❸ 將山楂片、雞內金粉與粳米一起放入鍋中，加適量水，熬煮成粥，然後用白糖調味即可，早晚各吃 1 次。

料理的效果

山楂所含的黃酮類和維生素 C、胡蘿蔔素等物質能阻斷並減少自由基的生成，增強機體的免疫力，有防衰老、抗癌的作用。

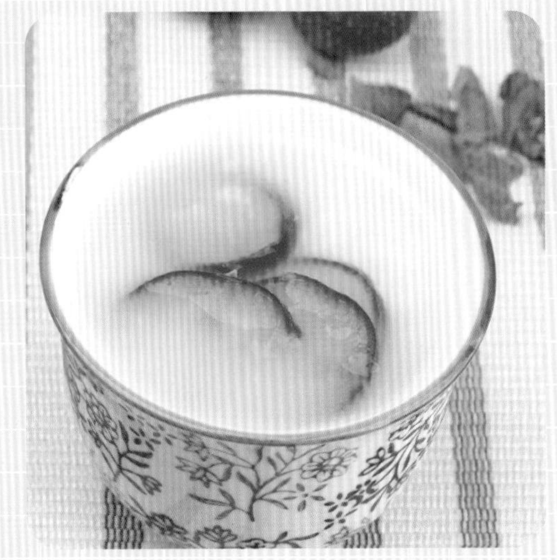

淋巴癌——多吃促進消化的流質食物

淋巴癌是血液系統疾病，是淋巴結或淋巴結外淋巴組織的一種癌症。從發病群體來看，青壯年發病率較高，但老人和幼兒也有發病。淋巴癌發病可能是由空氣汙染、食品汙染、室內裝修汙染、病毒感染、細菌感染等導致的。要預防淋巴癌的發病，平時應注意飲食和生活細節，適當鍛鍊身體。

淋巴癌調養有方法

❶ 患者放、化療後，可能會出現食慾不振、噁心、嘔吐、口腔疼痛、咽喉疼痛、口乾舌燥等情況，進而影響進食，所以要給患者提供色、香、味、形俱全的食譜，這樣才能吸引患者進食，有利於身體的恢復。

❷ 對於口腔及咽喉痛的患者，可以進食一些流食，如牛奶、燕麥粥等；對於腹脹患者，可以吃些順氣的中藥，如佛手、陳皮等；對於口乾舌燥患者，可以喝些烏梅汁、檸檬汁。

❸ 忌吃咖啡、濃茶等興奮性飲料，忌吃辛辣、油膩、醃漬等食物。

抗癌防癌常備菜食譜

山楂麥芽粥

材料 白米100克、麥芽30克、山楂15克。

調味料 陳皮5克。

做法

❶ 麥芽、陳皮洗淨；白米洗淨，用水浸泡30分鐘；山楂洗淨，去籽，切塊。

❷ 鍋置火上，加適量清水燒開，放入麥芽、陳皮大火煮30分鐘，再放入白米煮開，加入山楂塊，小火熬煮成粥即可。

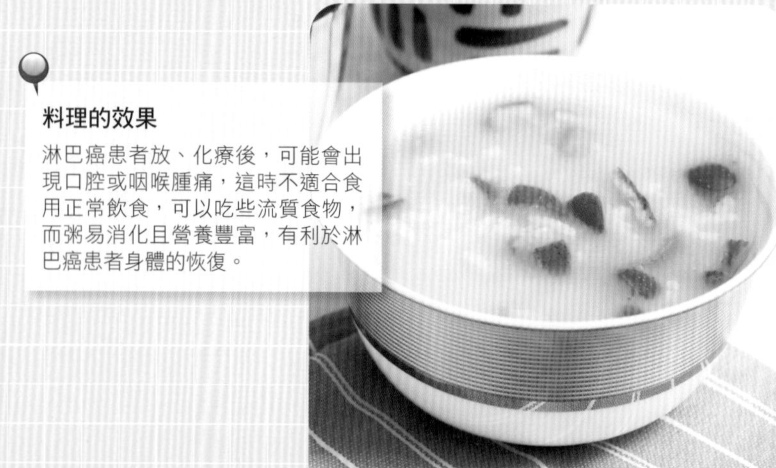

料理的效果

淋巴癌患者放、化療後，可能會出現口腔或咽喉腫痛，這時不適合食用正常飲食，可以吃些流質食物，而粥易消化且營養豐富，有利於淋巴癌患者身體的恢復。

燕麥粥

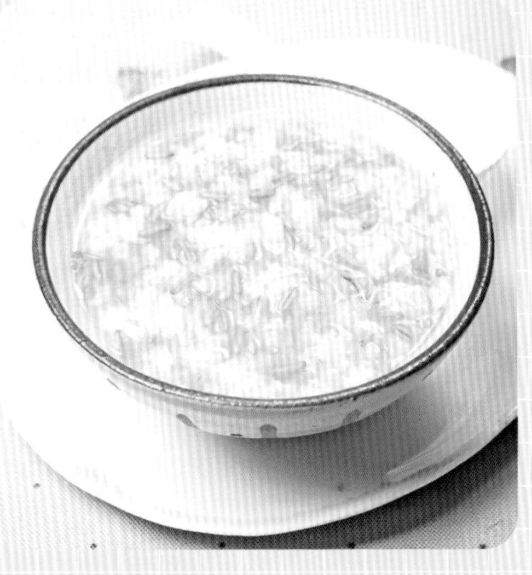

材料 牛奶 250 克、燕麥片 50 克。

調味料 白糖 5 克。

做法

❶ 燕麥片洗淨。

❷ 倒入適量清水於鍋中，以大火燒開，加燕麥片煮熟，關火，再加入牛奶拌勻，最後以白糖拌勻即可。

料理的效果

淋巴癌患者放、化療後，可能會出現口腔或咽喉腫痛，這時不適合食用正常飲食，可以吃些流質食物，而粥易消化且營養豐富，有利於淋巴癌患者身體的恢復。

五彩拼盤

材料 乾豆腐絲 200 克、白菜絲 150 克、熟海帶絲、豬里肌肉丁和熟粉皮各 100 克、胡蘿蔔絲和黃瓜絲各 80 克、香菜段 50 克。

調味料 蔥花、薑絲和醋各 6 克、醬油、香油和鹽各 3 克。

做法

❶ 油鍋燒熱，放入蔥花、薑絲、醬油爆香，放入肉丁翻炒，加少量水略燉，然後翻炒至熟，盛出備用；另將鹽、醬油、香油、醋放入碗中，調成汁備用。

❷ 將絲狀材料繞盤子放一圈，粉皮放在正中處，肉丁倒在上方，灑上香菜段，淋上調好的調味汁。

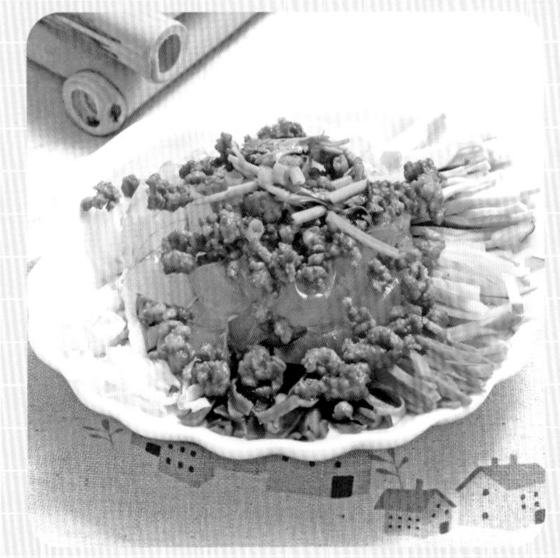

甲狀腺癌——是否補碘要因人而異

甲狀腺癌是一種常見的甲狀腺惡性腫瘤，現代醫學認為它的發生與低碘飲食、碘過量、放射線照射、性激素及精神情緒等有一定的關係。

甲狀腺癌調養好方法

❶ 中醫認為海產品既可軟堅散結，又富含碘，對於內陸地區，海產品是預防甲狀腺癌最佳食物，如魚類、海帶、紫菜、龍蝦、海參、海蜇等；而沿海地區，要吃無碘鹽，且少食海帶、紫菜等含碘豐富的海產品。

❷ 沿海地區的患者，建議吃些阻斷碘吸收的十字花科蔬菜，如花椰菜、高麗菜、白花椰、紫甘藍等。

❸ 常吃些具有防癌抗癌、調節免疫力、消腫散結作用的食物，如洋蔥、大蒜、香菇、芹菜、木耳、山楂、紅棗、柑橘、奇異果等。

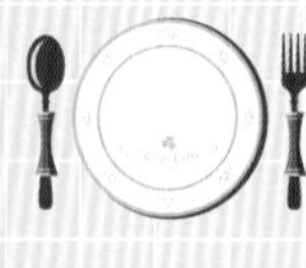

抗癌防癌常備菜食譜

鹽水蝦

材料 蝦 30 克。

調味料 蔥段和薑片各 5 克、米酒 10 克、花椒 2 克、八角 1 個、鹽 2 克。

做法

❶ 蝦處理乾淨，洗淨，瀝水。

❷ 鍋置火上，倒入清水，放入蔥段、薑片、米酒、花椒、八角煮滾。

❸ 將蝦倒入鍋內，煮 2 分鐘後加鹽再煮 1 分鐘，關火，燜15 分鐘即可。

料理的效果

蝦子屬於海產品，本身含有豐富的碘，適合內陸地區甲狀腺癌患者常吃，但不適合沿海地區甲狀腺癌患者食用。

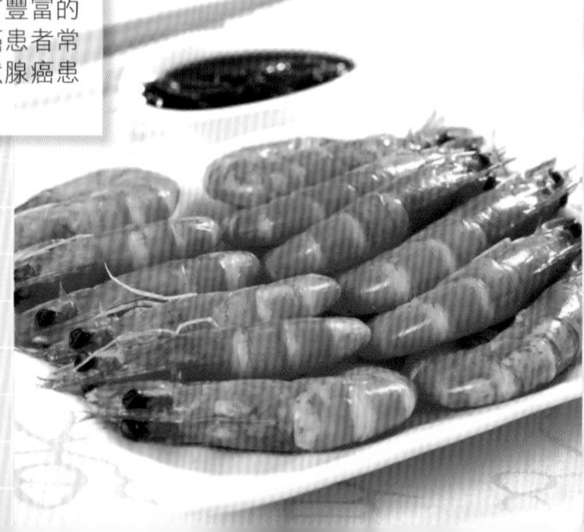

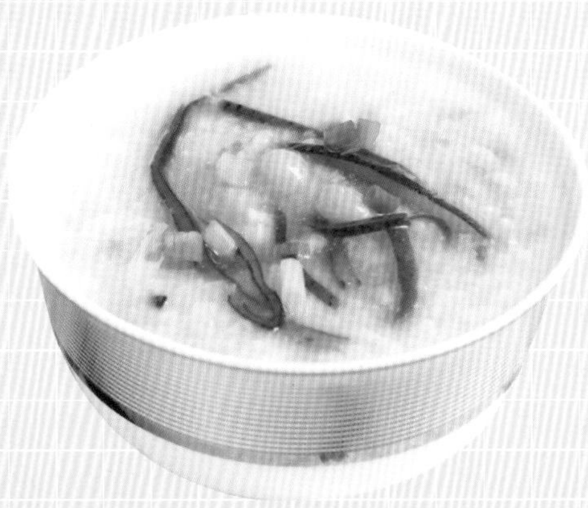

海帶豆香粥

材料 白米 80 克、海帶絲 50 克、黃豆 40 克。

調味料 蔥末 5 克、鹽 3 克。

做法

❶ 黃豆洗淨，用水浸泡 6 小時；白米洗淨，用水浸泡 30 分鐘；海帶絲洗淨。

❷ 鍋置火上，加入清水燒開，再放入白米和黃豆，大火煮滾後改小火慢慢熬煮至七成熟，放入海帶絲煮約 10 分鐘，加鹽調味，最後撒入蔥末。

料理的效果

海帶含碘豐富，碘是合成甲狀腺激素的主要物質，因此海帶是甲狀腺功能低下者的最佳食品，常吃海帶有利於預防甲狀腺癌的出現。

小知識

海帶建議在烹調前先用水浸泡 2 ～ 3 小時，中間至少換 2 次水，但浸泡時間不宜超過 6 小時，以免造成水溶性營養物質流失過多。

肉片炒香菇

材料 鮮香菇 20 克、豬五花肉 100 克。

調味料 太白粉、醬油各 10 克、鹽 2 克、蔥花 5 克。

做法

❶ 香菇洗淨，去蒂，切片；豬五花肉洗淨，切片，用鹽、太白粉、醬油醃 15 分鐘。

❷ 鍋內倒油燒熱，放入豬肉片炒至變色，盛出。

❸ 鍋留底油，爆香蔥花，放入香菇，加鹽、醬油、少量的水燉煮一下，將熟的時候放入肉片炒勻即可。

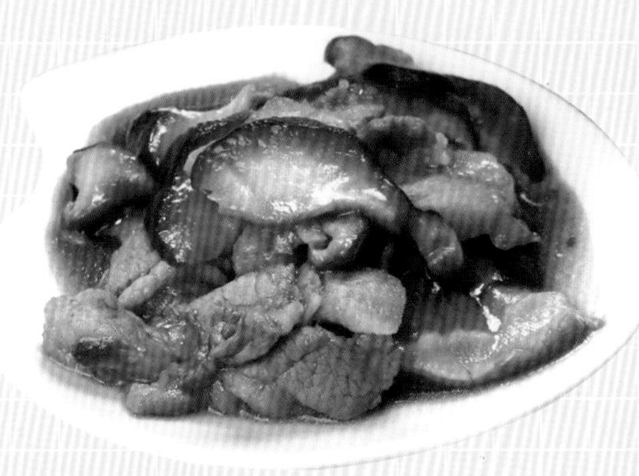

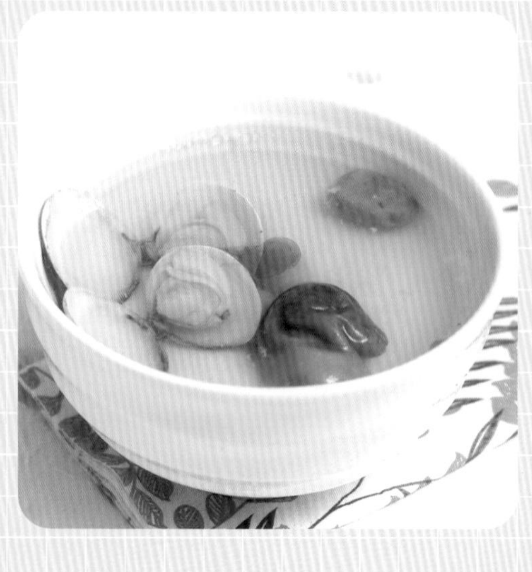

蛤蜊蒸蛋湯

材料 雞蛋1個、蛤蜊200克、草菇50克、白果15克。

調味料 鹽2克、高湯和香油各適量。

做法

❶ 將白果、草菇分別洗淨，草菇切小塊；蛤蜊泡水吐沙。

❷ 將雞蛋打散，放入少許鹽和適量水攪勻，再加白果、草菇塊、蛤蜊，放入蒸鍋中以小火蒸約10分鐘後取出。

❸ 鍋中倒高湯、鹽煮滾，淋上香油，盛入蒸好的蛋在碗中即可。

雞片炒海參

材料 水發海參200克、雞胸肉、黃瓜各50克。

調味料 蔥花、薑絲、米酒和白糖各5克、鹽2克。

做法

❶ 雞胸肉、海參均洗淨，切成片；黃瓜洗淨，切片。

❷ 鍋置火上，加水燒開，分別將雞胸肉片、海參片燙一下。

❸ 鍋內放油燒熱，放蔥花、薑絲翻炒，放雞胸肉片、海參片，加鹽、米酒、白糖翻炒。

❹ 快出鍋時，放入黃瓜片，略翻炒起鍋即可。

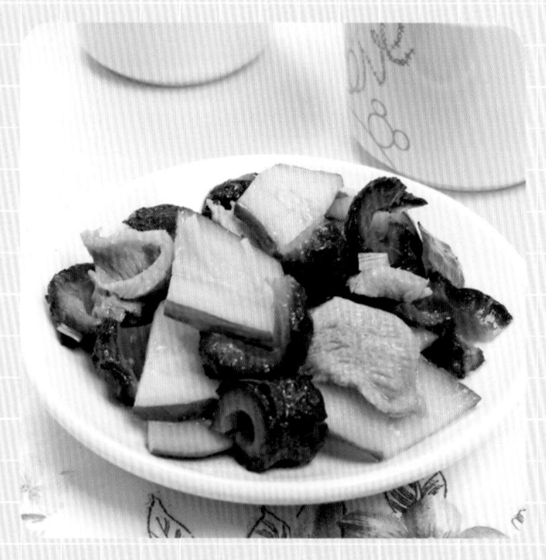

COLUMN

吃對四季飲食，輕鬆防癌抗癌！

春季：飲食清淡、多吃蔬果

春季應以養肝為先，俗話說「一年之計在於春」，肝臟是生命之源，呵護好肝臟是健康的基礎。患者應堅持清淡飲食，多吃蔬果，保護肝臟健康，調節身體免疫力，這樣對抗癌症才有堅實的基礎。如韭菜、春筍、綠豆芽等。

養肝莫忘調脾胃

中醫認為，春季對應的臟器是「肝」，同時又認為脾胃是後天之本，是「氣血生化之源」，脾胃健旺，髒腑才能強盛，因此春季在養肝的同時也不能忘記健脾胃。

如何吃好每天三頓飯

1. 清淡飲食，可適當多吃些粥。
2. 攝取充足的優質蛋白質，可選奶類、蛋類、魚肉、禽肉等食物。
3. 適當多吃些應季的新鮮蔬菜，如芹菜、菠菜、香椿、薺菜等，以增強抵抗力。

春季養生好食材

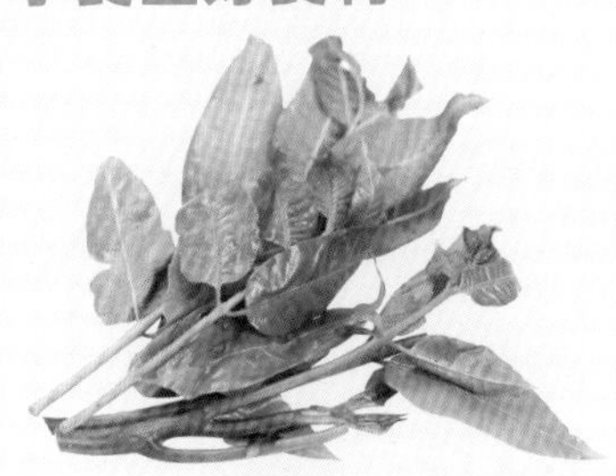

香椿
滋養肝臟

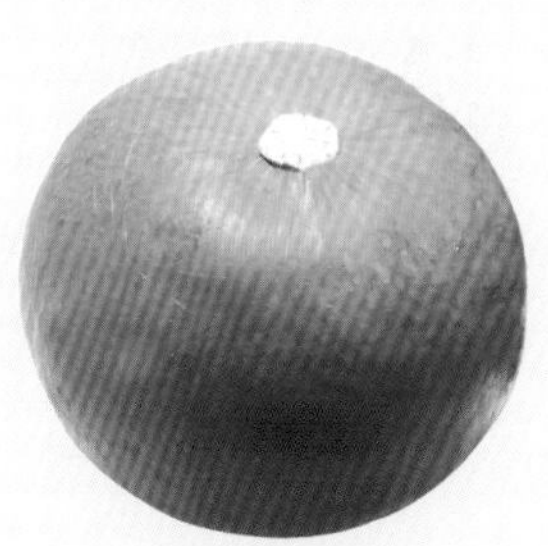

南瓜
溫脾理氣，消食開胃

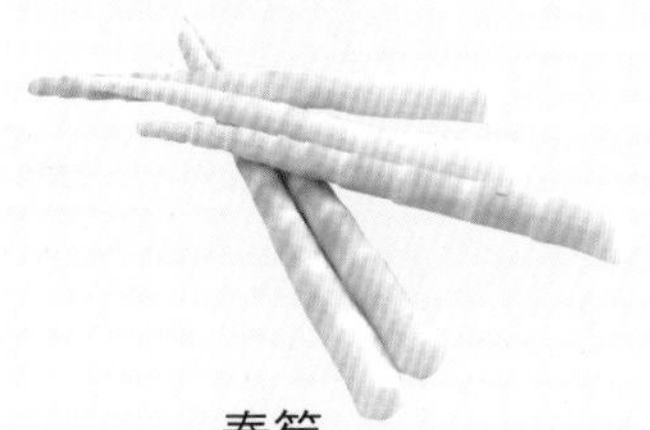

春筍
增強抵抗力

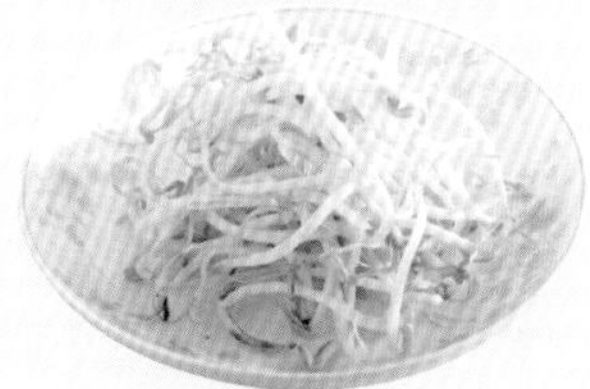

綠豆芽
有效緩解春季常見的上火症狀

夏季：多吃養心安神的食物

夏季以養心、護心為主，患者也應多吃些養心安神的食物，增強食慾，滋養身體，更好地對抗癌症。如苦瓜、紅棗、番茄、生菜等。

多吃「苦」，有效敗心火

中醫認為夏屬火，與五臟中的心相對應。夏天心火最易旺盛，當氣溫升高後，人們極易煩躁不安，也容易傷及心臟。因此，在整個夏季要特別注重對心臟的養護。中醫認為，苦味入心，夏季食苦可瀉心火，不僅能緩解因疲勞和煩悶帶來的不良情緒，還能祛暑除熱、清心安神、清肺、健脾胃。因此，夏季裡可適當吃些苦味食物，如苦瓜、蓮子心、蕎麥等。

如何吃好每天三頓飯

1. 飲食宜清淡，可適當多喝些湯湯水水。
2. 養心可以多喝牛奶，多吃豆製品、雞肉、瘦肉等，既能補充營養，又可達到強心的作用。
3. 夏季蔬果豐富，多吃新鮮的蔬果及粗糧，既可增加膳食纖維、維生素C和維生素B群的供給，達到預防動脈硬化的作用，又能滋潤肌膚，防止曬傷。

夏季養生好食材

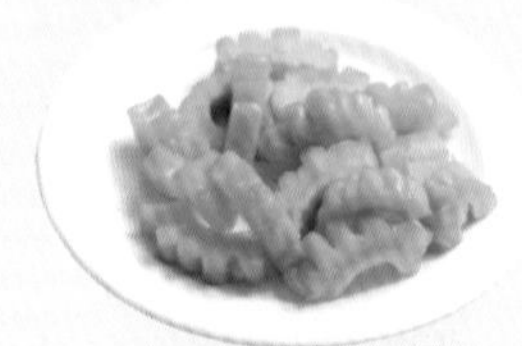

苦瓜
味苦，清熱敗火

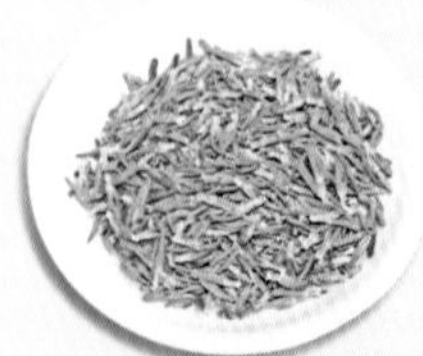

蓮子心
味苦，有清熱、安神、強心之效

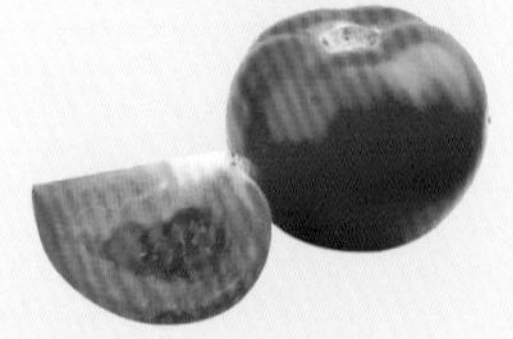

番茄
含有維生素C 和番茄紅素，可生津

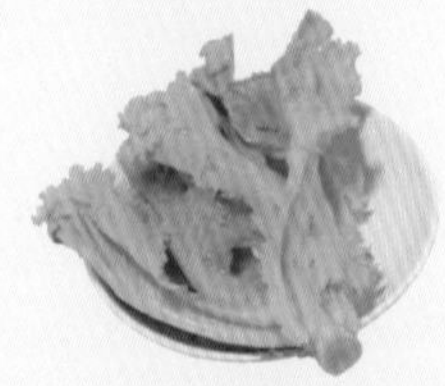

生菜
清熱生津，補充人體津液

COLUMN

秋季：多吃滋陰潤肺的食物

秋季氣候乾燥，應該多吃些防秋燥的食物，如芝麻、蜂蜜、蓮藕、梨、鴨子等。

進補不能亂補

夏天天氣炎熱，人們往往食慾缺乏，到了秋天，天氣轉涼，人們食慾大振，同時也為了迎接冬季的到來，人們開始敞開胃口來進補，這就是「貼秋膘」。但是，進補不能盲目，要有選擇性，否則很容易造成脂肪堆積、能量過剩，尤其是「三高」患者及體虛的老年人更要注意。比如，在肉類的選擇上，既可選擇脂肪含量低的鴨肉、雞肉等，也可以適當吃些魚類等。

秋燥要防

秋季天氣乾燥，容易出現口乾、鼻乾、咽乾等現象，這就是秋燥症狀。要緩解秋燥症狀，在飲食上應以滋陰潤燥為主。

如何吃好每天三頓飯

1. 飲食多樣化，營養要均衡。
2. 多吃些滋陰潤燥的食物，如銀耳、核桃、蜂蜜等，可以起到滋陰潤肺、防燥養血的作用。
3. 少食辛味食物，防燥護肝。辛味食物，如蔥、薑、蒜、韭菜、辣椒等吃得過多，會使肺氣更加旺盛，這會傷及肝氣，因此攝取要適量，不可吃多。

秋季養生好食材

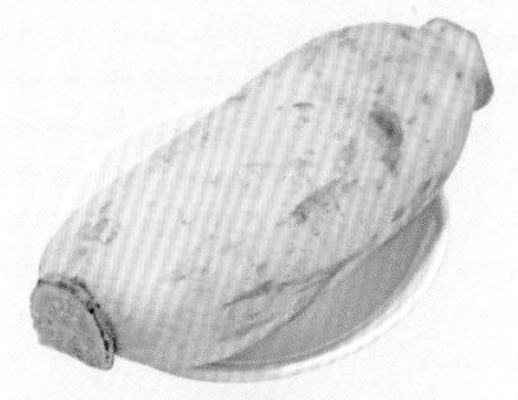

蓮藕
生吃可生津止渴、防秋燥，熟吃可益血養胃

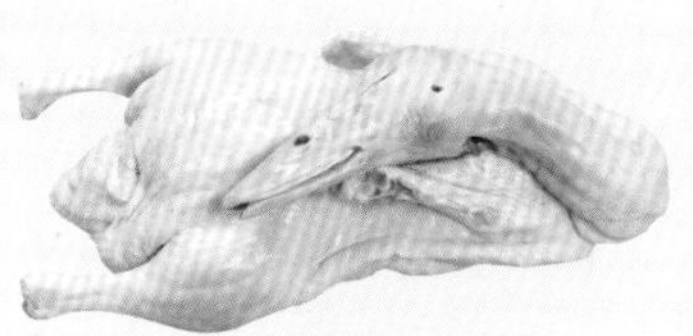

鴨肉
滋陰養胃，健脾補虛

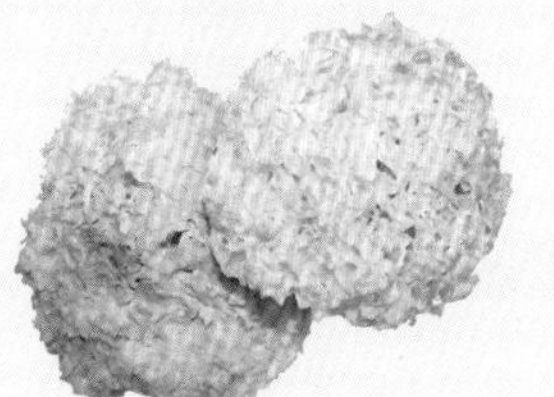

銀耳
生津養陰，潤肺止咳

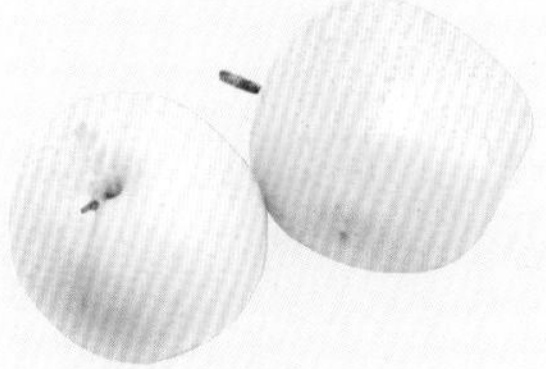

梨
「鎮咳聖果」，可潤肺清痰

COLUMN

冬季：多吃防寒保暖的食物

在冬季，不僅身體的某些部位會感覺寒冷，內臟器官也會受到寒冷空氣的侵襲，因此，暖身防寒是整個冬季養生的第一目標。可吃些防寒保暖的食物，如白蘿蔔、栗子、馬鈴薯、紅棗等。

寒冬打響「保胃」戰

冬季天氣寒冷，容易引發一些胃部疾病，因此一定要避風寒，保養胃氣。可多吃些溫熱驅寒的食物，如薑、蒜、羊肉、胡椒、蝦子、韭菜等來增強人體陽氣。此外，還可以多喝一些紅茶，能達到暖胃之功效。

抗感冒勢在必行

冬季人體容易受寒邪侵襲，引起感冒，因此可多吃些能調節免疫力的食物。比如可多攝取蛋白質，尤其是優質蛋白質。富含優質蛋白質的食物有奶類、蛋類、魚蝦類、瘦肉、大豆及其製品等。

如何吃好每天三頓飯

1. 冬季以增加熱量為主，可適當多攝取富含碳水化合物、脂肪和蛋白質的食物，以增強人體的耐寒力和抗病力。
2. 飲食宜溫熱鬆軟，忌吃生冷堅硬的食物，如冷飲、黃瓜等，否則會令臟腑血流不暢，損傷脾胃。
3. 冬季宜進補溫熱之品，如牛肉、羊肉等，還宜多吃一些富含維生素的食物，如白菜、柳丁等，以調節人體免疫力，預防感冒。

冬季養生好食材

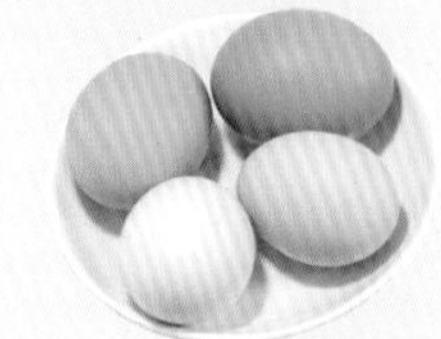

雞蛋
富含蛋白質，可防燥護陰、滋腎潤肺

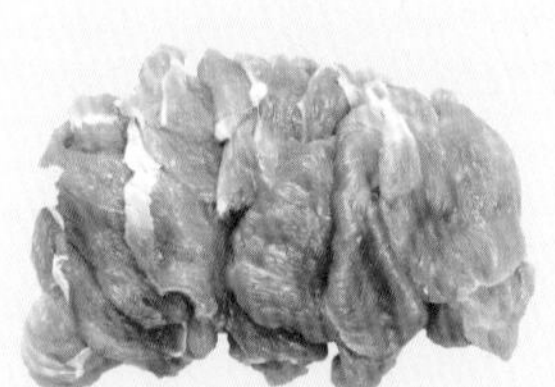

羊肉
溫補養生，滋補養腎

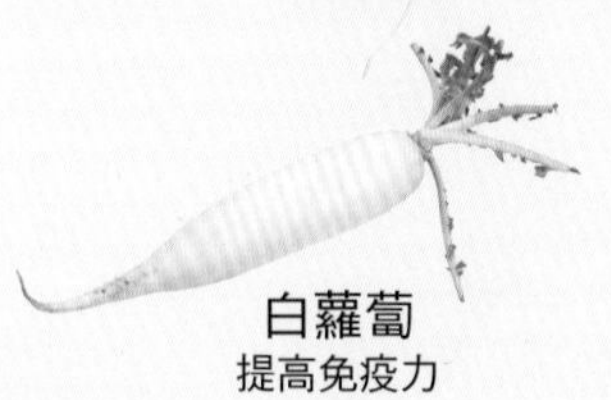

白蘿蔔
提高免疫力

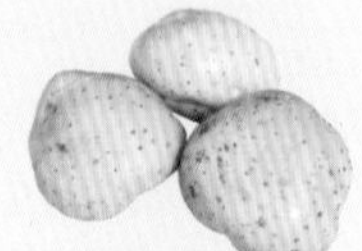

馬鈴薯
補中益氣，健脾